护士执业资格考试辅导系列教材

妇产科护理学习指导

主　编　卞　燕　张建红

副主编　李民华　郭　晖　张红卫

编　者（以姓氏笔画为序）

王鹏云　北京市海淀区卫生学校

卞　燕　北京卫生职业学院

勾宝华　首都医科大学附属北京友谊医院

刘　萍　首都医科大学附属北京宣武医院

李民华　首都铁路卫生学校

吴丽君　中国航天科工集团公司培训中心

张红卫　首都医科大学附属北京妇产医院

张建红　首都铁路卫生学校

郝宗军　泰山护理职业学院

郭　晖　首都铁路卫生学校

U0224250

中国协和医科大学出版社

图书在版编目（CIP）数据

妇产科护理学习指导／卞燕、张建红主编. —北京：中国协和医科大学出版社，2013.7
ISBN 978-7-81136-876-5

Ⅰ. ①妇…　Ⅱ. ①卞…②张…　Ⅲ. ①妇产科学–护理学–教学参考资料　Ⅳ. ①R473.71

中国版本图书馆 CIP 数据核字（2013）第 126830 号

妇产科护理学习指导

主　　编：卞　燕　张建红
责任编辑：吴桂梅　李　宜

出版发行：中国协和医科大学出版社
　　　　　（北京东单三条九号　邮编 100730　电话 65260378）
网　　址：www. pumcp. com
经　　销：新华书店总店北京发行所
印　　刷：北京佳艺恒彩印刷有限公司

开　　本：787×1092　1/16 开
印　　张：15.5
字　　数：350 千字
版　　次：2013 年 8 月第 1 版　　2016 年 9 月第 2 次印刷
定　　价：35.00 元

ISBN 978-7-81136-876-5/R·876

前　　言

　　本书是"全国卫生专业技术资格考试辅导教材"系列中针对护士执业资格考试的辅导教材。全书根据《护士执业资格考试大纲》编写，每章内容包括"学习目的"、"要点提示"和"练习题"三大部分，最后附有"参考答案"。"要点提示"对《妇产科护理》的基本概念、基本知识和基本技能进行提炼和介绍；并通过仔细分析历年执业护士考试试题，在文中标注历年考点涉及内容。"练习题"部分是对所应掌握的知识进行检测，内容包括选择题、填空题、名词解释、简答题、分析题五个部分组成。为学习者验证自己判断，附有"参考答案"。本教材充分注重学业证书和执业资格证书相结合，培养学生的自学及分析理解能力，提升学生的就业竞争能力。要点和选择题题型设计紧扣2013年最新护士执业资格考试大纲内容和题型，随单元配套练习题，全面覆盖知识点和考点，学生通过随时自我检测、评价，可以帮助检查学习效果，提高掌握知识的能力，目的在于有效提高和通过执业资格考试的能力。

　　本书力求将理论与临床实践相结合，知识与护士执业资格考试考点相结合，题型与护士执业资格考试题型相接轨，内容简明扼要、实用性强。有利于学生更好地理解和掌握教材内容，及时进行复习和自测，为顺利进行国家护士执业资格考试提高应变能力。

　　由于编者水平有限，书中错误和疏漏难免，恳望使用本教材的师生、读者和护理界同仁谅察并惠于指正。

卞　燕

2013 年 3 月

目　录

第一章　女性生殖系统解剖及生理

学 习 目 的

1. 掌握女性外、内生殖器的解剖结构及与邻近器官的关系。
2. 掌握卵巢、子宫内膜及生殖器官其他部位的周期性变化及其临床意义。
3. 熟悉女性骨盆的形态及与分娩有关的解剖特点。
4. 了解女性骨盆底的解剖。
5. 了解月经周期中的生殖系统各器官的变化及其调节机制。

要 点 提 示

第一节　女性生殖系统解剖

一、骨盆

1. 骨盆的构成　由左右两块髋骨、一块骶骨及一块尾骨组成，以耻骨联合上缘、髂耻线、骶岬上缘连线为界，将骨盆分为假骨盆（大骨盆）和真骨盆（小骨盆），真骨盆是胎儿娩出的通道（**2009 年考点**）。

2. 骨盆的平面及径线

（1）入口平面：为真假骨盆的交界面，呈横椭圆形。

1）入口前后径：也称真结合径，平均值约 11cm。

2）入口横径：左右髂耻缘间的最大距离，平均值约为 13cm。

3）入口斜径：左右骶髂关节至右、左髂耻隆突间的距离，平均值约 12.75cm。

（2）中骨盆平面：为骨盆最小平面，呈纵椭圆形。

1）中骨盆前后径：平均值约为 11.5cm。

2）中骨盆横径：也称坐骨棘间径，平均值 10cm。

（3）出口平面：由两个不在同一平面的三角形组成。

1）出口前后径：耻骨联合下缘至骶尾关节间的距离，平均值 11.5cm。

2）出口横径：即坐骨结节间径。平均值约 9cm。

3）出口前矢状径：平均值6cm。

4）出口后矢状径：平均值8.5cm。若出口横径较短，而出口后矢状径较长，两径之和>15cm时，一般大小的胎头可通过后三角区经阴道娩出。

3. 骨盆轴及骨盆倾斜度　连接骨盆各个假想平面中点的曲线称骨盆轴（产轴）。妇女直立时，骨盆入口平面与地平面所形成的角度为骨盆倾斜度，一般为60°。倾斜度过大会影响胎头衔接。

二、女性外生殖器

1. 外生殖器的组成　由阴阜、大阴唇、小阴唇、阴蒂、阴道前庭组成。大阴唇富含丰富的血管、淋巴管和神经，是外阴局部受伤易形成血肿的部位。小阴唇是位于大阴唇内侧的一对皮肤皱襞，神经末梢丰富，极敏感。阴蒂位于两侧小阴唇顶端，具有勃起性。前庭大腺（巴氏腺），位于大阴唇的后部，阴道口的两侧，如有感染可形成脓肿或囊肿。

2. 会阴　广义的会阴是指封闭骨盆出口的所有软组织。狭义的会阴是指阴道口与肛门之间的软组织，由内向外逐渐变窄呈楔形。妊娠期会阴组织变软有很大的伸展性。

三、女性内生殖器

1. 阴道　为性交器官，也是经血排出及胎儿娩出的通道。阴道环绕子宫颈部分形成阴道穹隆，阴道后穹隆最深，其顶端为子宫直肠陷凹，是盆腔最低部位，临床上可经此处穿刺或引流，用于疾病的诊断与治疗。

2. 子宫　大多呈前倾前屈位，前为膀胱后邻直肠，腔内覆以黏膜称子宫内膜，子宫内膜周期性变化产生月经。子宫分宫体和宫颈两部分，子宫上2/3称子宫体，子宫体顶端隆起的部分称子宫底，两侧与输卵管相通处为子宫角。子宫体与子宫颈之间的狭窄部位为子宫峡部，非孕时长1cm。维持子宫正常位置的韧带有四条：①圆韧带：有保持子宫底呈前倾位置的作用；②阔韧带：保持子宫正中位置；③主韧带：对固定子宫颈的位置有重要作用；④宫骶韧带：维持子宫的前倾位置（2009年考点）。

3. 输卵管　是精子与卵子相遇受精的部位，有输送孕卵的作用。分为：间质部、峡部、壶腹部（为正常受精部位）、伞部。

4. 卵巢　是一对产生卵子和分泌性激素的性腺器官，绝经后萎缩变小、变硬。

四、内生殖器的邻近器官

尿道、膀胱、输尿管、直肠、阑尾。

第二节　女性生殖系统生理

一、妇女一生各阶段的生理特点

1. 新生儿期　出生后4周内称新生儿期。出生后数日阴道可有少量血性分泌物的排出（即假月经），为生理现象，短期内会自然消失。

2. 儿童期　从出生4周到12岁左右称儿童期。

3. 青春期　从月经初潮至生殖器官逐渐发育成熟的时期称青春期。月经来潮是青春期开始的一个重要标志（**2009 年考点**）。

4. **性成熟期** 一般自 18 岁左右开始，历时约 30 年，性成熟期又称生育期。此期有规律的周期性排卵。

5. **围绝经期** 卵巢功能逐渐衰退，生殖器官亦开始萎缩向衰退变更。此期长短不一，因人而异（**2009 年考点**）。

6. **老年期** 一般 60 岁后妇女机体逐渐老化，进入老年期。雌激素水平低落，生殖器官进一步萎缩老化，骨代谢失常引起骨质疏松，易发生骨折。

二、卵巢的周期性变化及功能

1. **卵巢功能** 具有排卵和分泌性激素的功能。

2. **卵巢的周期性变化** 表现为卵泡的发育和成熟、排卵、黄体形成和退化。排卵发生在下次月经来潮前 14 天左右。

3. **卵巢激素的功能** 卵巢分泌雌激素、孕激素和少量的雄激素，这些激素有重要的生理作用（**2008 年考点**）。

三、子宫内膜的周期性变化及月经

1. **子宫内膜的周期性变化**

（1）增生期：月经第 5 ~ 14 天。在雌激素作用下，子宫内膜上皮与间质细胞呈增生状态。

（2）分泌期：月经第 15 ~ 28 天。黄体形成后，在孕激素作用下，使子宫内膜呈分泌反应。

（3）月经期：在月经周期第 1 ~ 4 天。变性、坏死的内膜与血液相混而排出，形成月经血。

2. **月经** 在内分泌激素的调节下，子宫内膜周期性脱落及出血，称为月经。经血为暗红色，碱性、黏稠而不凝固。经量为 30 ~ 50ml，若每次失血量超过 80ml 为月经过多。

四、性周期的调节

主要通过下丘脑垂体和卵巢作用，称为下丘脑-垂体-卵巢轴，又称性腺轴。性腺轴的功能调节是通过神经调节和激素反馈调节实现。

练 习 题

一、选择题

（一）A1 型题

1. 关于骨产道的叙述，正确的是
   A. 骨盆入口前后径比横径长
   B. 骨盆出口平面在同一平面上
   C. 中骨盆横径比前后径长
   D. 骨盆出口前后径小于横径
   E. 中骨盆平面是骨盆最小平面

2. 如果坐骨结节间径小于 8cm，应测量
   A. 出口前矢状径
   B. 出口后矢状径
   C. 骶耻内径
   D. 出口横径
   E. 对角径

3. 正常骨盆出口平面的横径应为

A.　9cm

B.　10cm

C.　11cm

D.　12cm

E.　13cm

4.　骨盆轴指

　　A.　骨盆腔中心线

　　B.　骨盆腔各平面中心线

　　C.　骨盆腔各平面假想线

　　D.　贯穿骨盆腔各平面弯曲的弓状线

　　E.　贯穿骨盆腔各平面中心点的假想轴线，呈弯曲弓状线

5.　关于会阴下述哪项是错误的

　　A.　会阴是阴道口与肛门之间楔形软组织

　　B.　会阴也是盆底的一部分

　　C.　会阴包括皮肤、筋膜、部分肛提肌

　　D.　中心腱是会阴组成部分

　　E.　分娩时会阴伸展性很小

6.　外阴局部受伤易形成血肿的部位是

　　A.　阴阜

　　B.　小阴唇

　　C.　大阴唇

　　D.　阴蒂

　　E.　阴道前庭

7.　有关内生殖器下述哪项是错的

　　A.　阴道黏膜表面由复层鳞状上皮覆盖

　　B.　输卵管由内向外分为间质部、壶腹部、伞部三部分

　　C.　子宫内膜受卵巢激素的影响发生周期性变化

　　D.　子宫腔容量5ml

　　E.　卵巢为性腺器官

8.　关于阴道的描述，正确的为

　　A.　阴道腔呈上窄下宽

　　B.　阴道黏膜无周期性变化

　　C.　阴道壁伸展性不大

D.　阴道后穹隆顶端为子宫直肠陷凹

E.　阴道无静脉丛，损伤后不易出血

9.　关于阴道的解剖叙述，正确的是

　　A.　位于膀胱和尿道之间

　　B.　开口于阴道前庭前半部

　　C.　环绕子宫颈部分形成穹隆

　　D.　阴道前壁比后壁稍长

　　E.　前穹隆顶端为腹腔最低处

10.　关于子宫峡部的叙述正确的是

　　A.　为宫颈的一部分

　　B.　临产后形成子宫下段达脐平

　　C.　妊娠期变软不明显

　　D.　非孕时长度为1cm

　　E.　上端为组织学内口

11.　关于子宫峡部的描述，下列哪项错误

　　A.　是宫体与宫颈之间最狭窄的部分

　　B.　其上面是解剖学内口，下端是组织学内口

　　C.　在晚期妊娠时形成子宫下段，可达7~10cm

　　D.　其黏膜与宫颈黏膜相同

　　E.　非孕时长1cm

12.　固定宫颈位置的主要韧带是

　　A.　圆韧带

　　B.　主韧带

　　C.　骨盆漏斗韧带

　　D.　阔韧带

　　E.　宫骶韧带

13.　排卵的器官为

　　A.　阴道

　　B.　宫颈

　　C.　子宫

　　D.　输卵管

　　E.　卵巢

14.　关于卵巢正确的是

　　A.　卵巢髓质内有数以万计的始基卵泡

　　B.　皮质内有丰富的血管、神经和淋巴

C. 卵巢为一对扁椭圆形性腺

D. 青春期卵巢表面很光滑

E. 卵巢表面有腹膜

15. 卵子从卵巢排出后，正常的受精部位在

    A. 输卵管峡部

    B. 输卵管壶腹部

    C. 输卵管伞部

    D. 输卵管间质部

    E. 输卵管漏斗部

16. 内生殖器与邻近器官的关系下列哪项不正确

    A. 尿道开口于前庭上部

    B. 后穹隆穿刺易损伤膀胱

    C. 阴道后壁损伤时可累及直肠

    D. 膀胱充盈影响盆腔检查

    E. 阑尾炎可波及右侧附件

17. 关于内生殖器邻近器官的叙述，正确的是

    A. 内生殖器官的邻近器官包括尿道、膀胱、输尿管、直肠

    B. 膀胱位于子宫后方

    C. 膀胱排空与否可影响妇科检查

    D. 直肠下 1/3 段与子宫前壁紧贴

    E. 阑尾炎时可累及左侧输卵管

18. 关于妇女一生各阶段的生理特点，正确的是

    A. 儿童期卵巢有少量卵泡发育，并排卵

    B. 第二性征是青春期的标志

    C. 月经初潮标志生殖器官发育成熟

    D. 绝经过渡期一般历时 3 年

    E. 绝经过渡期的突出表现为卵巢功能逐渐衰退

19. 关于雌激素、孕激素的周期性变化，下列哪项正确

    A. 雌激素有一个高峰

B. 孕激素有两个高峰

C. 孕激素在排卵前出现一高峰

D. 雌、孕激素在整个月经周期无明显变化

E. 以上都不是

20. 雌激素的生理作用包括

    A. 刺激泌乳

    B. 使阴道上皮脱落加快

    C. 促进红细胞生成

    D. 月经周期中既能产生正反馈，也能产生负反馈

    E. 产生部位在垂体

21. 下列哪项检查结果可反映出雌激素水平

    A. 宫颈黏液出现羊齿状结晶

    B. 尿中孕二醇值增多

    C. 基础体温呈高温相

    D. 子宫内膜呈分泌期变化

    E. 宫颈黏液可见椭圆体

22. 孕激素生理功能，正确的是

    A. 使阴道上皮细胞增生角化

    B. 大剂量可抑制乳汁分泌

    C. 使子宫内膜转化为分泌期内膜

    D. 使输卵管蠕动增强

    E. 使子宫颈黏液增多变稀

23. 导致女性月经前期体温轻度增高的主要原因是

    A. 情绪激动

    B. 精神紧张

    C. 代谢率增高

    D. 孕激素的周期性变化

    E. 进食增加

24. 青春期少女向护理人员咨询月经生理情况。回答欠妥的是

    A. 月经周期28～30天

    B. 经期持续5～7天

    C. 月经血暗红色

D. 月经血不凝固

E. 月经量 80～100ml

（二）A2 型题

25. 女，38 岁，于高处取物时不慎摔下，呈骑跨式，伤及外阴部位，疼痛难忍。出现外阴血肿最易发生的部位在
    A. 小阴唇
    B. 大阴唇
    C. 阴阜部
    D. 阴蒂部
    E. 阴道前庭

26. 新生儿，女，1 周。母亲在换尿布时，发现其尿布上有少量血丝。此外，无其他异常表现。该新生儿出血的原因最可能是
    A. 血尿
    B. 下消化道出血
    C. 假月经
    D. 肛裂
    E. 痔疮

27. 女，12 岁，第二性征已出现，判断其是否进入青春期重要标志是
    A. 音调度高
    B. 乳房丰满
    C. 阴毛、腋毛生成
    D. 皮下脂肪增多
    E. 月经初潮

28. 患者，女，26 岁，宫颈黏液分泌增多，稀薄、拉丝度长，引起此种变化的是
    A. 促性腺激素释放激素
    B. HCG
    C. 促卵泡素
    D. 雌激素
    E. 孕激素

29. 患者，女，25 岁，月经周期为 30 天，其末次月经是 2002 年 4 月 18 日，其排卵日期大约在 5 月

A. 2 日

B. 4 日

C. 6 日

D. 8 日

E. 10 日

30. 女，30 岁，婚后 2 年未孕，子宫内膜刮片提示呈增生期变化，请问起作用的激素是
    A. 孕激素
    B. 雌激素
    C. 胎盘生乳素
    D. 黄体生成素
    E. 人绒毛膜促性腺激素

（三）A3 型题

（31～32 题共用题干）

一健康妇女，进行查体，其骨盆形态各径线均属于正常人的平均值范围

31. 其骨盆入口平面前后径为
    A. 11cm
    B. 12cm
    C. 13cm
    D. 14cm
    E. 15cm

32. 其中骨盆平面横径为
    A. 11cm
    B. 11.5cm
    C. 12cm
    D. 10cm
    E. 13cm

（四）A4 型题

（33～35 题共用题干）

某妇女的月经周期可以被描述为 $13\frac{3～5}{29}$ 天，末次月经是 10 月 21 日

33. 她的月经周期是
    A. 3～5 天
    B. 13 天
    C. 24～26 天

D. 28 天

E. 29 天

34. 她的初潮年龄是

　　A. 3 ~5 岁

　　B. 13 岁

　　C. 24 岁

　　D. 29 岁

E. 30 岁

35. 她的经期是

　　A. 3 ~5 天

　　B. 11 天

　　C. 13 天

　　D. 29 天

　　E. 30 天

二、名词解释

36. 月经

37. 骨盆轴

38. 骨盆倾斜度

三、填空题

39. 骨盆是由_____、_____及左右两块_____组成。

40. 女性内生殖器包括_____、_____、_____、_____。

41. 子宫内膜的周期性变化有_____、_____、和_____。

42. 女性内生殖器官的邻近器官包括_____、_____、_____、_____和_____。

43. 卵巢的周期性变化有_____、_____、_____。

44. 调节性周期的调节轴为_____。

四、简答题

45. 简述骨盆各平面的特点及其径线。

46. 会阴的解剖特点及其临床意义是什么?

47. 维持子宫正常位置的为哪几对韧带，各有什么作用?

48. 什么叫月经? 正常月经的特点如何?

49. 列表说明雌激素、孕激素的作用。

部位	雌激素	孕激素
子宫		
卵巢		
输卵管		
阴道		
乳腺		
其他		

50. 请按顺序标出图中的骨盆的标志。

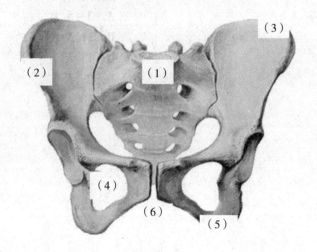

第二章 正常妊娠期孕妇的护理

学习目的

1. 掌握早、中、晚期妊娠的症状、体征和辅助诊断方法。
2. 掌握胎产式、胎先露和胎方位的概念、种类及其临床意义。
3. 熟悉孕期监护的意义及孕妇管理内容。
4. 熟悉胎儿附属物的形成及功能；比较不同时期胎儿发育的特点。
5. 了解受精卵的发育过程及妊娠期母体各系统的生理变化。

要点提示

第一节 妊娠生理

一、胚胎的形成

1. 受精 已获能的精子和成熟的卵子相结合的过程称为受精。
2. 着床 晚期囊胚侵入到子宫内膜的过程称受精卵着床，也称植入。
3. 胚胎的发育。

二、胎儿的发育特征

妊娠 8 周末：B 超可见早期心脏形成并有搏动。

妊娠 16 周末：胎儿在宫内活动、孕妇自觉胎动感。

妊娠 20 周末：临床上可听到胎心音。

妊娠 32 周末：出生后经一般护理，可以存活。

妊娠 36 周末：娩出后同足月儿，可以存活。

妊娠 40 周末：娩出后称为足月新生儿，具有足月新生儿的特点。

三、胎儿附属物的形成及其功能

1. 胎盘的形成 胎盘由底蜕膜、叶状绒毛膜和羊膜共同构成。是母体与胎儿间进行物质交换的重要器官。

2. 胎盘的功能

（1）气体交换。

（2）供给营养。

（3）排泄废物。

（4）防御功能。

（5）合成功能：①人绒毛膜促性腺激素（HCG）：在受精后 10 天左右即可用放射免疫法自母体血清中测出；②胎盘生乳素（HPL）：妊娠 5～6 周用放免法可在母体血浆中测出，主要功能是促进母体乳腺腺泡的发育，为产后泌乳做准备；③雌激素和孕激素：妊娠早期由卵巢妊娠黄体产生，自妊娠 8～10 周起，由胎盘合成；主要功能是共同参与妊娠母体各系统的生理变化；④酶：胎盘能合成多种酶。

2. 胎膜　胎膜由平滑绒毛膜和羊膜组成。

3. 脐带　足月胎儿脐带长 30～70cm，平均长 50cm。里面有 1 条脐静脉和 2 条脐动脉。

4. 羊水　充满于羊膜腔内的液体称羊水，足月妊娠羊水量平均约 1000ml（**2008 年考点**）。羊水的功能：①保护胎儿在羊水中自由活动，防止胎体畸形及胎肢粘连；保持羊膜腔内恒温；在第一产程初期，羊水直接受宫缩压力能使压力均匀分布，避免胎儿局部受压。②保护母体：临产后，前羊水囊扩张子宫颈口及阴道；破膜后羊水冲洗阴道可减少感染发生的机会。

第二节　妊娠期母体的生理及心理变化

一、妊娠期母体的生理变化

1. 生殖系统

（1）子宫：子宫大小由非妊娠时 7cm×5cm×3cm 增大至妊娠足月时的 35cm×22cm×25cm。宫腔容积由非孕时 5ml 增加到足月妊娠时约 5000ml，子宫峡部由非妊娠时 1cm 长，足月妊娠时形成子宫下段长 7～10cm。

（2）阴道：妊娠时阴道黏膜着色、增厚、皱襞增多，结缔组织变松软，伸展性增加。

（3）外阴：妊娠期外阴部充血，皮肤增厚，大小阴唇色素沉着，大阴唇伸展性增加。

（4）卵巢：妊娠期略增大，停止排卵。

（5）输卵管：输卵管伸长，但肌层无明显增厚。

2. 乳房　妊娠早期开始，孕妇自觉乳房发胀，乳头增大变黑，易勃起。乳晕变黑，乳晕上的皮脂腺肥大形成散在的结节状小隆起，称蒙氏结节。

3. 血液及循环系统的变化　心率每分钟增加约 10～15 次，心脏容量约增加 10%，心搏出量增加 30%。循环血容量于 6 周起开始增加，至妊娠 32～34 周达高峰。血浆增加多于红细胞增加，出现生理性贫血。如孕妇合并心脏病，在妊娠 32～34 周、分娩期（尤其是第二产程）及产褥期最初 3 天之内，因心脏负荷较重，易发生心力衰竭。妊娠期血液处于高凝状态，对预防产后出血有利。妊娠期若长时间处于仰卧位姿势，可引起回心血量减少，心排出量降低，血压下降，称仰卧位低血压综合征。

4. 泌尿系统 孕妇仰卧位尿量增加，故夜尿多于日尿量。自妊娠中期，由于孕激素的作用，输尿管轻度扩张，输尿管有轻度逆流现象，孕妇易患急性肾盂肾炎，以右侧多见。

5. 呼吸系统 妊娠早期孕妇有过度通气现象，有利于孕妇和胎儿所需的氧气。呼吸次数在妊娠期变化不大，但呼吸较深。

6. 消化系统 妊娠早期（停经 6 周左右），约 50% 的孕妇出现不同程度的早孕反应。肠蠕动减弱，易便秘。

7. 内分泌系统 妊娠期间卵巢内的卵泡不再发育成熟，也无排卵。垂体催乳素逐渐增量，分娩前达高峰，促进乳腺发育的作用，为产后泌乳做准备。

8. 其他 妊娠期体重在 13 周以前无明显变化，以后每周平均增加 350g，正常最多不应超过 500g，至妊娠足月时，体重平均增加 12.5kg。

二、妊娠期母体的心理变化

随着妊娠的进展，孕妇的心理反应有：惊讶和震惊、矛盾心理、接受、情绪波动、内省。

第三节 妊 娠 诊 断

一、早期妊娠诊断

1. 临床表现

（1）停经：有性生活史的育龄妇女，平时月经规律，一旦出现月经过期，应考虑妊娠，停经是妊娠最早最重要的症状。

（2）早孕反应：约 50% 的妇女于停经 6 周左右出现早孕反应，一般在 12 周左右自然消失。

（3）尿频：妊娠早期因增大的子宫压迫膀胱引起，至妊娠 12 周左右尿频症状自然消失。

（4）乳房：自妊娠 8 周起在雌孕激素的影响下，乳房逐渐增大。出现蒙氏结节。

（5）妇科检查：停经 6~8 周时，双合诊检查子宫峡部极软，感觉子宫体和子宫颈似不相连，称"黑加征"，是妊娠早期特有的变化。

2. 辅助检查

（1）妊娠试验：测定受检者血或尿中 HCG 含量，协助诊断早期妊娠。

（2）超声检查：是检查早期妊娠快速准确的方法，最早出现在妊娠 7 周时。

（3）基础体温测定：双向型体温的妇女，停经后高温相持续 18 天不见下降者，早期妊娠的可能性大。

二、中、晚期妊娠诊断

1. 临床表现

（1）子宫的变化：子宫增大，宫底升高，测量宫底高度来判断妊娠周数。

（2）胎动：于妊娠 18~20 周孕妇自觉胎动，正常胎动数每小时 3~5 次。

（3）胎心音：妊娠 20 周后，临床上可听到胎心音，正常胎心音每分钟 120~160 次。

（4）胎体：妊娠 24 周后，在孕妇腹壁分别触到胎体的各个部分。

2. 辅助检查

（1）超声检查：B 超能显示胎儿数目、胎产式、胎心搏动和胎盘位置，且能测量胎头双顶径，观察胎儿有无体表畸形。

（2）胎儿心电图：目前国内常用间接法检测胎儿心电图。

三、胎产式、胎先露、胎方位

1. 胎产式　胎儿身体纵轴与母体身体纵轴之间的关系。两纵轴平行者称纵产式（最多见），两纵轴垂直者称横产式，两纵轴交叉呈角度者称斜产式（暂时性）。

2. 胎先露　最先进入骨盆入口的胎儿部分，称胎先露。纵产式有头先露、臀先露，横产式有肩先露。

3. 胎方位　胎先露的指示点与母体骨盆的关系，称胎方位。枕先露以枕骨、面先露以颏骨、臀先露以骶骨、肩先露以肩胛骨为指示点。所有的胎方位中，只有枕前位是正常的。

第四节　妊娠期妇女的护理

一、产前检查

1. 产前检查时间　我国规定首次产前检查时间应从确诊早孕开始，对于未发现异常者，应继续开始进行系列产前检查：28 周前每 4 周检查 1 次，35 周前每 2 周检查 1 次，36 周后每周检查 1 次，整个孕期应至少进行 10 次产前检查（**2009 年考点**）。

2. 推算预产期　推算预产期（EDC），问清末次月经（LMP）。计算方法：末次月经第 1 日起，月份加 9 或减 3，日期加 7，即为预产期。如为阴历，月份加 9，或减 3，日期加 15，即为预产期。

3. 产科检查

（1）腹部检查

1）视诊：注意腹形大小，腹部有无妊娠纹，瘢痕和水肿。

2）测量宫高、腹围：用软尺测量腹围（绕脐一周的数值）及子宫底高度（也可称为子宫长度，即耻骨联合上缘中点至子宫底间的距离）（**2011 年考点**）。

3）触诊：常用四步触诊法检查子宫大小、胎产式、胎先露、胎方位以及胎头是否衔接。

4）听诊：胎心音在靠近胎背侧上方的孕妇腹壁上听得最清楚。妊娠 24 周前胎心音多在脐下正中或偏左（右）处听到，24 周后根据胎方位选择不同的部位听取。枕先露时，胎心音在脐下方右或左侧；臀先露时，胎心音在脐上方右或左侧；肩先露时，胎心音在脐周听得最清楚（**2008、2009 年考点**）。

（2）骨盆测量

1）骨盆外测量：①髂棘间径：正常值 23~26cm；②髂嵴间径：正常值 25~28cm；③骶耻外径：正常值 18~20cm；④坐骨结节间径：又称出口横径，正常值 8.5~9.5cm；

⑤耻骨弓角度：正常为90°。

骨盆外测量有狭窄者，应进一步做骨盆内测量。

2）骨盆内测量：①骶耻内径：也称对角径，正常值为12.5～13cm；②坐骨棘间径：测量两侧坐骨棘间的距离，正常值为10cm。

4. 阴道检查　妊娠最后一个月以及临产后如确实需要，则需外阴消毒及戴消毒手套下进行。

5. 肛查　可以了解胎先露部、骶骨前面弯曲度、坐骨棘及坐骨切迹宽度以及骶骨关节活动度。

6. 绘制妊娠图　将各项检查结果如血压、体重、宫高、腹围、胎位、胎心率等填于妊娠图中，绘成曲线图，观察动态变化。

二、护理措施

1. 一般护理　告知孕妇产前检查的意义和重要性。产前检查从确定早孕开始，妊娠28周前每4周检查1次，妊娠28周后每2周检查1次，妊娠36周后每周检查1次。

2. 心理护理　告诉孕妇母体是胎儿生活的小环境，孕妇的生理和心理活动都会波及胎儿，要保持心情愉快轻松。

3. 症状护理

（1）恶心、呕吐：避免空腹或过饱，少量多餐，食用清淡食物。

（2）尿频、尿急：有尿液及时排空，不能忍。

（3）白带增多：保持外阴清洁，穿棉质内裤，及时更换。

（4）水肿：左侧卧位，下肢稍垫高，避免长时间站或坐。适当限制孕妇对盐的摄入，但不必限制水分。

（5）下肢、外阴静脉曲张：孕妇应避免两腿交叉或长时间站立、行走，并注意时常抬高下肢。

（6）便秘：定时排便，增加饮水量，多吃水果、蔬菜等含纤维素多的食物。不可随便使用大便软化剂或轻泻剂 **（2011 年考点）**。

（7）腰背痛：穿平底鞋，睡硬床垫。在俯拾或抬举物品时，保持上身直立，弯曲膝部，用两下肢的力量抬起。

（8）下肢痉挛：嘱孕妇背屈肢体或站直前倾或局部热敷按摩，直至痉挛消失。

（9）仰卧位低血压综合征：左侧卧位后症状可消失。

（10）贫血：增加含铁食物的摄入，如动物肝脏、瘦肉等。如病情需要补充铁剂，应在餐后20分钟服用，以减轻对胃肠道的刺激。

三、健康教育

1. 异常症状的判断，出现异常应立即就诊。

2. 营养指导。

3. 衣着与个人卫生　孕妇衣服应宽松、柔软、舒适、冷暖适宜。

4. 活动与休息　妊娠晚期可适当减轻工作量，保证足够睡眠，卧床时取左侧位。

5. 胎教　胎教是有目的、有计划地为胎儿的生长发育实施的最佳措施。

6. **孕期自我监护** 胎心音计数和胎动计数是监护胎儿宫内情况的一种重要手段。胎动计数一般应在 28 周开始，每天早、中、晚 3 次固定时间进行 1 小时计算，3 次总数乘以 4，则得出 12 小时胎动数，若 12 小时胎动次数在 30 次以上，反应胎儿情况良好，若 12 小时胎动累计少于 10 次或逐日下降超过 50% 而不能恢复者，表示胎儿有缺氧可能，应立即到医院就诊（**2011 年考点**）。若胎心音 120～160 次/分，提示胎儿情况良好，若胎心音<120 次/分，或>160 次/分，提示缺氧。

7. **性生活指导** 妊娠期前 3 个月及末 3 个月，均应避免性生活。

8. **分娩前准备** 产前指导孕妇做好新生儿用物的准备，做好新生儿护理的宣教工作。阴道突然有液体流出，或临产前 24～48 小时孕妇出现阴道少许血性分泌物，均应立即送往医院。

练 习 题

一、选择题

（一）A1 型题

1. 临床上计算妊娠开始的时间是
   A. 受精之日
   B. 末次月经第 1 天
   C. 末次月经干净之日
   D. 末次月经前 14 天
   E. 末次月经后 14 天

2. 卵子与精子相遇结合为受精卵的部位是
   A. 输卵管间质部
   B. 输卵管壶腹部
   C. 输卵管峡部
   D. 子宫腔
   E. 盆腔

3. 胚胎最易受病毒感染而造成胎儿发育畸形的时间是
   A. 4 周内
   B. 8 周内
   C. 12 周内
   D. 16 周内
   E. 20 周内

4. 胎盘在妊娠后几周末形成
   A. 12 周
   B. 14 周
   C. 16 周
   D. 18 周
   E. 20 周

5. 下列哪种激素不是胎盘所合成的
   A. 雌激素
   B. 人绒毛膜促性腺激素
   C. 孕激素
   D. 胎盘生乳素
   E. 缩宫素

6. 不属于羊水功能的是
   A. 胎儿有一定活动度
   B. 气体交换
   C. 保护胎儿不受外来损伤
   D. 监测胎儿成熟度
   E. 传导子宫收缩的压力

7. 关于胎儿的发育，不妥的描述是
   A. 8 周末各内脏器官基本形成
   B. 16 周末部分孕妇自觉胎动
   C. 20 周末临床上听到胎心
   D. 28 周末身长约 35cm，体重约 1000g，出生后生活力良好
   E. 40 周末身长约 50cm，体重约 3000g 以上，出生后生活力强

8. 构成胎盘的组织包括
   A. 平滑绒毛膜、包蜕膜、羊膜

B. 平滑绒毛膜、底蜕膜、真蜕膜

C. 叶状绒毛膜、包蜕膜、真蜕膜

D. 叶状绒毛膜、底蜕膜、羊膜

E. 叶状绒毛膜、底蜕膜、真蜕膜

9. 脐带中的脐静脉有

A. 5 根

B. 4 根

C. 3 根

D. 2 根

E. 1 根

10. 羊水的 pH 为

A. 5.0

B. 6.2

C. 8.0

D. 7.0 ~ 7.2

E. 6.5

11. 妊娠早期"黑加征"是指

A. 子宫增大、变软

B. 子宫呈前倾前屈位

C. 子宫峡部软，子宫和宫颈似不相连

D. 宫颈充血变软，呈紫蓝色

E. 乳头及乳晕着色加深，乳头周围有褐色小结节

12. 妊娠期，正常孕妇血液循环系统的变化，正确的为

A. 血沉稍降低

B. 血液相对浓缩

C. 血液处于低凝状态

D. 收缩压无明显变化

E. 后期心率增加约20 次/分

13. 妊娠12 周末宫底高度为

A. 耻骨联合上 2 ~ 3 指

B. 脐耻之间

C. 脐下 1 指

D. 脐上 1 指

E. 脐上 3 指

14. 正常足月妊娠时，羊水量约为

A. 500ml

B. 600ml

C. 800ml

D. 1500ml

E. 2000ml

15. 妊娠期间母体变化哪项不对

A. 妊娠 32 ~ 34 周血容量增加达高峰

B. 妊娠后卵巢不排卵

C. 子宫峡部在妊娠后期形成子宫下段

D. 左侧肾盂肾炎多见

E. 妊娠晚期易发生外阴及下肢静脉曲张

16. 妊娠多少周后，增大的子宫超出盆腔

A. 8 周

B. 12 周

C. 16 周

D. 18 周

E. 20 周

17. 妊娠期血容量增加达高峰的时间是

A. 24 ~ 26 周

B. 27 ~ 28 周

C. 29 ~ 30 周

D. 32 ~ 34 周

E. 36 ~ 40 周

18. 关于妊娠各周胎儿发育特点，不正确的是

A. 孕 8 周末，B 超检查可见胎心搏动

B. 孕 16 周末，从外生殖器可确定胎儿性别

C. 孕 20 周末，可用木质听筒听到胎心音

D. 孕 28 周末，生存能力差，需特殊护理方可存活

E. 孕 40 周末，胎儿身长 45cm，体重 2500g

19. 分娩时形成子宫下段的部分是

A. 子宫体部

B. 子宫角部

C. 子宫底部

D. 子宫峡部

E. 宫颈阴道部

20. 用胎心听筒可以在孕妇腹壁上听到胎心音的时间是

A. 16～18 周

B. 18～20 周

C. 20～22 周

D. 22～24 周

E. 24～26 周

21. 随着产前诊断的开展，由于产前诊断的需要（如遗传病的产前诊断等），第一次产前检查的时间应从传统的孕 20 周提前到

A. 孕 16 周

B. 孕 12 周

C. 孕 12 周以内

D. 确诊为早孕时

E. 孕 18 周

22. 在产前检查的初诊内容中，属产科检查的包括

A. 测体重

B. 推算预产期

C. 营养发育状况

D. 腹部四部触诊

E. 测血压

23. 属横产式胎方位的是

A. 头先露

B. 面先露

C. 枕先露

D. 臀先露

E. 肩先露

（二）A2 型题

24. 患者，女，25 岁，停经 42 天，恶心、呕吐 1 周。妇科检查：子宫略大、软，宫颈着色。此时最有价值的辅助检

查是

A. 黄体酮试验

B. 尿妊娠试验

C. 基础体温测定

D. 宫颈黏液检查

E. 阴道脱落细胞检查

25. 孕妇，29 岁，停经 50 天诊断为早孕。以下保健指导正确的是

A. 睡觉时取平卧位

B. 妊娠初期 8 周内谨慎用药

C. 便秘时使用泻药

D. 12 周出现恶心、呕吐等早孕反应

E. 出现尿频、尿急及时就诊

26. 患者，女，28 岁，初次妊娠。月经周期约 28 天。已停经一段时间，末次月经及胎动时间记不清，无明显早孕反应。用尺测量：耻骨联合上子宫长度为 26cm。听诊：胎心音良好。现妊娠周数为

A. 20 周末

B. 24 周末

C. 28 周末

D. 32 周末

E. 36 周末

27. 患者，女，29 岁，月经 $\frac{5～6}{40～44}$，LMP 2010-10-09。超声检查：胎儿较孕龄小 2 周左右，推算其预产期为

A. 2011-07-12

B. 2011-07-18

C. 2011-07-16

D. 2011-07-26 至 2011-07-30

E. 2011-07-10 至 2011-07-06

28. 某孕妇，妊娠 36 周，长时间仰卧后出现血压下降，主要原因是

A. 心率加快

B. 脉搏减慢

C. 回心血量减少

D. 脉压增大

E. 回心血量增加

29. 某孕妇发生仰卧位低血压综合征时，正确的护理措施是

A. 改为左侧卧位

B. 给予口服升压药

C. 立即坐起

D. 改为右侧卧位

E. 起身进行户外运动

30. 方女士分娩一女婴，身长 35cm，体重 1000g，皮下脂肪少，头发、指甲已长出。新生儿娩出后能啼哭、吞咽，但生活能力较差。估计该新生儿娩出时孕周为

A. 8 周

B. 16 周

C. 20 周

D. 28 周

E. 40 周

31. 一孕妇子宫底位于脐上 3 指，估计妊娠时间为

A. 12 周末

B. 16 周末

C. 24 周末

D. 28 周末

E. 32 周末

32. 一位初孕 52 天的妇女，在"妇儿卫生保健咨询日"向护士咨询，孕期哪段时间应禁止性生活。正确回答是在妊娠

A. 2 个月内及最后 1 个月

B. 2 个月内及最后 2 个月

C. 3 个月内及最后半个月

D. 3 个月内及最后 1 个月

E. 3 个月内及最后 3 个月

33. 卫女士，孕 20 周后行自我胎动计数。正常的是

A. 1~2 次/小时

B. 3~5 次/小时

C. 6~8 次/小时

D. 9~12 次/小时

E. 13~15 次/小时

34. 任女士，孕 28 周，胎方位为枕左前位，听取胎心音的部位应在

A. 脐下左侧

B. 脐下右侧

C. 脐上左侧

D. 脐上右侧

E. 脐周围

35. 蔡女士，初孕妇，孕 35 周，四步触诊结果，于子宫底部触到圆而硬的胎头，在耻骨联合上方触到较软而宽且不规则的胎臀，胎背位于母体腹部右前方，胎心音于脐上右侧听到。该孕妇胎方位是

A. 骶左前

B. 骶右前

C. 骶左后

D. 骶右后

E. 骶左横

36. 郝女士，妊娠 29 周，产前检查均正常。咨询监护胎儿情况最简单的方法，应指导其采用

A. 胎心听诊

B. 自我胎动计数

C. 测宫高、腹围

D. B 超检查

E. 电子胎心监护

（三）A3 型题

（37~38 题共用题干）

患者，女，29 岁，平素月经规律，停经 10 周，晨起恶心、呕吐，到医院就诊，妇科检查阴道和子宫颈充血，宫体与宫颈似不相连。

37. 该患者的诊断是
    A. 子宫内膜炎
    B. 甲状腺功能减退
    C. 异位妊娠
    D. 妊娠
    E. 绒毛膜癌
38. 需进行的辅助检查是
    A. 诊断性刮宫
    B. B 超
    C. 阴道后穹隆穿刺
    D. 肾功能检查
    E. 阴道脱落细胞检查

（四）A4 型题

（39～41 题共用题干）

患者，女，40 岁，已婚，孕 1 产 0，月经周期规律，$\frac{4\sim5}{30}$。末次月经为 4 月 1 日，持续 5 天，4 月 6 日干净，现已妊娠 6 周。

39. 预产期为
    A. 下一年 1 月 6 日
    B. 本年 12 月 8 日
    C. 下一年 1 月 8 日
    D. 本年 7 月 14 日
    E. 本年 11 月 4 日
40. 应做以下检查，但除了
    A. 胎儿性别检查
    B. 羊水染色体检查
    C. B 超检查
    D. 血甲胎蛋白（AFP）检查
    E. 常规血象检查
41. 患者最可能出现的异常是
    A. 血 AFP 升高
    B. 胎儿神经管畸形
    C. 急产
    D. 胎儿染色体异常
    E. 早产

二、名词解释

42. 妊娠
43. 生理性贫血
44. 仰卧位低血压综合征
45. 胎产式
46. 胎先露
47. 胎方位

三、填空题

48. 胎儿附属物由_____、_____、_____、_____组成。
49. 胎盘功能包括_____、_____、_____、_____、_____。
50. 脐带是连接胎儿与胎盘的条索状组织，脐带内有_____条脐动脉和_____条脐静脉。
51. 正常足月妊娠时，羊水量约为_____。
52. 子宫峡部非孕时长 1cm，妊娠后期形成_____，临产时可伸展至_____。
53. 循环血容量于妊娠 6～8 周开始增加，至妊娠_____达高峰，增加 30%～45%。
54. 孕妇长时间仰卧位，可引起_____。
55. 妊娠_____周，可在耻骨联合上触到子宫底。
56. 一般孕妇于妊娠_____开始自觉胎动，每小时约_____次，12 小时计数不应少于_____次。

57. 正常胎心音的次数_____。

58. 妊娠晚期，孕妇每周体重增加不应超过_____。

59. 骨盆外测量各径线正常值：髂前上棘间径_____，髂嵴间径_____，骶耻外径_____，坐骨结节间径_____，耻骨弓角度_____。

60. 正常胎方位为_____、_____。

四、简答题

61. 试述羊水的功能。

62. 胎盘的功能是什么？

63. 枕先露时有几种胎方位？哪些为正常胎位？

64. 早孕典型的体征是什么？

65. 简述腹部四部触诊的检查方法、目的及注意事项？

五、案例分析题

李某，女，28 岁，已婚。停经 48 天，恶心、呕吐 5 天。询问病史：平时月经规律，$\frac{4\sim5}{28\sim30}$，现停经 48 天，近 1 周自觉乏力、嗜睡、食欲不振，近 5 天出现恶心，晨起呕吐，呕吐物清水样、量少，遂来院就诊。无慢性病史、外伤、手术史、药物过敏史。体格检查：T 36.2℃，P 84 次/分，R 18 次/分，BP 105/65mmHg；妇科检查：见阴道壁及宫颈充血、软、呈紫蓝色，宫颈外口圆形，未产型，光滑。双合诊检查子宫颈软，黑加征阳性，宫体增大如鸭蛋大小、软，两侧附件未触及。请问：

66. 依据上述病史资料，需进一步询问哪些情况？还需做哪些相关检查？

67. 经评估后，该患者诊断为什么？依据是什么？

68. 如何护理该孕妇？

第三章　正常分娩期产妇的护理

学习目的

　　1. 掌握影响分娩的四个因素、临产的诊断、各个产程对产妇的护理观察及主要护理措施。

　　2. 熟悉早产、足月产、过期产的定义及产程的分期；各种产力在产程中的作用。

　　3. 了解枕先露的分娩机制。

要点提示

　　基本概念：妊娠满 28 周及以后，胎儿及其附属物由母体娩出的过程称分娩。妊娠满 28 周至不满 37 周间的分娩称早产；妊娠满 37 周至不满 42 周间的分娩称足月产；妊娠满 42 周及以后的分娩称过期产（**2009 年考点**）。

第一节　影响分娩的因素

　　影响正常分娩的因素包括产力、产道、胎儿及精神心理因素。

一、产力

　　将胎儿及其附属物从子宫内逼出的力量称产力，包括子宫收缩力，腹肌及膈肌收缩力和肛提肌收缩力。

　　1. 子宫收缩力　是临产后的主要产力，简称宫缩，贯穿于分娩全过程（**2012 年考点**）。正常宫缩的特点包括节律性、对称性、极性和缩复作用。宫缩的节律性是临产的标志。

　　2. 腹壁肌及膈肌收缩力（简称腹压）　是第二产程时娩出胎儿的重要辅助力量。在第二产程末期配以宫缩时运用最有效，能迫使胎儿娩出，过早加腹压易使产妇疲劳和造成宫颈水肿，致使产程延长。腹压在第三产程能迫使已剥离胎盘娩出。

　　3. 肛提肌收缩力　有协助胎先露在骨盆腔进行内旋转的作用。胎儿娩出后，当胎盘降至阴道时，肛提肌收缩力有助于胎盘娩出。

二、产道

是胎儿娩出的通道，分骨产道与软产道两部分。

1. 骨产道　即真骨盆腔。骨盆腔可分三个平面。骨盆入口平面呈横椭圆形。中骨盆平面为骨盆最小平面，在产科临床有重要意义。此平面呈前后径长的纵椭圆形；中骨盆横径也称坐骨棘间径，平均长约10cm；是胎先露部通过中骨盆的重要径线，此径线与分娩有重要关系。骨盆出口平面由两个在不同平面的三角形所组成；其出口横径为两坐骨结节间的距离，也称坐骨结节间径，平均长约9cm；是胎先露部通过骨盆出口的径线，此径线与分娩关系密切。当出口横径稍短，而出口横径与后矢状径之和大于15cm时，一般正常大小胎儿可以通过后三角区经阴道娩出。

2. 软产道　是由子宫下段、宫颈、阴道、外阴及骨盆底组织构成的弯曲管道。①子宫下段：由子宫峡部伸展、扩张形成，非孕时的子宫峡部长约1cm，临产后由于规律宫缩使其进一步拉长达7～10cm；②子宫颈：首先宫颈管消失并随宫缩宫口扩张，产程继续进展，直至宫口开全（10cm）；③阴道、盆底与会阴：会阴体约5cm厚，分娩时变成2～4mm，以利胎儿通过。由于其拉伸变薄而易发生裂伤。

三、胎儿

胎头径线主要有4条：①双顶径：临床以B超测此值判断胎儿大小；②枕额径：胎头以此径线衔接；③枕下前囟径：又称小斜径，胎头俯屈后以此径线通过产道；④枕颏径：又称大斜径。矢状缝是确定胎位的重要标志，囟门对判断胎位也很重要。胎儿大小、胎位及有无畸形可影响分娩。

四、精神心理因素

第二节　枕先露的分娩机制

分娩机制是指胎儿先露部通过产道时，为适应骨盆各平面不同的形态和大小被动地进行一系列转动，以其最小径线通过产道的全过程。临床上胎方位以枕左前位最多见（2012年考点）。

1. 衔接　指胎头双顶径进入骨盆入口平面，颅骨的最低点接近或达到坐骨棘水平，又称入盆。

2. 下降　胎头沿骨盆轴前进的动作称为下降，贯穿分娩全过程。判断胎头下降程度的标志是坐骨棘。临床上观察胎头下降的程度，作为判断产程进展的重要标志。

3. 俯屈　使衔接时的枕额径转为枕下前囟径，以最小径线适应产道。

4. 内旋转　使胎头的矢状缝与中骨盆及骨盆出口前后径一致，于第一产程末完成。

5. 仰伸。

6. 复位及外旋转。

7. 胎肩及胎身娩出。

第三节　临产的诊断及产程分期

一、先兆临产及临产诊断

1. 先兆临产

（1）胎儿下降感。

（2）不规律的子宫收缩。

（3）见红：分娩前24～48小时阴道排出血性分泌物，是分娩即将开始的较可靠征象（**2009年考点**）。

2. 临产诊断　临产开始的标志为有规律且逐渐增强的子宫收缩，持续30秒或以上，间歇5～6分钟，同时伴随进行性宫颈管消失、宫口扩张和胎先露下降。

二、产程分期

分娩全过程是从规律宫缩开始至胎儿及其附属物全部娩出为总产程。初产妇13～18小时，经产妇6～9小时。临床上将总产程分为三个产程。

1. 第一产程（宫颈扩张期）　从规则宫缩开始至宫颈口开全（10cm）。初产妇11～12小时，经产妇6～8小时。

2. 第二产程（胎儿娩出期）　从宫颈口开全至胎儿娩出止，初产妇1～2小时，经产妇通常数分钟即可完成，但也有1小时内完成（**2008年、2013年考点**）。

3. 第三产程（胎盘娩出期）　从胎儿娩出至胎盘娩出。初产妇和经产妇都需5～15分钟，不超过30分钟。

第四节　分娩期产妇护理

一、第一产程临床表现及护理

1. 临床表现

（1）规律性宫缩：是指宫缩持续时间约30秒，间歇时间5～6分钟。宫口接近开全时，持续时间可达60秒及以上，间歇时间1～2分钟，且强度不断增强。

（2）宫口扩张：是判断产程进展的标志。宫口扩张分为潜伏期：即规律性宫缩开始至宫颈口开大3cm，初产妇约需8小时；活跃期：即宫颈口开大3cm至宫颈口开全，初产妇约需4小时。宫口开全后，宫口边缘消失，与子宫下段及阴道形成软产道。

（3）胎先露下降：其程度以胎头颅骨最低点到达坐骨棘平面的程度为标志。胎头颅骨最低点平坐骨棘时，以"0"表示；在坐骨棘平面上1cm时，以"－1"表示；在坐骨棘平面下1cm时，以"＋1"表示，依此类推。

（4）破膜：多在宫口近开全时破裂（**2012年考点**）。

2. 护理措施

（1）入院护理：外阴部应剃除阴毛，并用肥皂水和温开水清洗。加强分娩知识宣教。

（2）观察生命体征：每隔 4～6 小时测量体温、血压、脉搏、呼吸一次，并记录。

（3）饮食：鼓励产妇少量多次进食，食用高热量易消化食物。

（4）活动与休息：宫缩不强且未破膜，产妇可在室内适当活动。初产妇宫口近开全或经产妇宫口扩张 4cm 时，应卧床取左侧卧位。

（5）排尿：应鼓励产妇每 2～4 小时排尿一次，以免膀胱充盈影响宫缩及胎头下降。因胎头压迫引起排尿困难者，必要时可导尿。

（6）排便：初产妇宫口扩张小于 4cm、经产妇小于 2cm 时可用温肥皂水灌肠，既能避免分娩时粪便污染，又能起到反射刺激宫缩的作用，加速产程进展。但胎膜早破、阴道流血、胎头未衔接、胎位异常、有剖宫产史、宫缩强估计 1 小时内分娩及患严重心脏病的产妇不宜灌肠。

（7）产程观察及护理

1）子宫收缩。

2）宫口扩张及胎头下降：通过肛门检查或阴道检查可了解宫口扩张及胎头下降情况。肛门检查在临产初期 4 小时一次，需在宫缩时进行。阴道检查需经严密消毒后进行，能直接触清矢状缝及囟门，确定胎位及宫口扩张程度。适用于肛门检查不清、宫口扩张及胎头下降程度不明、疑有脐带先露或脐带脱垂、轻度头盆不称，产程进展缓慢者。

3）胎膜破裂：一旦胎膜破裂，应立即听胎心，并观察羊水性状、颜色和流出量，记录破膜时间。如头先露，羊水呈黄绿色，混有胎粪，应立即行阴道检查，注意有无脐带脱垂。如胎头未入盆而羊水清，需臀高位卧床、预防脐带脱垂。

4）胎心观察：于潜伏期在宫缩间歇时每隔 1～2 小时听胎心一次，进入活跃期后，每 15～30 分钟听胎心一次，每次听诊 1 分钟。

二、第二产程临床表现及护理

1. 临床表现

（1）子宫收缩增强：每次持续 1 分钟或更长，间歇 1～2 分钟。宫缩时产妇有排便感并不自主的屏气用力。

（2）胎头拨露：胎头于宫缩时露出于阴道口，在宫缩间歇期胎头又回缩至阴道内，称胎头拨露。

（3）胎头着冠：当胎头双顶径越过骨盆出口，在宫缩间歇期胎头也不再回缩，称胎头着冠。

（4）胎儿娩出。

2. 护理措施

（1）监测胎心：此期宫缩频而强，需密切监测胎儿有无急性缺氧，每 5～10 分钟听一次胎心。

（2）指导产妇运用腹压。

（3）接产准备：初产妇宫口开全，经产妇宫口扩张 4cm 且宫缩规律有力时，应将产妇送至分娩室，作好接生准备工作。

（4）接产：当胎头拨露使阴唇后联合紧张时，应开始保护会阴，同时协助胎头俯屈。

当胎头娩出时，见有脐带绕颈一周且较松时，可用手将脐带顺胎肩推下或从胎头滑下；若脐带绕颈过紧或 2 周以上时，应先剪断脐带。

（5）会阴切开：适用于会阴过紧或胎儿过大，产钳或吸引器助产，估计分娩时会阴撕裂不可避免者，或母儿有病理情况急需结束分娩者。一般在宫缩时切开会阴。

三、第三产程临床表现及护理

1. 临床表现

（1）胎盘剥离征象：①宫体变硬由球形变为狭长形，宫底升高达脐上；②阴道少量出血；③阴道口外露脐带自行下降延长；④轻压产妇耻骨联合上方，将宫体向上推，而外露的脐带不再回缩。

（2）胎盘娩出的方式有胎儿面娩出及母体面娩出，以胎儿面娩出多见。

2. 护理措施

（1）新生儿娩出后，首先要清理呼吸道，新生儿大声啼哭表示呼吸道通畅。

（2）处理脐带：脐带断端用 20% 高锰酸钾液消毒，待脐带断端干燥后，用无菌纱布包扎。

（3）新生儿阿普加（Apgar）评分及其意义（**2012 年、2013 年考点**）：新生儿阿普加评分是以出生后 1 分钟内的心率、呼吸、肌张力、喉反射及皮肤颜色 5 项体征依据，每项 0~2 分，满分 10 分。8~10 分属正常新生儿，4~7 分为轻度窒息，0~3 分为重度窒息。

（4）母婴皮肤早接触，协助早吸吮。

（5）协助胎盘正确娩出：若胎儿已娩出 30 分钟，胎盘仍未排出，行手取胎盘术。

（6）检查胎盘胎膜：若有副胎盘、部分胎盘残留或大块胎膜残留时，应在无菌操作下，手伸入子宫腔内，取出残留组织。

（7）检查软产道：胎盘娩出后，仔细检查会阴、小阴唇内侧、尿道口周围。阴道、宫颈有无裂伤。若有裂伤，应立即缝合。

（8）预防产后出血：为了使胎盘迅速剥离减少出血，按医嘱在胎儿前肩娩出后肌内注射缩宫素 10U。

（9）观察产后的一般情况：产后应在分娩室观察 2 小时，测量血压及脉搏。注意子宫收缩、子宫底高度、膀胱充盈度、阴道流血量、会阴及阴道有无血肿等，发现异常情况及时处理。产后 2 小时后，将产妇和新生儿送回病房。

练 习 题

一、选择题

（一）A1 型题

1. 下列哪项不是新生儿评分的指标
   A. 心率
   B. 呼吸
   C. 肌紧张
   D. 体温
   E. 喉反射

2. 胎头到达骨盆底俯屈后继续下降的最小径线是
   A. 枕额径
   B. 枕颏径
   C. 矢状缝

D. 双顶径

E. 枕下前囟径

3. 新生儿娩出首选的护理措施是

A. 早接触

B. 清理呼吸道

C. 结扎脐带

D. 滴眼药水

E. 新生儿评分

4. 先兆临产的主要标志是

A. 不规律宫缩

B. 阴道流水

C. 宫颈口扩张

D. 见红

E. 先露下降

5. 孕妇可以灌肠的情况是

A. 经产妇宫口开至 1cm

B. 子宫收缩过强

C. 胎儿宫内窘迫

D. 子痫前期

E. 妊娠合并心脏病

6. 第三产程护理措施错误的是

A. 胎儿娩出后立即挤压子宫促使胎盘娩出

B. 检查胎盘胎膜

C. 检查阴道有无裂伤

D. 产妇在产房观察 2 小时

E. 产后 2 小时送产妇到休养室

7. 第三产程对胎盘、胎膜的检查错误的是

A. 平铺胎盘，看胎盘是否完整

B. 提起胎盘，看胎膜是否完整

C. 胎儿面边缘有无断裂的血管

D. 疑有少许小块胎膜残留，应手入宫腔取出

E. 疑有副胎盘应手入宫腔取出

8. 关于正常枕先露分娩机转，正确的是

A. 下降、衔接、内旋转、俯屈、仰伸、复位外旋转

B. 衔接、俯屈、内旋转、下降、仰伸、复位外旋转

C. 衔接、下降、俯屈、内旋转、仰伸、复位外旋转

D. 下降、俯屈、衔接、内旋转、仰伸、复位外旋转

E. 衔接、下降、内旋转、俯屈、仰伸、复位外旋转

9. 进入第二产程的主要标志是

A. 产妇屏气向下用力

B. 胎足露出阴道口

C. 产妇排便感强烈

D. 宫口开全

E. 脐带脱出于阴道口外

10. 观察胎先露下降程度的标志是

A. 骶岬

B. 骶骨

C. 坐骨结节

D. 坐骨棘

E. 坐骨切迹

11. 开始保护会阴在

A. 宫口开全时

B. 胎头拨露使会阴后联合紧张时

C. 胎头着冠时

D. 胎头仰伸时

E. 胎头俯屈时

12. 胎盘剥离的征象不包括

A. 宫底上升

B. 阴道少量流血

C. 阴道口外露的脐带自行缩回

D. 阴道口外露脐带自行延伸

E. 用手按压子宫下段时，阴道口外露脐带不回缩

13. 关于分娩先兆错误的是

A. 见红多在分娩开始前 24～48 小时

B. 见红是分娩开始较可靠的征象

C. 初产妇见红血量比经产妇多

D. 哌替啶能抑制假宫缩

E. 假宫缩的特点是持续时间短且不恒定

14. 有关分娩描述，错误的是
    A. 规律性宫缩由弱到强
    B. 宫颈口扩张分潜伏期与活跃期
    C. 潜伏期约需 18 小时
    D. 活跃期约需 4 小时
    E. 破膜多在第一产程末

15. 分娩期产妇灌肠，应使用
    A. 温肥皂水
    B. 生理盐水
    C. 白开水
    D. 1、2、3 溶液
    E. 各种植物油

16. 肛门检查不能了解
    A. 胎儿成熟度
    B. 宫口扩张情况
    C. 先露高低
    D. 骨盆腔情况
    E. 有无破膜

17. 临产后子宫收缩特点，不正确的是
    A. 节律性
    B. 对称性
    C. 极性
    D. 低张性
    E. 缩复作用

18. 决定分娩难易的重要因素不包括
    A. 胎儿大小
    B. 胎方位
    C. 胎心率
    D. 骨盆大小
    E. 产力强弱

19. 产后 2 小时观察内容不包括
    A. 血压及脉搏
    B. 子宫收缩情况
    C. 阴道流血量

D. 乳汁分泌情况

E. 膀胱充盈情况

20. 分娩时最主要的产力是
    A. 子宫收缩力
    B. 肛提肌收缩力
    C. 腹肌收缩力
    D. 膈肌收缩力
    E. 骨骼肌收缩力

21. 新生儿 Apgar 评分为 4 分，首选措施是
    A. 口对口人工呼吸法
    B. 清理呼吸道
    C. 肌注呼吸兴奋剂
    D. 心肺复苏
    E. 电除颤

22. 子宫颈口开全是指宫口开大
    A. 4cm
    B. 5cm
    C. 8cm
    D. 9cm
    E. 10cm

23. 骨盆径线数值异常的是
    A. 真结合径 11cm
    B. 对角径 13cm
    C. 坐骨结节间径 9cm
    D. 耻骨弓角度 90°
    E. 坐骨棘间径 8cm

24. 关于临产后宫颈的变化，正确的是
    A. 初产妇子宫颈管先展平后扩张
    B. 初产妇多是子宫颈管展平与子宫颈管扩张同时进行
    C. 临产前的宫颈管长约 4cm
    D. 形成前羊水囊时，子宫颈口不易扩张
    E. 破膜后胎先露直接压迫子宫颈，影响子宫颈口扩张

25. 初产妇第三产程的时间一般不超过
    A. 20 分钟

B. 30 分钟

C. 40 分钟

D. 50 分钟

E. 60 分钟

26. 正常分娩胎头入盆衔接时的径线是

　A. 枕下前囟径

　B. 枕额径

　C. 双颞径

　D. 双顶径

　E. 枕颏径

27. 胎头完成内旋转是在

　A. 产程开始

　B. 第一产程中

　C. 第一产程末

　D. 第二产程中

　E. 第二产程末

28. 子宫收缩特点正确的是

　A. 每次收缩由强到弱，逐渐消失

　B. 宫缩时胎盘血循环不受影响

　C. 宫缩起点在子宫底部

　D. 上段收缩力强，向下逐渐减弱

　E. 宫底收缩强度为下段的 3 倍

29. 关于生理性缩复环，正确的是

　A. 宫缩使子宫上、下段肌壁厚度不同，在子宫外面有一环状隆起

　B. 是先兆子宫破裂征象之一

　C. 系因宫体缩复作用及子宫下段牵拉扩张所致

　D. 常伴有胎儿窘迫

　E. 常提示有胎儿先露部下降受阻

30. 胎头衔接是指

　A. 胎头进入骨盆入口，双顶径达到坐骨棘水平

　B. 通过四步触诊查明胎头已半固定

　C. 胎头双顶径已进入骨盆入口平面

　D. 先露部已达到坐骨棘水平

　E. 胎头枕额径已达坐骨棘水平

31. 关于产程分期，正确的是

　A. 第一产程，初产妇为 11 ~ 12 小时

　B. 第一产程经产妇需 8 ~ 10 小时

　C. 第二产程初产妇需 2 ~ 3 小时

　D. 第二产程经产妇需 1 ~ 2 小时

　E. 第三产程初产妇与经产妇均需 40 分钟左右

32. 关于早产，正确的是

　A. 妊娠满 39 周分娩

　B. 妊娠满 38 周分娩

　C. 妊娠满 37 周分娩

　D. 妊娠满 36 周分娩

　E. 妊娠满 27 周分娩

33. 宫颈扩张活跃期是指

　A. 宫口扩张 2cm 到宫口开全

　B. 宫口扩张 4cm 到宫口开全

　C. 宫口扩张 4cm 到宫口近开全

　D. 宫口扩张 3cm 到宫口开全

　E. 宫口扩张 3cm 到宫口近开全

34. 活跃期护士听胎心的间隔时间是

　A. 5 分钟

　B. 30 分钟

　C. 45 分钟

　D. 50 分钟

　E. 60 分钟

35. 胎头下降程度 S^{+2} 是指

　A. 胎头矢状缝在坐骨棘平面下 2cm

　B. 胎头矢状缝在坐骨结节上 2cm

　C. 胎头颅骨最低点在坐骨棘平面下 2cm

　D. 胎头颅骨最低点在坐骨棘平面上 2cm

　E. 胎头双顶径在坐骨结节上 2cm

36. 下列哪项最能代表产程进展情况

　A. 子宫收缩强度和频率

　B. 宫口扩张与胎头下降

　C. 胎位

D. 胎心率

E. 是否破膜

37. 新生儿娩出后的首要护理措施是

    A. 清理呼吸道

    B. 娩出后半小时内即俯卧于产妇腹部哺乳

    C. 5 分钟后行 Apgar 评分

    D. 立即擦去胎脂

    E. 新生儿清洗后，打足印于新生儿病历上

38. 足月产的定义是

    A. 妊娠满 36 周至不满 40 周之间的分娩

    B. 妊娠满 36 周至满 40 周之间的分娩

    C. 妊娠满 37 周至不满 42 周之间的分娩

    D. 妊娠满 37 周至满 42 周之间的分娩

    E. 妊娠满 38 周至满 42 周之间的分娩

39. 关于宫缩描述不正确的是

    A. 宫缩具有极性

    B. 宫缩具有节律性

    C. 胎儿娩出后宫缩暂停几分钟后重又出现

    D. 宫缩具有缩复作用

    E. 宫缩可持续存在至产后 1 个月左右

40. 第二产程的临床表现有

    A. 子宫收缩不规律

    B. 胎膜破裂

    C. 宫口开大 8cm

    D. 胎盘娩出

    E. 胎头着冠

41. 下列 Apgar 评分不恰当的是

    A. 每分钟心率大于 100 次评 2 分

    B. 呼吸不规则评 1 分

    C. 四肢稍屈评 1 分

    D. 刺激喉反射，有些动作评 1 分

    E. 躯干红、四肢紫评 2 分

42. 接产要领不包括

    A. 无菌操作，保护会阴

    B. 协助胎头俯屈与仰伸

    C. 胎头仰伸时令产妇屏气

    D. 必须让产妇与接产者充分合作

    E. 让胎头在宫缩间歇缓慢通过阴道口

43. 初产妇，子宫下段到临产时长为

    A. 2 ~ 3cm

    B. 4 ~ 5cm

    C. 6 ~ 7cm

    D. 7 ~ 10cm

    E. 11 ~ 12cm

44. 属于正常胎位的是

    A. 肩左前

    B. 骶右后

    C. 骶左前

    D. 枕左前

    E. 枕右后

45. 胎体最早进入骨盆的部分，称

    A. 胎先露

    B. 胎产式

    C. 胎方位

    D. 衔接

    E. 入盆

（二） A2 型题

46. 产妇，孕 40 周，于 2 周前出现不规律宫缩，常于夜间出现，清晨消失。现开始"见红"，估计此孕妇分娩开始时间是

    A. 12 ~ 24 小时

    B. 24 ~ 48 小时

    C. 2 ~ 3 天后

    D. 4 ~ 5 天后

    E. 1 周后

47. 产妇，已经临产，入院后行阴道检查，确诊胎方位的胎头颅缝是

    A. 额缝

B. 颞缝

C. 冠状缝

D. 矢状缝

E. 人字缝

48. 出生 1 分钟的新生儿，心率 94 次/分，无呼吸，四肢稍屈，无喉反射，口唇青紫，全身苍白。Apgar 评分为

A. 4 分

B. 3 分

C. 2 分

D. 1 分

E. 0 分

49. 产妇，G_2P_1，孕 40 周，3 年前第一胎因前置胎盘行剖宫产术，现入院检查宫口开大 1cm，胎位为枕左前，胎心音 132 次/分。下列护理措施中错误的是

A. 备皮

B. 鼓励少量多次进食

C. 灌肠

D. 严密观察产程

E. 勤听胎心音

50. 妊娠 39 周孕妇，检查：规律宫缩，枕左前位，胎心 146 次/分，宫口开大 5cm。护理措施中错误的是

A. 指导合理进食

B. 休息时取左侧卧位

C. 宫缩时嘱正确用腹压

D. 每隔 1~2 小时听一次胎心

E. 鼓励 2~4 小时排尿一次

51. 孕妇，产前检查时骨盆外测量出口横径为 8cm，现入院待产，能否经阴道分娩，需进一步测量

A. 骶耻内径

B. 耻骨弓角度

C. 出口前矢状径

D. 出口后矢状径

E. 入口前后径

52. 孕妇，孕 39 周，检查胎头在上腹部，胎臀在耻骨联合上，胎心在脐周听到。该孕妇的胎方位是

A. 枕先露

B. 肩先露

C. 面先露

D. 头先露

E. 臀先露

53. 孕妇，孕 40 周，因宫缩痛由门诊收入产房，检查结果宫缩规律，宫口扩张 1cm，胎心音 140 次/分。其正确的产程分期是

A. 未进入产程

B. 第一产程

C. 第二产程

D. 第三产程

E. 第四产程

54. 产妇，G_3P_0，孕 40 周，因临产由急诊收入产房，护士为其做产科检查，结果是宫缩规律，宫口扩张 6cm，胎心音 150 次/分。护理措施错误的是

A. 灌肠

B. 测生命体征

C. 清洁皮肤

D. 备皮

E. 安排房间

55. 孕妇，孕 40 周临产，规则宫缩 12 小时，破膜 10 小时。肛查：宫口开大 5cm，先露+0.5。下列诊断正确的是

A. 胎膜早破

B. 正常潜伏期

C. 正常活跃期

D. 潜伏期延长

E. 第一产程延长

56. 孕妇，G_1P_1，孕 40 周，因羊水Ⅲ度污染产钳分娩，新生儿出生 1 分钟时心率 90 次/分，呼吸 20 次/分，不规则，

四肢屈肌张力略小，吸痰有喉反射，肤色青紫。正确的 Apgar 评分是

A. 4 分

B. 5 分

C. 6 分

D. 7 分

E. 8 分

（三）A3 型题

（57～59 题共用题干）

初产妇，妊娠 40 周，规律宫缩 6 小时，宫口开大 3cm；5 小时后，宫口开全，头先露，S=0，胎心音 140 次/分。

57. 此时产妇处于

A. 正常产程

B. 潜伏期延长

C. 活跃期延长

D. 活跃期停滞

E. 第二产程延长

58. 当宫口开全 2 小时后，产妇仍在屏气用力，产程属于

A. 正常

B. 潜伏期延长

C. 活跃期延长

D. 活跃期停滞

E. 第二产程延长

59. 阴道检查后记录为：先露头，先露"+1"，枕部在母体骨盆左侧，其胎位为

A. 枕左前

B. 枕右前

C. 枕左横

D. 枕右横

E. 枕左后

（60～62 题共用题干）

产妇，孕 40 周，于 2 天前出现宫缩，每天夜间出现宫缩，清晨消失。

60. 此时产妇的情况是

A. 孕妇紧张造成的宫缩，尚未临产

B. 假临产

C. 临产

D. 第一产程

E. 第二产程

61. 现孕妇出现宫缩，四五分钟一次，每次持续约 40 秒，提示孕妇的状态是

A. 先兆临产

B. 开始第一产程

C. 出现了异常宫缩

D. 进入第一产程活跃期

E. 进入第二产程

62. 新生儿娩出后，护士对其评分，主要的评分项目是

A. 心率、脉搏、呼吸、喉反射、皮肤颜色

B. 心率、呼吸、肌张力、喉反射、皮肤颜色

C. 心率、脉搏、肌张力、喉反射、皮肤颜色

D. 脉搏、呼吸、肌张力、喉反射、皮肤颜色

E. 心率、脉搏、肌张力、喉反射、皮肤颜色

（63～64 题共用题干）

产妇 27 岁，孕期检查正常。现临产 4 小时，检查：血压正常，宫缩持续 30 秒，间歇 4～5 分钟，胎心音 140 次/分，宫口开大 2cm，未破膜。

63. 对该产妇的护理措施，错误的是

A. 给予半流食

B. 创造温馨待产环境

C. 劝导产妇绝对卧床

D. 指导产妇排尿 1 次/4 小时

E. 在宫缩间歇时听胎心 1 次/1～2 小时

64. 临产 12 小时后，产妇进入第二产程，检查：宫缩持续 45 秒，间歇 1 分钟，

听胎心音应

A. 15 分钟一次

B. 10 分钟一次

C. 20 分钟一次

D. 30 分钟一次

E. 60 分钟一次

（四）A4 型题

（65～66 题共用题干）

孕妇，孕 40 周，因宫缩痛由门诊收入产房，护士做了产科检查，结果是宫缩规律，宫口扩张1cm，胎心 140 次/分。

65. 此时，该孕妇处于产程的哪一个阶段

A. 未进入产程

B. 第一产程

C. 第二产程

D. 第三产程

E. 第四产程

66. 护理措施中不正确的是

A. 灌肠

B. 肛查

C. 清洁皮肤

D. 人工破膜

E. 安排房间

（67～68 题共用题干）

某产妇，30 岁，孕 38 周，因临产由急诊收入产房，检查：宫口开大 10cm，胎心 140 次/分。

67. 该产妇考虑为

A. 未进入产程

B. 进入第一产程

C. 进入第二产程

D. 进入第三产程

E. 进入第四产程

68. 针对该产妇的护理，正确的是

A. 导尿

B. 灌肠

C. 做好接生准备

D. 协助产妇沐浴

E. 每小时听胎心一次

二、名词解释

69. 分娩

70. 分娩机制

71. 衔接

72. 胎头拨露

73. 胎头着冠

74. 潜伏期

75. 活跃期

76. 足月产

77. 早产

78. 过期产

79. 胎盘滞留

三、填空题

80. 产道分为_____和_____两部分。

81. 临产后，肛门检查的目的是监测_____和_____。

82. 影响分娩的因素有_____、_____、_____、_____。

83. 正常宫缩具有 _____、_____、_____和_____ 的特点。

84. 左枕前位时，正常情况下，胎头以_____衔接，并且胎头矢状缝衔接在骨盆入口的_____上，胎头枕骨在骨盆_____。

85. 产程开始的标志为_____、_____、_____。

86. Apgar 评分以_____、_____、_____、_____、_____ 5 项体征为依据。

87. Apgar 评分：_____分属正常新生儿；_____分为轻度窒息，需清理呼吸道、吸氧等处理；_____分为重度窒息，需紧急抢救。

88. 临产后，应鼓励产妇每_____小时排尿一次，以免膀胱充盈影响宫缩及胎头下降。

89. 潜伏期每_____听一次胎心，进入活跃期每_____听一次，第二产程应每_____听一次。每次听诊_____分钟，应在_____期听诊。

90. 破膜后应立即_____，并及时记录_____。

91. 软产道是由_____、_____、_____及_____组成的一弯曲管道。

92. 通过_____或_____可确定宫口扩张及胎先露下降程度。

93. 枕前位分娩机制主要动作有_____、_____、_____、_____、_____及_____。

四、简答题

94. 简述子宫收缩力的作用及特点。

95. 简述正确处理第三产程，达到预防产后出血的措施。

96. 简述胎盘剥离的征象。

97. 简述产后 2 小时护理观察的内容。

98. 新生儿如何进行 Apgar 评分？（列表说明）

五、案例分析题

孕妇，G_1P_0，孕 39 周，因宫缩痛和见红就诊。产科检查结果：孕妇有规律宫缩，宫颈管消失，宫颈口扩张 2cm，胎先露头位，胎头最低点在坐骨棘以上 2cm，胎心音 150 次/分。入院后产妇紧张、焦虑。询问责任护士："检查结果怎样？我怎么做能较快的顺产？"请问：

99. 试分析孕妇是否临产？如临产，为第几产程？

100. 针对该病例提出护理措施。

第四章　正常产褥期产妇的护理

```
学 习 目 的

1. 掌握产褥期妇女的临床表现、常见护理问题及护理措施。
2. 熟悉产褥期妇女生殖器官复旧过程及乳房的生理变化。
3. 了解产褥期、恶露、初乳、心理调适的概念。
```

要 点 提 示

产妇全身各器官（除乳腺外）从胎盘娩出至恢复或接近正常未孕状态的一段时间，称为产褥期，一般需要 6 周 (**2009 年考点**)。

第一节　产褥期母体的变化

一、产褥期母体的生理变化

产褥期产妇的生理变化中最显著的是生殖系统变化，其中主要是子宫复旧。

1. 子宫复旧：妊娠子宫自胎盘娩出后逐渐恢复至未孕状态的过程。

（1）子宫的复旧：子宫体在分娩结束时，子宫底在脐下 1～2 横指处，以后宫底每天下降，产后 10 天降入盆腔，在腹部已不易触及宫底，6～8 周后恢复到未孕时的大小。子宫内膜自基底层再生大约 3 周时间，胎盘附着处的创面亦逐渐由子宫内膜修复，直至产后 6～8 周痊愈。子宫颈复原是指产后 10 天，宫颈内口恢复至未孕状态，产后 4 周宫颈完全恢复正常状态。初产妇的宫颈外口由圆形变成 "一" 字形。

（2）阴道和外阴：分娩后阴道黏膜皱襞约于产后 3 周重新出现。处女膜因在分娩时撕裂形成痕迹称为处女膜痕。

2. 乳房的变化　主要是泌乳。随着胎盘的剥离排出，胎盘生乳素、雌激素水平急剧下降，体内呈低雌激素、高泌乳素水平。产后 2～3 天乳汁开始分泌。但是以后的乳汁分泌，主要依赖婴儿吸吮乳头时的刺激，因此吸吮是保持泌乳的关键。

3. 血液循环系统　产后红细胞计数和血红蛋白增高，白细胞总数增加，中性粒细胞和血小板也增加，淋巴细胞比例下降。一般于产后 1～2 周后恢复正常。血沉于产后 3～4 周恢复正常。产妇血液在产后仍处于高凝状态和血容量一起于产后 2～3 周恢复至未孕状态。

4. 消化系统 妊娠期胃液分泌减少，尤其是胃液的盐酸分泌减少，使胃肠肌张力及蠕动减弱，胃酸分泌一般于产后 1~2 周恢复正常。

5. 泌尿系统 妊娠期体内潴留过多的水分在产后主要由肾脏排出，故产后数日尿量增多。妊娠期肾盂及输尿管生理性扩张，一般在产后 2~8 周恢复。分娩过程中膀胱受压以及产后会阴伤口疼痛、卧床排尿不习惯，产妇容易发生尿潴留。

6. 内分泌系统 雌激素和孕激素水平在产后急剧下降，于产后 1 周降至未孕水平。产褥期恢复排卵的时间以及月经复潮的时间因人而异，受哺乳的影响。不哺乳产妇一般在产后 6~10 周月经复潮，哺乳期产妇平均在产后 4~6 个月恢复排卵。哺乳期产妇月经复潮前仍有可能怀孕。

二、产褥期母体的心理变化

产后产妇需要从妊娠及分娩期的不适、疼痛、焦虑中恢复，需要接纳家庭新成员及新家庭的过程称心理调适。分为三期：依赖期：为产后第 1~3 天；依赖独立期：为产后第 3~14 天，这期产妇容易产生压抑；独立期：为产后 2 周~1 个月。

第二节 产褥期产妇的护理

一、一般护理

指导产妇加强营养，哺乳的产妇多进食蛋白质及汤汁的食物。保持室内空气清新，正常分娩者产后 24 小时可下床活动，产后第 2 天可以做保健操。产后 24 小时内产妇应保证充足的休息和睡眠。

二、观察生命体征

产妇产后体温在 24 小时之内略升高，但一般不超过 38℃。产后脉搏略缓慢，每分钟 60~70 次，呼吸深慢，每分钟 14~16 次。

三、观察子宫收缩

胎盘娩出后，宫底在脐下一横指。产后第 1 天宫底平脐，以后每天下降 1~2cm，至产后 10 天左右子宫降入骨盆腔，腹部扪不到子宫底。产后即刻、30 分钟、1 小时、2 小时各观察一次宫底高度、恶露的性质和量。以后每天在同一时间，手测宫底高度，了解子宫复旧情况。产后宫缩痛于产后 1~2 天出现，2~3 天消失。

四、观察恶露

恶露是指产后随子宫蜕膜的脱落，血液、坏死的蜕膜组织、宫颈黏液混合经阴道排出。产后恶露分三种：血性恶露持续 3~4 天；浆液性恶露持续约 10 天；白色恶露持续约 3 周。正常恶露有血腥味，但无臭味，总量 250~500ml。每天应观察恶露的量、颜色和气味。恶露有臭味提示有宫腔感染的可能（2009 年考点）。

五、会阴护理

阴道分娩者产后会阴有轻度水肿，一般在产后 2~3 天自行消退。每天用消毒液冲洗或擦洗会阴2次，大便后温水冲洗。会阴部有明显水肿者可用50%硫酸镁或95%乙醇湿热敷。产后24小时会阴切口可局部红外线照射。会阴侧切者，应向健侧卧位。产后3～5天切口愈合拆线。若切口感染，应该提前拆线引流。

六、观察产后出血

产后2小时（又称第四产程）极易发生产后出血，应留产房密切观察产妇生命体征，如阴道出血量不多，但子宫收缩不良，提示宫腔内有积血；如产妇自觉肛门坠胀感，多有阴道后壁血肿。子宫收缩良好，但有鲜红色恶露持续流出，提示有软产道损伤。

七、排尿的观察

产后4小时应自行排尿。如出现排尿困难，应积极诱导排尿，必要时导尿。

八、产褥期保健操

于产后第2天开始循序渐进的练习，可促进腹壁、盆底肌肉张力的恢复。

九、计划生育指导

产后42天之内禁止性交。帮助产妇选择避孕措施。哺乳者宜选用工具避孕，不哺乳者可选用药物避孕。

十、产后健康检查

告知产妇于产后42天带孩子一起来医院进行全面检查。

第三节 母乳喂养

一、概念

1. 纯母乳喂养　指婴儿从出生至产后4～6个月，除给母乳外不给婴儿其他食品及饮料，包括水（除药品、维生素、矿物质滴剂外），称为纯母乳喂养。
2. 母婴同室　指产后母婴24小时在一起，母婴分离不应超过1小时。
3. 初乳　产后7天所分泌的乳汁。
4. 过度乳　产后7～14天所分泌的乳汁。
5. 成熟乳　产后14天以后所分泌的乳汁。

二、护理措施

1. 一般护理　每次哺乳前产妇洗净双手，用温开水擦洗乳头和乳房，切忌用酒精、肥皂等刺激性洗剂。哺乳期应该使用松紧适宜的乳罩，避免过松或过紧。
2. 哺乳指导
（1）哺乳时间：原则是按需哺乳。
（2）哺乳方法：母亲采取舒适的坐位或卧位，婴儿采取正确的含接姿势即婴儿含住乳头和大部分乳晕。婴儿的头与身体呈一直线，身体紧贴母亲。每次哺乳时吸空一侧乳房，再吸吮另一侧乳房。
3. 乳房胀痛的护理　原因为婴儿含接姿势不良及未做到按需哺乳。护士应协助产妇在产后半小时之内开始哺乳，哺乳前热敷乳房。进行乳房按摩，方法为从乳房边缘向乳房中心按摩（2012 年考点）。

4. 乳头皲裂护理　轻者可继续哺乳，先喂健侧乳房，哺乳后挤出少许乳汁涂在乳头和乳晕上。

5. 乳汁不足的护理　应指导产妇正确的哺乳方法，保持精神愉快，有足够的睡眠及丰富的营养，可同时应用催乳中药。

6. 平坦或凹陷乳头的护理　喂奶前刺激或者用手牵拉乳头，也可用吸奶器或者空针筒抽吸乳头。

7. 退乳的护理　因故不能哺乳者，应尽早退乳。方法为：己烯雌酚口服，乙型肝炎患者不宜使用；炒麦芽冲饮；芒硝外敷于两侧乳房上等。

8. 指导产妇坚持母乳喂养至少 1 年。

练 习 题

一、选择题

（一）A1 型题

1. 鼓励母乳喂养的护理措施不正确的是
   A. 母婴同室
   B. 进营养丰富的汤汁饮食
   C. 3 小时喂奶一次
   D. 增加哺乳次数
   E. 睡眠充足

2. 有关产褥期护理不正确的是
   A. 测体温、脉搏、呼吸，每天 2 次
   B. 产后 42 天开始做产后体操
   C. 产后 24 小时鼓励产妇下床活动
   D. 饮食应富于营养
   E. 产妇应多吃蔬菜水果

3. 产褥期是指
   A. 从胎儿娩出到生殖器恢复正常
   B. 从胎儿娩出到恶露干净这段时间
   C. 从第二产程到生殖器恢复正常
   D. 从胎儿娩出到全身恢复正常
   E. 产妇全身各器官（除乳腺外）从胎盘娩出至恢复或接近正常未孕状态的一段时间

4. 产褥期的时间一般为
   A. 1 ~ 2 周
   B. 2 ~ 3 周
   C. 3 ~ 4 周
   D. 4 ~ 5 周
   E. 6 周

5. 胎盘娩出后，子宫底每天下降
   A. 5 ~ 6cm
   B. 4 ~ 5cm
   C. 3 ~ 4cm
   D. 2 ~ 3cm
   E. 1 ~ 2cm

6. 产褥期保健知识错误的是
   A. 饮食营养丰富、易消化
   B. 产后 8 小时内排尿
   C. 产后 24 小时可下床活动
   D. 经常擦浴，勤换衣裤
   E. 卧室清洁，注意通风

7. 产后第 14 天，子宫复旧不正常的是
   A. 耻骨联合上方可触及宫底
   B. 白色恶露
   C. 宫颈内口关闭
   D. 脉搏 70 次/分
   E. 子宫内膜尚未充分修复

8. 母乳喂养指导中不正确的是

A. 乳汁过多不能吸尽者，应将余乳挤出

B. 勤吸吮有助于乳汁分泌

C. 待下奶后立即哺乳

D. 按需哺乳

E. 哺乳后竖抱婴儿轻拍背部 1 ~ 2 分钟，排出胃内空气

9. 产褥期禁止性生活的时间是

A. 产后 2 周

B. 产后 4 周

C. 产后 6 周

D. 产后 8 周

E. 产后 10 周

10. 产褥期生理变化中不正确的是

A. 肠蠕动减弱，易发生便秘

B. 尿量减少

C. 常发生排尿不畅或尿潴留

D. 出汗较多

E. 白细胞可暂时增高

11. 子宫降至骨盆腔内在产后

A. 3 天

B. 7 天

C. 10 天

D. 2 周

E. 6 周

12. 宫缩痛自然消失在产后

A. 2 ~ 3 天

B. 4 ~ 5 天

C. 6 ~ 7 天

D. 8 ~ 9 天

E. 10 ~ 11 天

13. 产后早期活动的好处不正确的是

A. 有利子宫复旧

B. 有利于大小便通畅

C. 有利于盆底肌张力恢复

D. 有利于泌乳

E. 防止下肢静脉血栓形成

14. 除胎盘附着处外，宫腔内膜修复时间约在产后

A. 2 周

B. 3 周

C. 4 周

D. 5 周

E. 6 周

15. 胎盘附着处宫腔内膜修复时间约在产后

A. 2 周

B. 3 周

C. 4 周

D. 5 周

E. 6 周

16. 产后护理措施不正确的是

A. 每日测宫底高度

B. 保持外阴清洁

C. 循序渐进的活动

D. 保持大小便通畅

E. 产后第 2 天开始高锰酸钾坐浴

17. 产褥期健康教育不正确的是

A. 产后 24 小时后可做产后健身操

B. 哺乳者用工具避孕

C. 月经未来潮无需避孕

D. 不哺乳者可药物避孕

E. 产后不宜过久蹲位或负重，以防子宫脱垂

18. 产后 1 天可能异常的是

A. 体温 37.7℃

B. 恶露如月经量

C. 血压 120/76mmHg

D. 宫底脐下 1 指

E. 脉搏 96 次/分

19. 关于产褥期会阴护理不正确的是

A. 保持外阴清洁

B. 每日用消毒液擦洗外阴

C. 嘱产妇健侧卧位

D. 会阴伤口红肿者，可局部紫外线
照射

E. 会阴伤口愈合不佳者可行坐浴

20. 产褥期生理变化不正确的是

A. 分娩后 2~3 天乳汁开始分泌

B. 产后 24 小时内体温 38.5℃

C. 产后脉搏 60~70 次/分

D. 子宫体 6 周恢复到正常大小

E. 产褥期白细胞 15×10^9/L

21. 产妇乳汁分泌主要依赖于

A. 哺乳时吸吮刺激

B. 营养

C. 睡眠

D. 情绪

E. 健康状况

22. 产后 6 小时未解小便，首选的措施为

A. 针灸

B. 肌内注射新斯的明

C. 诱导排尿

D. 热敷膀胱区

E. 导尿

23. 关于正常产褥期正确的是

A. 产后宫缩痛多见于初产妇

B. 子宫复旧因哺乳而加速

C. 血性恶露持续 2 周

D. 产后初期产妇脉搏增快

E. 哺乳期月经未复潮前不可能怀孕

24. 产褥期血性恶露一般持续

A. 3 天

B. 7 天

C. 10 天

D. 14 天

E. 20 天

25. 乳房胀痛的护理措施不正确的是

A. 产后尽早哺乳

B. 哺乳前热敷乳房

C. 两次哺乳之间热敷

D. 按摩乳房

E. 婴儿吸吮力不足时，可借助吸奶器
吸引

26. 产后多长时间应鼓励产妇排尿

A. 3 小时

B. 5 小时

C. 7 小时

D. 9 小时

E. 12 小时

27. 产后首次健康检查的时间是

A. 产后 3 周

B. 产后 4 周

C. 产后 5 周

D. 产后 6 周

E. 产后 8 周

28. 关于母乳喂养错误的是

A. 产后半小时内早吸吮

B. 哺乳前热敷乳房

C. 哺乳时使婴儿含住全部乳头部分

D. 母乳喂养促进母子感情

E. 母乳喂养预防产后出血

29. 母乳喂养的指导方法不恰当的是

A. 产后半小时内开奶

B. 按需哺乳

C. 哺乳时间可至 15~20 分钟

D. 哺乳结束可轻拍新生儿背部

E. 奶量不足时增加母乳化牛乳

30. 护士对母亲护理新生儿的指导不恰当
的是

A. 示范换尿布

B. 示范沐浴

C. 臀部护理

D. 脐部护理

E. 两次母乳间如何添加糖水

31. 影响产妇母乳喂养的生理因素不正确
的是

A. 乳头凹陷

B. 产后 4 小时未排尿

C. 失眠

D. 营养不良

E. 子痫

32. 产妇的出院指导包括

　　A. 产后 64 天复查

　　B. 坚持母乳喂养 42 天

　　C. 保持外阴清洁

　　D. 产后 2 周内禁止性生活

　　E. 母乳喂养的四个月内按计划给婴儿
添加辅食

33. 产褥期妇女心理调适分为三期，下列
内容正确的是

　　A. 依赖期在产后 1～3 天

　　B. 依赖期在产后 1～5 天

　　C. 依赖-独立期在产后 5～14 天

　　D. 依赖-独立期在产后 10～15 天

　　E. 独立期在产后 5～6 周

34. 产褥期的描述正确的是

　　A. 生殖器官完全复原约需 4 周

　　B. 子宫颈于产后 3 天恢复原来形状

　　C. 产后 2 周子宫颈恢复至正常大小

　　D. 产后 14 天左右腹部尚能扪到宫底

　　E. 产后 3 周时，除胎盘附着面外，子
宫腔内均被新生内膜所覆盖

35. 护士鼓励产妇坚持做产褥期体操直到

　　A. 产后 1 周

　　B. 产后 2 周

　　C. 产后 4 周

　　D. 产后 6 周

　　E. 产后 8 周

36. 会阴切口处疼痛剧烈并有肛门坠胀感
应考虑

　　A. 会阴切口血肿

　　B. 会阴切口水肿

　　C. 感染

　　D. 胎盘残留

E. 胎膜残留

37. 护士告知产妇落实避孕措施的时间正
确的是

　　A. 产后 2 周

　　B. 产后 4 周

　　C. 产后 6 周

　　D. 产后 8 周

　　E. 产后 12 周

38. 下述各项中子宫复旧的正常表现为

　　A. 产后第 2 天宫底平脐

　　B. 产后 4 周子宫降至骨盆腔内

　　C. 自产后宫底每天下降 3～4cm

　　D. 产后 7～10 天宫颈内口关闭

　　E. 产后 3 周子宫颈恢复至正常形态

39. 产后乳汁分泌量主要取决于

　　A. 乳房发育情况

　　B. 产妇健康状况

　　C. 产后营养状况

　　D. 新生儿的吸吮刺激

　　E. 子宫复旧状况

40. 在指导产妇哺乳的措施不正确的是

　　A. 每隔 3～4 小时一次，每次 0.5～1
小时

　　B. 两次哺乳间不添加糖水

　　C. 防止乳房堵住新生儿鼻孔

　　D. 哺乳后将新生儿竖抱轻拍背部

　　E. 应先吸空一侧乳房，再换至对侧

41. 影响子宫复旧的因素是

　　A. 妊娠周数

　　B. 初产妇

　　C. 子宫炎症

　　D. 胎盘功能不良

　　E. 胎儿发育迟缓

42. 子宫颈完全恢复到正常的时间是

　　A. 6 周

　　B. 5 周

　　C. 4 周

D. 3 周

E. 2 周

43. 关于产褥期血液系统变化，正确的是

　　A. 产褥早期血液即转为低凝状态

　　B. 纤维蛋白原于产后 3 ~ 4 周内降至正常

　　C. 白细胞计数于产后 1 ~ 2 周内降至正常

　　D. 产妇血红蛋白值逐渐减少

　　E. 血沉于产后 1 ~ 2 周降至正常

44. 早吸吮的开奶时间是指产后

　　A. 30 分钟内

　　B. 60 分钟内

　　C. 2 小时内

　　D. 3 小时内

　　E. 4 小时内

45. 符合正常产褥期子宫复旧规律的是

　　A. 产后 3 天子宫体恢复正常大小

　　B. 产后 4 周时子宫颈完全恢复正常状态

　　C. 4 天时宫颈内口关闭

　　D. 产后 1 周子宫于腹部不可扪及

　　E. 产后子宫底每天下降 3cm

（二） A2 型题

46. 产妇，自然分娩第 2 天开始，持续 3 天体温在 37.5℃左右，子宫收缩好，无压痛，会阴伤口无红肿、无疼痛，恶露淡红色，无臭味，双乳肿胀有硬结，发热的原因最可能是

　　A. 会阴伤口感染

　　B. 乳腺炎

　　C. 产褥感染

　　D. 呼吸道感染

　　E. 乳汁淤积

47. 产妇，自然分娩后第 3 天，检查会阴侧切切口水肿明显，护理措施错误的是

A. 95% 乙醇湿敷

B. 50% 硫酸镁湿热敷

C. 放置消毒会阴垫

D. 1：5000 高锰酸钾溶液坐浴

E. 取健侧卧位

48. 产妇，自然分娩 6 小时未排尿，检查下腹部有囊性包块，护理措施不恰当的是

A. 帮助产妇下床排尿

B. 热敷下腹部

C. 针刺穴位

D. 听流水声

E. 即刻导尿

49. 产妇，分娩后 5 小时主诉下腹胀痛。视诊：下腹膀胱区隆起；叩诊：耻骨联合上呈浊音，产妇可能出现的问题是

A. 分娩后疼痛

B. 体液过多

C. 子宫肌瘤

D. 尿潴留

E. 有子宫内膜感染的可能

50. 初产妇，已行剖宫产术后 1 天，术后不正确的护理措施是

A. 指导产妇咳嗽、翻身时轻按切口

B. 切口疼痛必要时给止痛剂

C. 尿管可保留 72 小时

D. 肛门未排气前免进食糖牛奶等

E. 腹部系腹带

51. 产妇，G_1P_1 自然分娩后 1 天，感到下腹阵痛，可忍受。问护士原因，被告知为宫缩痛。请告诉产妇宫缩痛持续的时间为

A. 2 ~ 3 天

B. 5 ~ 6 天

C. 7 ~ 8 天

D. 10 ~ 15 天

E. 30~42 天

52. 产妇，产后 4 小时，自己触及腹部包块，呈球形，质硬，护士在讲解关于子宫复旧过程时正确的告知是产后当日宫底在
    A. 脐上二横指
    B. 脐上一横指
    C. 脐下三横指
    D. 脐下二横指
    E. 脐下一横指

53. 产妇，G_1P_1，剖宫产术后 7 天，其丈夫向护士询问，出院后恶露持续的时间，正确的是
    A. 1~2 周
    B. 3~4 周
    C. 4~6 周
    D. 6~8 周
    E. 8~10 周

54. 产妇，产后 1 天，一直担心母乳喂养影响体形，不愿产后哺乳，护士为其讲解母乳喂养的优点，错误的是
    A. 母乳所含的成分比例最适合新生儿
    B. 提高孩子智商
    C. 通过产后喂哺可以避孕
    D. 增加母子感情
    E. 母乳喂养 1 次/小时

55. 产妇正常产后第 3 天，主诉乳房胀满而痛，护士采取解决方法首选

A. 芒硝敷乳房
B. 生麦芽煎汤喝
C. 用吸奶器吸乳
D. 让新生儿吸吮双乳
E. 少喝汤水

56. 产妇产后第 4 天，双乳房胀，乳汁排流不畅，可能的原因是
    A. 进食少
    B. 卧床不活动
    C. 睡眠不足
    D. 新生儿吸吮无效
    E. 乳头凹陷

（三）A3 型题

（57~58 题共用题干）

产妇产后 3 天，一直母乳喂养，现乳头红，局部糜烂、裂开、哺乳时疼痛

57. 其最可能的原因是
    A. 产前乳头准备过分
    B. 产时未做乳头护理
    C. 新生儿吸吮用力过大
    D. 哺乳姿势不当
    E. 乳汁过多

58. 护理措施错误的是
    A. 早哺乳，使乳腺通畅
    B. 哺乳前热敷 3~5 分钟
    C. 哺乳时先喂患侧
    D. 充分吸空乳房
    E. 新生儿含住大部分乳晕

二、名词解释

59. 产褥期
60. 产后宫缩痛
61. 子宫复旧
62. 恶露

三、填空题

63. 产后外阴水肿者，可用＿＿＿＿＿＿或＿＿＿＿＿＿湿热敷。
64. 产后＿＿＿＿＿＿周，宫颈完全恢复到非孕期状态。

65. 高锰酸钾坐浴，一般需要从产后＿＿＿＿＿＿天开始。

66. 胎盘娩出后，宫底在＿＿＿＿＿＿；产后第 1 天宫底稍上升达＿＿＿＿＿＿，以后每天下降＿＿＿＿＿＿，至产后＿＿＿＿＿＿天子宫降入骨盆腔内，此时腹部检查于耻骨联合上方扪不到宫底。

67. 恶露分为＿＿＿＿＿＿、＿＿＿＿＿＿和＿＿＿＿＿＿。

68. 产后＿＿＿＿＿＿内开始哺乳，并主张＿＿＿＿＿＿同室，＿＿＿＿＿＿喂养。

69. 子宫内膜至产后＿＿＿＿＿＿周完全修复。

70. 血性恶露多，持续时间长，可能为＿＿＿＿＿＿；恶露有臭味，可能有＿＿＿＿＿＿。

71. 产妇会阴切开分娩，其产后的卧位应朝向＿＿＿＿＿＿。

72. 为预防尿潴留，产后＿＿＿＿＿＿小时内，应嘱产妇自主排尿一次。

73. 第一次哺乳前忌用＿＿＿＿＿＿或＿＿＿＿＿＿擦洗乳头和乳晕，以免引起局部皲裂。

四、简答题

74. 简述产后排尿困难的护理措施。

75. 简述产褥期产妇的健康指导内容。

76. 简述乳胀的预防及治疗措施。

77. 简述三种恶露的特点。

78. 简述影响母乳喂养的因素。

79. 简述母乳喂养的优点。

五、案例分析题

产妇，自然分娩产后 1 天，自诉下腹部阵发性坠痛，哺乳时加剧。护理评估：T 38℃、P 84 次/分。子宫底脐下一指，收缩呈球形，恶露为红色，量少，无味，会阴切口红肿，乳房无胀痛。请问：

80. 试分析产妇下腹疼痛可能的原因。

81. 护士的护理措施有哪些？

第五章　异常妊娠孕妇的护理

要 点 提 示

第一节　流　　产

一、概述

妊娠不足 28 周、胎儿体重不足 1000g 而终止者，称为流产。发生在妊娠 12 周以前者称为早期流产，发生在妊娠 12 周至不足 28 周之间者称为晚期流产。

早期流产的主要原因是遗传基因缺陷，宫颈功能不全是导致晚期流产的主要原因。

流产发生在妊娠 8 周，多为完全流产；妊娠 8 ~ 12 周，胎盘与蜕膜层联系牢固，常发生不全流产，出血较多；妊娠 12 周以后，胎盘已形成，流产过程与足月分娩相似。

二、临床表现及治疗原则（2009 年考点）

类型	病史	症状		体征 （妇科检查）		辅助检查		处理原则
	组织排出	阴道流血	下腹痛	宫口	子宫大小	妊娠试验	B超	
先兆流产	无	少	轻坠/无	未开	符合孕周	+	正常胎囊胎心	保胎
难免流产	无	增多	加剧	已扩张	相符/略小	±	胎囊塌陷移位	尽快排出
不全流产	部分	少持续/多 致休克或感染	减轻	已扩张 组织堵塞	小于孕周	±	不定形块状物	清除
完全流产	全部	少→无	消失	闭	接近正常	－	空虚	不需特殊处理
稽留流产	无	少或无 反复	轻/无	未开	小于孕周	－	无胎心	尽早排空， 防 DIC
习惯性流产	3 次或以上，临床表现于一般流产相同							对因治疗， 重在预防
流产感染	流产过程中引起宫腔感染							控制感染

三、护理措施

1. 保胎治疗　绝对卧床休息，避免各种刺激；密切观察患者阴道出血量及腹痛情况；遵医嘱给予黄体酮等保胎药物。

2. 阴道出血较多时应立即测血压、脉搏，建立静脉通路，遵医嘱补充血容量及促宫缩治疗（肌注缩宫素）。

3. 需行清宫术的患者，做好术前准备及术中配合、术后护理。

4. 注意保持外阴清洁，术后禁盆浴 2 周，禁性生活 1 个月，避孕半年。

第二节　异位妊娠

一、概述

受精卵在子宫体腔以外着床时称为异位妊娠，俗称宫外孕，是妇产科常见的急腹症之一。慢性输卵管炎是引起输卵管妊娠最常见的病因。

二、临床表现

1. 症状　①停经；②腹痛：为患者的主要就诊原因（**2012 年考点**）；③阴道出血；④晕厥及休克。

2. 体征　①腹部检查：患侧下腹部压痛、反跳痛，腹腔内出血较多时叩诊有移动性浊音；②妇科检查：阴道后穹隆饱满，宫颈有抬举痛，子宫稍大而软，内出血多时有漂浮感，患侧附件区可扪及包块，压痛明显。

三、辅助检查

1. 阴道后穹隆穿刺抽出暗红色不凝血，是一种简单可靠的诊断方法（2009 年考点）。
2. 妊娠试验阳性。
3. B 超检查。
4. 腹腔镜检查　不仅可以明确妊娠部位，而且可以进行治疗。

四、治疗原则

严重内出血的患者，应在积极纠正休克的同时，尽早进行手术治疗；出血少、病情稳定、尤其是要求保留生育功能的患者，可以运用甲氨蝶呤或中药等进行保守治疗。

五、护理措施

1. 手术患者的护理
（1）严密监测并记录患者血压、脉搏、呼吸、心率、神志、面色、尿量等以及腹痛和阴道出血情况，及时汇报医生。
（2）积极纠正休克：予患者中凹位、保暖、吸氧、迅速开放静脉通路，遵医嘱大量、快速输血补液，并给予升压、止血等药物，以维持血容量（2012 年考点）。
（3）迅速做好术前准备：如交叉配血、备皮、留置导尿、药物过敏试验、术前用药等。
2. 非手术患者的护理
（1）一般护理：嘱患者绝对卧床休息，协助其日常生活护理；给予高营养、高维生素饮食，保持大便通畅，避免因腹压增加而诱发胚胎破裂。
（2）病情观察：密切观察患者的生命体征、病情变化。当出现血压下降、脉搏细弱、腹痛加剧、阴道出血增多等情况时立即报告医生。
（3）遵医嘱正确给药：化学药物常用甲氨蝶呤，中药以活血化淤为原则，用药过程中注意观察药物的副反应及病情的变化。
（4）正确留取标本，以监测治疗效果：血 β-HCG 的变化能较好地反映病情的变化，护士需遵医嘱正确留取并送检标本
（5）若有阴道排出物，须送病理检查。
（6）指导避孕，告知患者术后 1 年后再孕为宜。

第三节　前置胎盘

一、概述

孕 28 周后若胎盘附着于子宫下段，甚至其下缘达到或覆盖宫颈内口，位置低于胎儿的先露部者，称为前置胎盘。

二、分类及临床表现

1. 妊娠晚期或分娩时，发生无诱因、无痛性、反复阴道出血。

（1）完全性（中央性）前置胎盘：胎盘组织完全覆盖宫颈内口。初次出血的时间早，约在妊娠 28 周左右；出血频繁；量多。

（2）部分性前置胎盘：胎盘组织覆盖部分宫颈内口。出血情况介于完全性和边缘性前置胎盘之间。

（3）边缘性前置胎盘：胎盘附着于子宫下段，其边缘未超过宫颈内口。初次出血时间发生较晚，多在妊娠 37~40 周或临产时；量较少。

2. 腹部检查　子宫软，无压痛，大小与妊娠周数相符，胎方位清楚，胎先露高浮，胎心多正常。

三、辅助检查

1. B 超检查是首选的方法。

2. 产后检查胎盘，胎膜破口处距胎盘边缘<7cm。

3. 禁止肛门检查。

四、治疗原则

孕妇一般情况好，阴道出血不多，胎儿尚不足月者，可在密切观察下行期待疗法；孕妇出血多、有生命危险，或胎儿已足月者，可终止妊娠，以剖宫产为终止妊娠的主要手段。

五、护理措施

1. 期待疗法的护理　绝对卧床休息，避免各种刺激，禁止肛查，遵医嘱予镇静、止血及宫缩抑制剂；预防感染，保持外阴清洁；检测胎心，预防胎儿宫内窘迫。

2. 终止妊娠的护理　协助医生抢救失血性休克，积极术前准备。

第四节　胎盘早剥

一、概述

妊娠 20 周后或分娩期，正常位置的胎盘在胎儿娩出前，部分或全部从子宫壁剥离，称为胎盘早期剥离，简称胎盘早剥。

二、分类

1. 显性剥离（外出血）。

2. 隐性剥离（内出血）。

3. 混合性剥离。

三、临床表现

妊娠晚期突然发生的腹部持续性疼痛，伴或不伴阴道出血。根据剥离面积及出血量可分为：

1. 轻型　以外出血为主，剥离面不超过胎盘的 1/3，阴道流血，暗红色，量较多，伴轻微腹痛或无腹痛。贫血体征不显著。腹部检查：子宫软，大小与孕周相符，压痛不明显，胎位清，胎心多正常。

2. 重型　剥离面超过胎盘的 1/3，突发的持续性腹痛或腰酸、腰背痛，严重时出现脉搏细弱、血压下降等休克症状，可无阴道出血或少量阴道出血。贫血程度与阴道出血量不相符。腹部检查：子宫硬如板状，大于孕周，有压痛，胎位不清，胎心音多已消失。

四、辅助检查

B 超检查可显示胎盘与子宫壁之间的液性暗区。

五、治疗原则

纠正休克，及时终止妊娠，积极防止并发症。终止妊娠的方式以剖宫产为主。

六、护理措施

制止出血，防治休克，遵医嘱做好终止妊娠的准备。剖宫产术后 2 年方可再次妊娠。

第五节　妊娠期高血压疾病

一、概述

妊娠期高血压疾病是妊娠所特有的疾病，表现为妊娠 20 周后出现高血压、蛋白尿等症状，严重时可出现抽搐、昏迷、心肾功能衰竭，甚至母婴死亡。

妊娠期高血压疾病基本的病理变化是全身小动脉痉挛（**2009 年考点**）。

二、分类及临床表现

分　度	临 床 表 现
妊娠期高血压	血压≥140/90mmHg，妊娠期首次出现；尿蛋白（－）；可伴有上腹不适或血小板减少，产后方可确诊
子痫前期	
轻度	血压≥140/90mmHg，孕 20 周后出现；尿蛋白≥300mg/24h 或（＋）。可伴有上腹不适、头痛等症状
重度	血压≥160/110mmHg，尿蛋白≥2.0g/24h 或（＋＋）；血肌酐>106μmol/L；血小板<100×10⁹/L；微血管病性溶血（血 LDH 升高）；血清 ALT 或 AST 升高；持续性头痛或其他脑神经或视觉障碍；持续性上腹不适
子痫	子痫前期孕产妇抽搐，且不能用其他原因解释，可发生于产前、产时和产后
慢性高血压并发子痫前期	高血压孕妇妊娠 20 周以前无尿蛋白，若出现蛋白≥300mg/24h高血压孕妇孕 20 周前突然尿蛋白增加，血压进一步升高或血小板<100×10⁹/L
妊娠合并慢性高血压	BP≥140/90mmHg，孕前或孕 20 周以前或孕 20 周后首次诊断高血压并持续到产后 12 周后

三、辅助检查

1. 尿液检查　查尿常规、尿比重、尿蛋白等。

2. 血液检查　了解血液浓缩程度、凝血功能、有无电解质紊乱及有无肝肾功能损害等。

3. 眼底检查　眼底改变是反映疾病严重程度的一项重要指标。

4. 其他　如心电图、B超、胎心监护、胎儿成熟度等检查。

四、治疗原则

1. 妊娠期高血压　门诊治疗，加强休息，加强产前检查，防止病情发展。

2. 子痫前期和子痫　住院治疗，治疗原则为休息、解痉、镇静、降压、合理扩容和利尿，适时终止妊娠。解痉首选硫酸镁；镇静常用的药物有地西泮和冬眠合剂，但分娩时应慎用；利尿常用的药物有呋塞米、甘露醇等，适用于全身水肿、急性心力衰竭、肺水肿、脑水肿的患者；子痫前期经积极治疗24~48小时病情无好转者及子痫抽搐控制后2小时应及时终止妊娠（2009年考点）。

五、护理措施

1. 子痫前期患者的护理

（1）一般护理：患者必须住院治疗。

（2）避免刺激：将患者置于单人暗室，避免声、光、影的刺激，保持空气流通；一切操作尽量集中、轻柔，以免诱发抽搐。

（3）用药护理

1）解痉药：首选硫酸镁（2009年考点）。用药前及用药中都因观察：①膝反射是否存在；②呼吸不少于16次/分；③尿量不少于600ml/24h或25ml/h；④解救药物：一旦硫酸镁中毒，须立即停用，同时予10%葡萄糖酸钙10ml静脉注射（2012年、2013年考点）。

2）镇静剂：应用冬眠药物时应嘱患者绝对卧床休息，以防体位性低血压。

（4）预防并发症：注意有无胎盘早剥、弥散性血管内凝血（DIC）、肺水肿、脑出血、急性肾功能衰竭等并发症的发生。

2. 子痫患者的护理

（1）控制抽搐：首选硫酸镁静脉注射及静脉滴注，必要时加用强有力的镇静剂。

（2）防止受伤：首先保持患者呼吸道通畅，并立即给氧。昏迷患者禁食禁水，取头低侧卧位，及时清除口腔分泌物及呕吐物，以防误吸。加用床档，防止坠地。在上下臼齿间放入开口器或压舌板，用舌钳固定舌头，以防唇舌咬伤或舌后坠。

（3）严密监护：专人特护，严密监测血压、脉搏、呼吸及尿量，记录24小时出入量。及早发现胎盘早剥、肺水肿、脑出血、DIC、急性肾功能衰竭等并发症。

（4）做好终止妊娠的准备。

第六节　羊水量异常

一、概述

妊娠任何时期羊水量超过 2000ml 称为羊水过多。确切原因目前还不十分清楚，临床常见于胎儿畸形，以中枢神经系统和消化系统畸形最为常见。

妊娠期羊水量少于 300ml 称为羊水过多。原因不明，临床常见胎儿畸形以先天性泌尿系统异常最多见。

二、临床表现

1. 羊水过多

（1）急性羊水过多：较少见。多发生在妊娠 20～24 周，子宫可在短期内迅速增大，出现明显的压迫症状。

（2）慢性羊水过多：较多见。多发生在妊娠晚期，数周内羊水缓慢增多，孕妇多无自觉症状。

（3）腹部检查：子宫大于妊娠月份，腹部皮肤发亮、张力大，有液体震荡感；胎位不清，胎心遥远。B 超检查羊水指数（AFI）≥18cm。

2. 羊水过少　孕妇于胎动时感觉腹痛，检查时发现宫高、腹围小于同期正常妊娠孕妇，子宫的敏感度较高，临产后阵痛剧烈，宫缩不协调，宫口扩张缓慢，产程延长。羊水过少者可发生肺发育不全，胎儿生长迟缓等。同时，羊水过少容易发生胎儿宫内窘迫与新生儿窒息。

三、治疗原则

1. 羊水过多

（1）经诊断为羊水过多合并胎儿畸形者应及时终止妊娠。

（2）羊水过多但仍为正常胎儿者，则应根据羊水过多的程度与胎龄决定处理方法。

2. 羊水过少　监测羊水量的变化，怀疑羊水过少者，积极寻找原因，必要时及时终止妊娠。

四、护理措施

1. 羊水过多

（1）一般护理：向孕妇及家属介绍羊水过多的原因及注意事项。指导孕妇摄取低钠饮食，防止便秘。减少增加腹压的活动以防胎膜早破。

（2）病情观察：观察孕妇的生命体征，定期测量宫高、腹围和体重，并及时发现并发症。观察胎心、胎动及宫缩，及早发现胎儿宫内窘迫及早产征象。人工破膜时应密切观察胎心和宫缩，及时发现胎盘早剥和脐带脱垂的征象。产后应密切观察子宫收缩及阴道流血情况。

（3）配合治疗：①B 超检查，以确定穿刺部位，并排空膀胱；②严格执行无菌操作；③控制羊水流出的速度和量：每小时流出量不超过 500ml，每次放液量不超过 1500ml；

④穿刺过程中注意询问患者自觉症状，观察血压、脉搏、宫缩、胎心、阴道出血等情况；⑤放羊水后腹部放置沙袋或包扎腹带以防腹压骤降。

2. 羊水过少

（1）一般护理：向孕妇及其家属介绍羊水过少的可能原因。教会孕妇胎动的监测方法和技巧，同时积极预防胎膜早破的发生。

（2）病情观察：观察孕妇的生命体征，定期测量宫高、腹围和体重，判断病情进展。

（3）配合治疗：为合并过期妊娠、胎儿生长受限等需及时终止妊娠者做好阴道助产或剖宫产的准备。若羊水过少合并胎膜早破或产程中发现羊水过少，需遵医嘱进行预防性羊膜腔输液者，应注意严格无菌操作。

第七节　巨 大 胎 儿

一、概述

体重达到或超过 4000g 的胎儿称为巨大胎儿。

二、临床表现

孕期体重增长迅速；腹部检查宫高腹围大于正常范围，B 超检查胎儿双顶径大于 9.5cm。

三、治疗原则

根据头盆相称情况决定分娩方式。

四、护理措施

试产时严密监测产程进展，出现异常产程及时报告医生。产后预防产后出血。

第八节　多 胎 妊 娠

一、概述

一次妊娠同时有两个或两个以上胎儿时称多胎妊娠。

二、临床表现

1. 妊娠期　早孕反应较重；子宫增大快且大于孕周，容易出现呼吸困难、下肢水肿、静脉曲张等压迫症状；易出现贫血、妊娠期高血压疾病、羊水过多、前置胎盘、胎膜早破、脐带脱垂、早产、胎儿畸形等并发症。

2. 分娩期　易发生子宫收缩乏力、产程异常、胎盘早剥、胎头绞锁等并发症。

3. 产褥期　易发生产后出血、产褥感染。

三、辅助检查

1. 腹部检查　可触及两个胎头和多个小肢体，听到速率不同的两个胎心音。

2. B 超检查　在妊娠 7~8 周时可见到两个妊娠囊，孕 13 周后可清楚显示两个胎头和胎体。

四、治疗原则

1. 妊娠期　加强产前检查，注意休息，加强营养，避免并发症的发生。

2. 分娩期　加强胎心及产程的监护，及时处理异常产程，注意防止胎头绞锁。

3. 产褥期　预防产后出血、腹压骤降引起的休克及产后感染。

五、护理措施

1. 多休息减少早产的机会；加强营养；增加产前检查的次数，提前2周住院。

2. 分娩时严密观察产程和胎心变化，及时处理产程异常。第一个胎儿娩出后，立即断脐，同时保持第二个胎儿的纵产式，待其自然分娩。如等待15分钟仍无宫缩，可协助人工破膜或静脉滴注缩宫素以加强宫缩。第二个胎儿娩出后，立即注射缩宫素，腹部立即放置沙袋，预防产后出血。

第九节　早　　产

一、概述

妊娠满28周至不足37周分娩者称为早产。此时娩出的新生儿称为早产儿。

二、临床表现

1. 先兆早产　不规律宫缩，伴有阴道少量血性分泌物，宫颈管逐渐消退，宫颈口逐渐扩张不足2cm。

2. 早产临产　宫缩规律，宫颈管逐渐消退≥75%，宫颈口扩张2cm以上。

三、治疗原则

先兆早产阶段，通过休息及药物抑制宫缩，尽量延长孕周；若早产已不可避免时，应尽可能地预防新生儿并发症，提高新生儿存活率。

四、护理措施

1. 先兆早产的护理　①嘱孕妇绝对卧床，左侧卧位；禁性生活，禁抬举重物等动作，勿刺激乳头；慎做肛查和阴道检查，以免诱发宫缩；②遵医嘱给予抑制宫缩的药物；③密切观察病情变化；④遵医嘱予糖皮质激素促进胎儿肺成熟，预防新生儿呼吸窘迫综合征。

2. 早产临产患者的护理　①临产后慎用镇静剂，以避免发生新生儿呼吸抑制；②产程中给予孕妇吸氧，以提高胎儿的血氧供应；③宫口开全后常规行会阴侧切，缩短第二产程，分娩后立即断脐；④做好新生儿抢救的准备工作。

第十节　过　期　妊　娠

一、概述

平素月经规则，妊娠达到或超过42周而未临产者，称为过期妊娠。

二、临床表现

1. 胎盘功能减退 胎儿的氧供不足，皮下脂肪减少，皮肤松弛多皱，头发指（趾）甲长，呈"小老人"状（过熟儿综合征）；羊水胎粪污染，胎儿易死亡。

2. 胎盘功能正常 胎儿继续生长，成为巨大儿，易造成难产。

三、治疗原则

首先核实预产期，判断是否真正过期；同时检查胎盘功能，根据检查结果决定处理方案。

四、护理措施

核实预产期的方法：详细询问平时月经情况；根据早孕反应时间、胎动时间推算；孕前测基础体温者根据体温升高的时间推算；根据宫底高度、B超检查情况推算。

练 习 题

一、选择题

（一）A1 型题

1. 引起早期流产的主要原因是
   A. 接触有害物质
   B. 黄体功能低下
   C. 宫口松弛
   D. 创伤
   E. 染色体异常

2. 关于先兆流产不妥的处理是
   A. 多运动，保持心情愉快
   B. 禁止性生活
   C. 必要时给予对胎儿危害小的镇静剂
   D. 黄体功能不足的孕妇，每日肌注黄体酮保胎
   E. 及时行超声检查，了解胚胎发育情况

3. 可能引起患者发生凝血机制障碍的流产为
   A. 早期流产
   B. 自然流产
   C. 习惯性流产
   D. 晚期流产
   E. 稽留流产

4. 习惯性流产是自然流产连续发生在

   A. 2 次
   B. 2 次以上
   C. 3 次或 3 次以上
   D. 4 次
   E. 4 次以上

5. 因宫颈内口松弛引起习惯性流产者，需行子宫内口缝扎术的时间是妊娠
   A. 8～10 周
   B. 10～12 周
   C. 12～14 周
   D. 14～16 周
   E. 16～18 周

6. 常见的异位妊娠部位是
   A. 卵巢妊娠
   B. 腹腔妊娠
   C. 子宫直肠陷凹妊娠
   D. 宫颈妊娠
   E. 输卵管妊娠

7. 发生输卵管妊娠的主要原因是
   A. 输卵管发育不良
   B. 慢性输卵管炎症
   C. 输卵管手术
   D. 精神因素干扰受精卵运送

E．子宫内膜异位症

8．针对非手术治疗的异位妊娠患者，<u>不恰当</u>的护理措施是

A．密切观察患者生命体征

B．重视患者主诉，尤应注意阴道流血量与腹腔内出血量不成比例

C．鼓励患者卧床休息，护士提供相应的生活护理

D．指导患者摄取足够的营养

E．便秘者可行肥皂水灌肠

9．前置胎盘是指妊娠 28 周后胎盘附着于

A．子宫体的后壁

B．子宫体的前壁

C．子宫体的侧壁

D．子宫底部

E．子宫下段，甚至胎盘下缘达到或覆盖宫颈内口处

10．关于前置胎盘阴道流血正确的描述是

A．有痛性阴道流血

B．无诱因、无痛性阴道流血

C．阴道流血常与外伤有关

D．宫缩时阴道流血停止

E．阴道流血量与贫血程度不成正比

11．前置胎盘终止妊娠的主要手段是

A．阴道分娩

B．产钳助产

C．胎吸术

D．缩宫素引产

E．剖宫产

12．导致胎盘早剥的常见原因是

A．妊娠期高血压疾病

B．多次妊娠分娩

C．子宫内膜炎

D．母儿血型不合

E．胎膜早破

13．胎盘早剥的主要病理变化是

A．全身小动脉痉挛

B．底蜕膜出血

C．子宫异常收缩

D．胎膜早破

E．羊水过多

14．重型胎盘早剥，胎盘的剥离面积为

A．超过胎盘面积的 1/3

B．超过胎盘面积的 1/6

C．超过胎盘面积的 1/5

D．超过胎盘面积的 1/4

E．超过胎盘面积的 2/3

15．妊娠高血压疾病的描述，下列哪项<u>不妥</u>

A．为妊娠特有的全身性疾病

B．主要特征为高血压、蛋白尿和水肿

C．基本病理变化是全身小动脉痉挛

D．血压 > 160/110mmHg，尿蛋白（+），为子痫前期轻度

E．水肿程度与病情轻重无明显关系

16．重度妊娠期高血压疾病时，眼底小动脉痉挛，动、静脉比例可由正常的 2：3 变为

A．3：2

B．1：4

C．2：1

D．2：5

E．2：7

17．硫酸镁的中毒首先出现的体征是

A．膝腱反射减弱或消失

B．呼吸减慢

C．心率减慢

D．尿量减少

E．血压下降

18．某孕妇因妊娠期高血压疾病使用硫酸镁治疗，发生了中毒现象，除停药外，还应给予

A．5% 的葡萄糖静脉滴注

B.　山莨菪碱肌内注射

C.　50%的葡萄糖静脉滴注

D.　10%的葡萄糖酸钙静脉滴注

E.　低分子右旋糖酐静脉滴注

19.　妊娠期高血压疾病的患者，子痫控制后几小时可终止妊娠

A.　5 小时

B.　3 小时

C.　18 小时

D.　20 小时

E.　2 小时

（二）A2 型题

20.　患者，24 岁，已婚，停经 56 天，阴道少量出血 1 天，色暗红，伴下腹轻微疼痛，妇科检查宫口未开，子宫如孕 8 周大。应诊断为

A.　先兆流产

B.　难免流产

C.　不全流产

D.　稽留流产

E.　习惯性流产

21.　患者，30 岁，已婚，停经 62 天，阴道少量出血 7 天，色暗红，伴下腹轻微疼痛。今晨在家突然阴道出血增多，并有一烂肉样组织物排出。妇科检查宫口已开，子宫如孕 7 周大小，阴道出血多。应诊断为

A.　先兆流产

B.　难免流产

C.　不全流产

D.　稽留流产

E.　习惯性流产

22.　30 岁已婚女性，停经 50 天，阴道少量出血 3 天。4 小时前突感下腹撕裂样剧痛，伴明显肛门坠胀感，血压 60/40mmHg。妇科检查，宫颈抬举痛明显，子宫稍大而软，右附件有明显触痛。该患者最可能的诊断是

A.　先兆流产

B.　子宫内膜异位症

C.　异位妊娠

D.　卵巢囊肿扭转

E.　子宫肌瘤红色变性

23.　30 岁初孕妇，妊娠 39 周。妊娠中期产前检查未见异常。自妊娠 38 周开始自觉头痛、眼花。查体：血压 160/110mmHg，尿蛋白 2.5g/24h，宫缩不规律，胎心 134 次/分。此时治疗原则为

A.　门诊治疗并注意随访

B.　住院治疗，静脉滴注硫酸镁

C.　温肥皂水灌肠引产

D.　人工破膜并静脉滴注缩宫素

E.　行剖宫产术

24.　某孕妇妊娠 33 周，有不规律子宫收缩，胎膜未破，宫口未开，胎心 140 次/分，估计胎儿大小为 2300g。目前的处理原则是

A.　立即人工破膜

B.　药物控制宫缩

C.　监测胎盘功能

D.　积极引产预防感染

E.　观察阴道出血情况

25.　25 岁初孕妇，孕 36^{+2} 周，规律宫缩 6 小时，阴道流水 2 小时入院，肛查宫口开大 1cm，试纸由红色变为蓝色，胎头尚未入盆，以下护理措施正确的是

A.　温肥皂水灌肠

B.　每 6 小时观察一次宫缩

C.　每 4 小时听一次胎心

D.　取头低足高位

E.　让产妇沐浴

（三）A3 型题

（26~27 题共用题干）

一妊娠期女性进行咨询，提出以下问题

26. 羊水过少是指妊娠足月时羊水量少于
    A. 100ml
    B. 200ml
    C. 300ml
    D. 400ml
    E. 500ml

27. 羊水过多是指妊娠期羊水量超过
    A. 1000ml
    B. 2000ml
    C. 4000ml
    D. 3000ml
    E. 5000ml

（28~29 题共用题干）

一孕妇因羊水过多行羊膜腔穿刺，放羊水过程中应注意

28. 每小时放羊水量不应超过
    A. 1000ml
    B. 500ml
    C. 2000ml
    D. 1500ml
    E. 3000ml

29. 一次放羊水量不应超过
    A. 1000ml
    B. 500ml
    C. 2000ml
    D. 1500ml
    E. 3000ml

（四）A4 型题

（30~32 题共用题干）

患者，28 岁，已婚，孕 70 天，今日阴道少许暗红色出血，小腹部坠胀不适，B 超检查胎儿发育正常。

30. 此时应诊断为
    A. 先兆流产

B. 不全流产
    C. 习惯性流产
    D. 难免流产
    E. 完全流产

31. 治疗原则为
    A. 手术治疗
    B. 保胎治疗
    C. 住院治疗
    D. 肌注缩宫素
    E. 抗凝治疗

32. 以下哪项护理措施不正确
    A. 嘱孕妇卧床休息，避免刺激
    B. 保持外阴清洁，阴道冲洗
    C. 保持心情舒畅
    D. 观察腹痛及阴道出血
    E. 病情变化随时报告医生

（33~35 题共用题干）

患者，30 岁，孕 11 周，下腹阵发性疼痛伴阴道大量出血，呈贫血貌。妇科检查：宫口已开，有组织堵塞宫口，阴道有活动性出血，子宫大小与孕周相符。

33. 此时应诊断为
    A. 先兆流产
    B. 不全流产
    C. 习惯性流产
    D. 难免流产
    E. 完全流产

34. 采取的治疗方案为
    A. 保胎治疗
    B. 肌注缩宫素+清宫手术
    C. 黄体酮肌注
    D. 手术治疗
    E. 继续观察

35. 正确的护理措施是
    A. 取头高脚低位
    B. 输血者让患者家属去取血
    C. 术后测量生命体征一次

D. 通知医生来院后再进行抢救

E. 刮出物送病理检查

（36～37 题共用题干）

患者，36 岁，平时月经规律，停经 49 天。今晨排便时突然下腹部剧烈疼痛，急来我院就诊，面色苍白，脉细速，BP 80/50mmHg。检查：下腹部明显压痛和反跳痛，叩诊有移动性浊音。阴道检查：可触及后穹隆饱满、触痛、宫颈举痛、子宫稍大，一侧附件可触及边界不清，压痛明显的包块。急查尿 HCG（+）。

36. 最可能的诊断为

A. 宫外孕

B. 流产

C. 阑尾穿孔

D. 黄体破裂

E. 急性腹膜炎

37. 为进一步确诊，护士应做检查的准备是

A. 阴道后穹隆穿刺

B. 清宫

C. 腹部手术

D. 子宫切除手术

E. B 超

（38～40 题共用题干）

某女士，孕 2 产 1，妊娠 35 周，无痛性阴道出血 10 小时，出血量少于月经量。检查：血压 130/78mmHg，无宫缩，胎心率 150 次/分，患者一般情况良好。

38. 此患者最可能的诊断是

A. 先兆流产

B. 胎盘早剥

C. 前置胎盘

D. 正常临产

E. 先兆子宫破裂

39. 为进一步确诊应做的检查是

A. B 超检查

B. 阴道检查

C. 肛查

D. 后穹隆穿刺

E. X 线检查

40. 对该患者的处理措施中错误的是

A. 嘱患者卧床休息，给予镇静剂

B. 严密观察产兆及胎心音

C. 注意阴道出血情况

D. 做好输血及手术准备

E. 肛查了解产程进展

（41～43 题共用题干）

孕妇，35 岁，G_3P_0，妊娠 35 周，曾人工流产两次。近半个月反复少量无痛性阴道流血而入院。检查：血压 110/70mmHg，宫缩持续 20s/7～8min，强度弱，胎心率 140 次/分。住院后诊断为前置胎盘。

41. 最有助于诊断的病史是

A. 高龄初产妇

B. 人工流产史

C. 胎方位异常

D. 反复无痛性阴道出血

E. 体检结果

42. 最有助于诊断的辅助检查方法是

A. 阴道检查

B. 腹部 B 超检查

C. 羊膜腔造影术

D. 肛查

E. 腹部 CT

43. 入院待产 1 周时，阴道突然出血 500ml，宫缩 30s/4～5min。测血压 80/50mmHg，胎心率 150 次/分。最佳处理方法为

A. 立即行剖宫产术

B. 应用子宫收缩抑制药

C. 输血，继续观察

D. 应用地塞米松促胎肺成熟

E. 产房待产

（44～46 题共用题干）

孕妇，28 岁，G_3P_0，妊娠 32 周，以往有 2 次人工流产史。突然阴道流血约 200ml。检查：血压 110/60mmHg，腹软，无压痛。子宫底高度 31cm，胎头先露，胎头浮，胎心率 136 次/分。

44. 首先考虑的诊断是
    A. 前置胎位
    B. 胎盘早剥
    C. 先兆子宫破裂
    D. 宫颈息肉
    E. 早产

45. 为进一步确诊，应首选的检查是
    A. 阴道窥器检查
    B. 阴道穹隆扪诊
    C. B 超检查
    D. 腹部 X 线片
    E. CT 检查

46. 入院后处理应选择
    A. 立即剖宫产术
    B. 人工破膜术及静脉滴注缩宫素
    C. 测卵磷脂/鞘磷脂（L/S）比值
    D. 期待疗法
    E. 择期剖宫产

（47～49 题共用题干）

某孕妇，妊娠 28 周，因意外碰撞出现持续性腹痛。查体：子宫硬如板状，有压痛，子宫比妊娠周数大，阴道无流血，胎心、胎动消失。

47. 首先考虑
    A. 胎盘早剥
    B. 前置胎盘
    C. 先兆流产
    D. 难免流产
    E. 先兆子宫破裂

48. 正确的处理措施是
    A. 缩宫素引产
    B. 纠正休克，剖宫产终止妊娠
    C. 胎心、胎动以消失，等待胎儿自然娩出
    D. 产钳助产
    E. 水囊引产

49. 该孕妇最易出现的并发症是
    A. 心衰
    B. 呼吸窘迫综合征
    C. 羊水过少
    D. 弥散性血管内凝血
    E. 胎膜早破

（50～51 题共用题干）

某孕妇，35 岁，G_1P_0，妊娠 36 周，妊娠高血压疾病先兆子痫。住院 3 小时后自觉下腹不适，有少量阴道出血。检查：宫缩持续 30 秒，间歇 10 分钟，强度弱，子宫底高度 33cm，子宫右侧有轻度局限性压痛，估计胎儿重 3000g，胎心率 140 次/分。

50. 首先考虑可能是
    A. 前置胎盘
    B. 先兆早产
    C. 胎盘早剥
    D. 外伤
    E. 胎膜早破

51. 最恰当的处理原则是
    A. 立即剖宫产术
    B. 硫酸镁抑制宫缩
    C. 期待疗法
    D. 治疗妊娠高血压综合征
    E. 吸氧

（52～54 题共用题干）

某女士，28 岁，妊娠 32 周时诊断为妊娠期高血压，但因未按医嘱复诊，于妊娠 37 周时，感到头痛，随后抽搐、昏迷。家人送急诊途中又抽搐 1 次。入院检查：血压 170/120mmHg，神志不清，呼吸、脉搏

正常，双下肢水肿（++），产科情况尚可，未临产。

52. 该患者应考虑的诊断为
  A. 妊娠合并高血压
  B. 轻度妊娠高血压综合征
  C. 子痫
  D. 先兆子痫
  E. 中度妊娠高血压综合征

53. 对该患者的护理措施中错误的是
  A. 加床档，防止坠地
  B. 将患者置于安静、光线充足的病房
  C. 头偏向一侧
  D. 护理治疗集中进行
  E. 禁食、禁水

54. 该患者还需要哪些辅助检查
  A. 尿蛋白、尿比重
  B. 血细胞比容、凝血功能检查
  C. 肝、肾功能检查
  D. 眼底检查、心电图及胎儿、胎盘功能检查
  E. 以上都是

（55～58 题共用题干）

孕妇，30 岁，妊娠 30 周，阴道少量出血 2 天，感下腹坠痛 2 小时，胎心 150 次/分。肛查：宫口扩张可容纳指尖，胎头先露、高浮。

55. 该患者最可能的诊断是
  A. 先兆流产
  B. 早产
  C. 难免流产
  D. 先兆早产
  E. 胎膜早破

56. 下列护理措施中最重要的是
  A. 适当活动
  B. 加强营养
  C. 给氧气吸入
  D. 抑制宫缩
  E. 持续胎儿监测

57. 如出现胎膜早破，还应采取的措施是
  A. 给予镇静药
  B. 应用激素促胎肺成熟
  C. 加用中药保胎
  D. 家属谈话
  E. 以及予以手术

58. 为避免早产儿发生呼吸窘迫综合征，促进肺成熟的药物是
  A. 阿司匹林
  B. 糖皮质激素
  C. 维生素 K
  D. 吸氧
  E. 沙丁胺醇（舒喘灵）

二、名词解释

59. 流产
60. 异位妊娠
61. 前置胎盘
62. 胎盘早剥
63. 早产
64. 过期产

三、填空题

65. 流产发生于妊娠_____周以前称为早期流产，发生于妊娠_____周至不足_____周称为晚期流产。

66. 流产的临床表现主要是_____和_____，分为_____、_____、_____、_____、_____、_____等不同类型。

67. 难免流产、不全流产一经确诊，应_____。

68. 异位妊娠最常见的部位是_____，输卵管妊娠最常见的病因为_____。

69. 输卵管妊娠常见的临床表现有_____、_____、_____、_____。

70. 妊娠晚期出血性疾病常见的有_____、_____。

71. 根据胎盘与子宫颈内口的关系，将前置胎盘分为_____、_____、_____三种类型。

72. 前置胎盘的主要症状是_____。

73. 诊断前置胎盘最简单可靠的方法是_____，绝对禁止的检查方法是_____。

74. 胎盘早剥按其出血方式可分为_____、_____、_____三种类型。

75. 轻型胎盘早剥以_____出血为主，重型胎盘早剥以_____出血为主。

76. 妊娠期高血压疾病的基本病理变化为_____。

77. 妊娠期高血压疾病的主要临床表现为_____、_____、_____，其中_____与病情轻重无关。

78. 子痫前期的治疗原则是_____、_____、_____、_____，适时终止妊娠。

79. 妊娠满_____周至不足_____周分娩者称为早产。

80. 为预防早产儿呼吸窘迫综合征，应对先兆早产产妇使用的药物是_____。

81. 双胎妊娠可分为_____和_____。胎儿体重达到或超过_____称巨大儿。

82. 双胎妊娠分娩时，第一个胎儿为臀先露，第二个胎儿为头先露，容易发生_____。第二个胎儿娩出后，立即按医嘱注射_____，同时腹部放置沙袋，防止_____和_____。

83. 妊娠足月羊水量约为_____，妊娠期羊水量超过_____称为羊水过多，低于_____为羊水过少。

84. 羊水过多最常见的胎儿畸形是_____和_____。

85. 羊膜腔穿刺放液时应控制羊水流出的速度和量，每小时流出量不超过_____，每次放液量不超过_____。

四、简答题

86. 列表比较不同类型流产的临床表现、治疗原则。

87. 简述异位妊娠非手术治疗的护理要点。

88. 列表比较前置胎盘、胎盘早剥在病因、病理、症状、体征、辅助检查治疗原则等方面的不同。

89. 解痉治疗首选药物是什么？注意事项有哪些？

90. 总结流产、异位妊娠、前置胎盘、胎盘早剥等阴道出血性疾病导致的失血性休克，应如何护理？

五、案例分析题

某女，24 岁，已婚，平素月经正常。现停经 60 天，阴道少量流血伴下腹隐痛 1 天。患者非常担心失去胎儿，焦虑不安。入院查体：体温 36.8℃，脉搏 74 次/分，呼吸 16 次/分，血压 110/70mmHg。妇科检查：子宫孕 60 天大小，阴道内有陈旧性血液，无组织物，宫口未开。尿妊娠试验（+），B 超提示宫内有胎囊，有胎心。医疗诊断"先兆流产"。请问：

91. 该患者的处理原则是什么？
92. 护理要点有哪些？

某患者，30 岁，慢性盆腔炎病史 2 年。平素月经规则，现停经 42 天，今晨突感一侧下腹部撕裂样疼痛伴晕厥而急诊入院。体格检查：贫血貌，血压 70/50mmHg，脉搏 120 次/分，右下腹压痛、反跳痛明显。妇科检查：阴道后穹隆饱满，宫颈抬举痛，子宫略大，右附件区可扪及一约 4cm×5cm 包块，压痛（+）。请问：

93. 该患者考虑什么疾病？还需要做哪些辅助检查？
94. 目前的主要护理问题是什么？
95. 应采取哪些护理措施？

某孕妇，30 岁，孕 1 产 0，孕 32 周，以往有 2 次人工流产史。今晨突然阴道少量出血，无腹痛。检查：血压 110/70mmHg，腹软，无压痛，宫底位于脐与剑突之间，胎头高浮，胎心 140 次/分。请问：

96. 首先考虑的诊断是什么？
97. 为进一步明确诊断，应首选的检查是什么？
98. 入院后应选择什么治疗方案？相应的护理措施是什么？

某孕妇，30 岁，妊娠 35 周，既往健康。2 小时前因腹部遭受外伤而出现持续性腹痛，进行性加剧，并伴有少量阴道流血，急诊来院。检查：血压 80/50mmHg，子宫硬如板状，有压痛，大于孕周，胎心音 168 次/分。B 超显示胎盘后有血肿存在。请问：

99. 该患者首先考虑何种疾病？为什么？
100. 对该患者应采取哪些护理措施？

某孕妇，32 岁，孕 38 周。1 周前出现头面部及双下肢水肿，未予诊治。今晨 6 时自觉头晕、头痛，6∶30 抽搐一次，持续约 3 分钟，急诊入院。查体：体温 36.6℃，脉搏 82 次/分，呼吸 18 次/分，血压 170/120mmHg。颜面及四肢轻度水肿，无贫血貌，心肺听诊未闻及明显异常。产科检查：妊足月腹型，胎位 LOA，胎心 132 次/分，骨盆外测量正常。化验：尿常规：蛋白（+++）。初步诊断：①孕38周，孕1产0，左枕前位，待产；②子痫。请问：

101. 妊娠期高血压疾病是如何分度的？各期的表现如何？（请列表）

102. 如何协助医生对子痫患者进行抢救？

患者28岁，孕2产0，孕34周。因劳累后出现不规律下腹痛伴阴道少量血性分泌物4小时急诊入院。孕期过程顺利，未间断田间劳动。查体：血压120/80mmHg，宫缩20s/8min，胎心140次/分，阴道外口少许暗红色出血，未见羊水流出。肛查：子宫颈管未消失，宫口未扩张。请问：

103. 患者现在处于早产的哪一个阶段？为什么？

104. 对该患者应采取哪些护理措施？

105. 若患者保胎治疗失败，分娩时应如何护理？

第六章 妊娠合并症孕妇的护理

学习目的

1. 掌握最容易诱发心衰的三个阶段；先兆心力衰竭的临床表现；妊娠合并心脏病在不同时期的处理原则；妊娠及糖尿病间的相互影响。

2. 熟悉妊娠、分娩与糖尿病的影响；妊娠合并糖尿病的护理措施。

3. 了解妊娠合并贫血、妊娠合并病毒性肝炎的护理措施。

要 点 提 示

第一节 妊娠合并心脏病

一、概述

1. 妊娠合并心脏病是孕产妇死亡的重要原因之一，其中先天性心脏病居首位。死亡原因为心脏衰竭和严重感染。

2. 心脏病与妊娠的相互影响

（1）妊娠对心脏病的影响：妊娠 32～34 周、分娩期（尤其是第二产程）及产褥期的最初 3 天内心脏负荷最重，最易发生心力衰竭（2009 年考点）。

（2）心脏病对妊娠的影响：可使流产、早产、死胎、胎儿宫内窘迫、新生儿窒息等的发生率明显增加。

3. 心脏病心功能分级

Ⅰ级：一般体力活动不受限制。

Ⅱ级：一般体力活动略受限制，休息时无自觉症状。

Ⅲ级：一般体力活动显著受限制，休息时无不适，轻微日常活动即感不适、心悸、呼吸困难，或既往有心力衰竭史者。

Ⅳ级：不能进行任何体力活动，休息时仍有心悸、呼吸困难等心力衰竭症状。

4. 早期心衰的临床表现

（1）轻微活动后即出现胸闷、心悸、气短。

（2）休息时心率>110 次/分，呼吸频率>20 次/分。

（3）夜间常因胸闷而坐起呼吸，或需到窗口呼吸新鲜空气。

（4）肺底部出现少量持续性湿啰音，咳嗽后不消失。

二、治疗原则

1. 非孕期　确定可否妊娠。心功能Ⅰ~Ⅱ级者可以妊娠；心功能Ⅲ~Ⅳ级、既往有心衰史者不宜妊娠。

2. 妊娠期　加强孕期监护。凡不宜妊娠者应在妊娠 12 周前行人工流产；若发生心衰应先控制心衰再终止妊娠。

3. 分娩期　心功能Ⅰ~Ⅱ级可在密切监护下阴道分娩，心功能Ⅲ~Ⅳ级或有产科合并症者行剖宫产术。

4. 产褥期　产后 3 天尤其是 24 小时内，仍是心衰的危险期，需加强监护。

三、护理措施

1. 妊娠期　①加强孕期产检；②注意休息与饮食：指导孕妇摄入高热量、高维生素、低盐低脂饮食，多食蔬菜和水果，整个孕期体重增加不宜超过 10kg，每日至少睡眠 10 小时，宜取左侧卧位或半卧位；③预防诱发心衰的各种因素，如上呼吸道感染和严重贫血等；④提前 2 周入院待产。

2. 分娩期　①第一产程：严密观察，宜取半卧位或左侧卧位；产程一开始即使用抗生素；必要时使用镇静剂；②第二产程：避免屏气用力，可行阴道助产术；③第三产程：胎儿一娩出即在产妇腹部放置沙袋，以防腹压骤降发生心衰；予缩宫素预防产后出血（禁用麦角新碱）。

3. 产褥期　①产后 3 日内尤其 24 小时内需绝对卧床休息，密切监测，预防心衰；②心功能Ⅲ级以上者不宜哺乳，应及时回乳；③抗生素用至产后 1 周，无感染征象时停药；④不宜再妊娠者建议产后 1 周行绝育术。

第二节　妊娠合并糖尿病

一、概述

1. 妊娠对糖尿病的影响　妊娠可使原有糖尿病孕妇病情加重，既往无糖尿病的孕妇出现糖尿病（即妊娠期糖尿病），妊娠期、分娩期及产褥期易出现低血糖、酮症酸中毒。

2. 糖尿病对妊娠的影响　①对孕妇：流产率、手术产率、产伤及产后出血率、妊娠期高血压疾病及羊水过多发生率明显增加；②对胎儿：巨大儿、胎儿生长受限、早产、胎儿畸形发生率等增高；③对新生儿：易发生呼吸窘迫综合征、低血糖。

有血统关系的家族成员中患糖尿病的人数越多，孕妇患此病的可能性也越大。

二、临床表现

妊娠期有三多症状（多饮、多食、多尿），或外阴阴道假丝酵母菌感染反复发作，孕妇体重>90kg，本次妊娠并发羊水过多或巨大胎儿者，应警惕合并糖尿病的可能。

三、辅助检查

1. 血糖测定　2 次或 2 次以上空腹血糖≥5.8mmol/L，可确诊为糖尿病。

2. 糖筛查试验　于妊娠24～28周进行，服后1小时测血糖≥7.8mmol/L为异常，用于筛查妊娠期糖尿病。

3. 葡萄糖耐量试验　禁食 12 小时后，口服葡萄糖75g，测空腹及服糖后1、2、3 小时的血糖。若其中有 2 项或 2 项以上异常者，可诊断为妊娠期糖尿病。

四、治疗原则

1. 饮食控制　是糖尿病治疗的基础（2008、2009 年考点）。

2. 药物治疗　应用胰岛素（禁用其他降糖药）来控制血糖水平。

3. 加强胎儿监护。

4. 必要时终止妊娠。

五、护理措施

1. 妊娠期　①通过饮食、运动、胰岛素严格控制血糖；②胎儿监护；③预防感染。

2. 分娩期　①尽量维持至38～39周，分娩过程中密切监测，防止低血糖及酮症酸中毒的发生；②未足月需终止妊娠者应注射地塞米松，促进胎肺成熟，减少新生儿呼吸窘迫综合征。

3. 产褥期　①分娩后24 小时内胰岛素减至原用量的1/2，48 小时减至原用量的1/3，以防发生低血糖；②新生儿无论体重大小均按早产儿护理；③新生儿娩出30 分钟后定时喂服葡萄糖液，防止低血糖发生（2012 年考点）。

第三节　妊娠合并贫血

一、概述

1. 以缺铁性贫血最常见（2009 年考点）。

2. 贫血与妊娠的相互影响

（1）对母体：妊娠可使原有贫血加重，而贫血则使妊娠风险增加。

（2）对胎儿：严重贫血会造成胎儿生长受限、胎儿宫内窘迫、早产、死胎、死产等不良后果。

二、临床表现

妊娠期贫血的诊断标准与非孕妇女不同。孕妇外周血血红蛋白<100g/L、红细胞计数<$3.5×10^{12}$/L 或血细胞比容<0.30 为妊娠期贫血。

血孕妇血清铁<6.5mmol/L，可诊断为缺铁性贫血。

三、治疗原则

轻度贫血者，血红蛋白<100g/L 时，应予饮食指导及补充铁剂；重度贫血如血红蛋白<60g/L，短期内需行剖宫产者，应少量多次输血以纠正贫血状态；产后应用缩宫素防止产后出血。

四、护理措施

1. 妊娠期　纠正贫血。指导孕妇摄取高铁、高蛋白、高维生素 C 食物；药物治疗首选口服铁剂，与维生素 C 同服，以利于吸收；重度贫血或口服铁剂胃肠反应重者可深部肌内注射补充铁剂。

2. 分娩期　临产前备新鲜血，严密观察产程进展，预防产后出血及感染。

3. 产褥期　继续预防感染、纠正贫血。

第四节　妊娠合并病毒性肝炎

一、概述

1. 以乙型病毒性肝炎最常见。

2. 母婴传播途径

（1）垂直传播：病毒通过胎盘引起宫内传播。

（2）产时传播：胎儿通过产道时接触母血、羊水、阴道分泌物等传播，是主要传播途径。

（3）产后传播：产后接触母亲唾液及母乳喂养传播。

3. 病毒性肝炎与妊娠的相互影响

（1）妊娠对肝炎的影响：妊娠可加重肝脏负担，使原有肝病病情加重。

（2）肝炎对妊娠的影响：①对孕妇：加重早孕反应，易发生产后出血、DIC 等并发症；②对胎儿：畸形、流产、早产、死胎、死产和新生儿死亡率明显增加。

二、治疗原则

原则上不宜妊娠；如妊娠，轻型肝炎需保肝治疗，重型肝炎需积极预防及治疗肝性脑病。

三、护理措施

1. 积极防治并发症　防治肝性脑病、产后出血等。

2. 防治交叉感染　所用物品均需用含氯制剂浸泡后按规定消毒。

3. 阻断母婴传播　①于妊娠28 周起每4 周进行1 次乙肝免疫球蛋白肌内注射，直至分娩；②分娩期严格消毒隔离制度；③新生儿隔离4 周，并进行主动和被动免疫。

4. 不宜哺乳者应及早回乳，回乳不能用对肝脏有损害的药物如雌激素。

5. 指导避孕措施，禁用避孕药。

练 习 题

一、选择题

(一) A1 型题

1. 妊娠合并心脏病容易发生心衰的时期是
   A. 妊娠 20~22 周
   B. 妊娠 24~26 周
   C. 妊娠 28~30 周
   D. 妊娠 32~34 周
   E. 妊娠 36~37 周

2. 心脏病孕妇的主要死亡原因是
   A. 心脏病的种类
   B. 孕妇的年龄
   C. 心衰和感染
   D. 未经产前检查
   E. 医疗技术条件

3. 妊娠合并心脏病产妇,在分娩时出现"胎儿窘迫",其原因为
   A. 胎儿畸形
   B. 胎儿先天性心脏病
   C. 母体血氧含量不足
   D. 胎盘功能减退
   E. 脐带血运受阻

4. 妊娠合并心脏病孕妇,围产期的处理正确的是
   A. 第一产程不易发生心衰,可一般护理
   B. 第二产程一般不予手术助产
   C. 胎儿娩出后立即给产妇注射麦角新碱
   D. 产后 3 天内严密监护
   E. 胎儿娩出后应立即娩出胎盘

5. 妊娠合并心脏病患者中,下列不属于早期心衰的体征是
   A. 休息时心率大于 110 次/分
   B. 休息时呼吸大于 20 次/分
   C. 肝脾大,有压痛

D. 阵发性夜间呼吸困难
   E. 轻微活动后感胸闷

6. 关于妊娠合并心脏病的叙述哪项不对
   A. 妊娠合并心脏病是孕妇死亡的主要原因之一
   B. 妊娠 32~34 周血容量增加达高峰
   C. 分娩第二产程比第一产程心脏负担重
   D. 分娩第三产程心脏负担仍很重
   E. 分娩后心脏负担立即减轻

7. 关于妊娠合并心脏病心功能 I 级,孕妇的分娩期处理正确的是
   A. 必须剖宫产
   B. 缩短第二产程
   C. 忌用镇静剂
   D. 无感染者不需用抗生素
   E. 为预防产后出血,应肌注麦角新碱

8. 对妊娠合并心脏病患者,下列哪项护理措施是错误的
   A. 每天至少睡眠 10 小时
   B. 给予低盐易消化无刺激饮食
   C. 便秘者给予灌肠
   D. 心功能 III 级以上者,记出入量
   E. 防止受凉

9. 关于妊娠合并心脏病孕产妇的护理,错误的是
   A. 休息时宜左侧卧位
   B. 妊娠 16 周后,限制食盐的摄入
   C. 定期评估心功能
   D. 鼓励产妇屏气用力,缩短第二产程
   E. 心功能 I~II 级的产妇可母乳喂养

10. 下列关于肝炎对妊娠造成的影响不正确的是
    A. 受孕率低

B. 早期妊娠反应加重

C. 晚期妊娠高血压综合征发生率增加

D. DIC 发生率增加

E. 产后出血发生率增加

11. 妊娠合并病毒性肝炎，临近产期有出血倾向可用

    A. 缩宫素

    B. 维生素 K

    C. 维生素 C

    D. 卡巴克络（安络血）

    E. 维生素 D

12. 下述不是乙型病毒性肝炎母婴传播途径的是

    A. 母婴垂直传播

    B. 分娩时胎儿接触母血、羊水等

    C. 母乳喂养

    D. 粪-口途径传播

    E. 密切生活接触

13. 关于妊娠合并肝炎下述哪项不对

    A. 使早孕反应加重

    B. 以乙型病毒性肝炎最常见

    C. 分娩期易发生产后出血

    D. 新生儿易发生低血糖

    E. 易发生重症肝炎

14. 妊娠晚期合并急性病毒性肝炎，对母儿危害较大，其原因是

    A. 易发生子痫

    B. 易发展为重症肝炎

    C. 易发生糖代谢障碍，影响胎儿发育

    D. 易早产

    E. 易发生宫缩乏力，产程延长

15. 妊娠合并病毒性肝炎，下列不正确的是

    A. 原则上肝炎患者不宜妊娠

    B. 妊娠早期不宜终止妊娠，以免增加肝脏负担

    C. 妊娠继续时，注意防止妊娠期高血压疾病

    D. 做好消毒、隔离措施

    E. 注意缩短第二产程及防止产后出血

16. 妊娠合并病毒性肝炎的处理，哪项错误

    A. 产前及产时肌内注射维生素 K

    B. 第二产程助产，尽可能阴道分娩

    C. 产后肌内注射缩宫素，防止产后出血

    D. 不宜母乳喂养

    E. 用雌激素回奶

17. 对妊娠合并糖尿病，描述正确的是

    A. 分娩过程中，产妇血糖更高

    B. 可选择口服降糖药控制血糖

    C. 前置胎盘的发生率增加

    D. 易出现新生儿高血糖

    E. 宜用胰岛素控制血糖

18. 下列与妊娠合并糖尿病无关的是

    A. 羊水过多

    B. 新生儿呼吸窘迫综合征

    C. 妊娠呕吐

    D. 外阴阴道假丝酵母菌病

    E. 胎儿畸形

19. 确诊妊娠期糖尿病，空腹血糖应

    A. 2 次或 2 次以上 ≥5.8mmol/L

    B. 1 次 ≥5.8mmol/L

    C. 2 次或 2 次以上 ≥6.8mmol/L

    D. 1 次 ≥6.8mmol/L

    E. 2 次或 2 次以上 ≥7.8mmol/L

20. 妊娠合并糖尿病分娩后的处理，不正确的是

    A. 所生新生儿一律按早产儿处理

    B. 注意发生新生儿低血糖

    C. 一般不主张母乳喂养

    D. 保持皮肤清洁，预防产褥期感染

    E. 产后长期避孕，但是最好不用药物避孕及宫内避孕器具

21. 下列哪项<u>不是</u>妊娠合并糖尿病的并发症
    A. 巨大胎儿
    B. 羊水过多
    C. 妊娠期高血压疾病
    D. 过期妊娠
    E. 感染

22. 妊娠期糖尿病患者控制血糖的方法<u>不合适</u>的是
    A. 饮食治疗
    B. 加强运动
    C. 血糖的监测
    D. 胰岛素治疗
    E. 服用双胍类药物

23. 妊娠期贫血下列哪项<u>不正确</u>
    A. 妊娠期贫血可由铁缺乏引起
    B. 轻度的贫血对妊娠期孕妇及胎儿影响不大
    C. 产妇对重度贫血的耐受性好，不易发生失血性休克
    D. 贫血可降低产妇的抵抗力，易并发产褥感染
    E. 重度贫血可导致胎儿宫内发育迟缓、早产或死胎

24. 除了生理性贫血外，孕妇最容易发生
    A. 缺铁性贫血
    B. 再生障碍性贫血
    C. 营养不良性贫血
    D. 巨幼红细胞性贫血
    E. 慢性失血性贫血

（二）A2 型题

25. 患者，女，32 岁，妊娠 8 周。主诉从事家务劳动后感到胸闷、心悸、气急，近 1 周来常因胸闷夜间需起床。查体；心率 116 次/分，心界向左扩大，心尖区可闻及Ⅲ级收缩期杂音，肺底部有湿啰音，下肢水肿（+）。正确的处理是
    A. 保证充足的休息
    B. 限制食盐的摄入量
    C. 立即终止妊娠
    D. 控制心衰后人工流产
    E. 控制心衰后继续妊娠

26. 某产妇，G_1P_0，此次妊娠 39 周，妊娠合并风湿性心脏病，心功能Ⅱ级，临产后护理措施哪项<u>不妥</u>
    A. 充分休息，保证睡眠
    B. 食物中食盐不宜过多
    C. 预防便秘，必要时灌肠
    D. 严密观察产程进展
    E. 按医嘱给予药物治疗

27. 患者，女，28 岁。因妊娠合并心脏病，心功能Ⅲ级，行剖宫产术。手术顺利，术后安返病房，子宫收缩好，血压正常，对该产妇的护理措施中正确的是
    A. 清淡饮食，防止便秘
    B. 尽早协助哺乳，促进子宫收缩
    C. 不宜再妊娠，产后 42 天后行绝育术
    D. 停用恢复心功能的药物，以免影响哺乳
    E. 产后 24 小时协助下床活动，预防血栓性静脉炎

28. 初产妇，妊娠 38 周，合并心脏病已临产。心率 100 次/分，心功能Ⅲ级，骨盆测量正常。宫口开大 5cm，正枕前位，先露+1。最适宜的分娩方式是
    A. 严密观察产程，等待自然分娩
    B. 待宫口开全后行阴道助产
    C. 适当加腹压缩短第二产程
    D. 应行剖宫产结束分娩
    E. 静脉滴注缩宫素加速产程

29. 患心脏病的初产妇，妊娠足月自然临产，心功能Ⅱ级，经产钳助产分娩。

为预防心衰，应采取的最佳措施是

A. 肌内注射麦角新碱促进子宫收缩

B. 肌内注射缩宫素促进子宫收缩

C. 排空膀胱以免妨碍子宫收缩

D. 产妇腹部放置沙袋

E. 静脉注射毛花苷 C 预防心衰

30. 患者，女，26 岁。心功能 Ⅰ ~ Ⅱ 级，无心力衰竭无其他并发症。对她的妊娠建议是

A. 可以

B. 不可以

C. 密切监护下可以

D. 绝对不可以

E. 终身不孕

31. 患者，女性，28 岁，风湿性心脏病、二尖瓣狭窄 3 年，平时不用药，登 3 楼无明显不适。孕 5 月起活动时常有轻度心悸、气促。现孕 38 周，因心悸、咳嗽，夜间不能平卧，心功能 Ⅲ 级而急诊入院。在制定治疗计划时，最佳的方案是

A. 积极控制心衰后终止妊娠

B. 积极控制心衰，继续妊娠

C. 积极控制心衰，同时行引产术

D. 适量应用抗生素后继续妊娠

E. 纠正心功能，等待自然临产

32. 某孕妇，38 岁，妊娠 11 周，休息时仍胸闷、气急。查体：脉搏 120 次/分，呼吸 22 次/分，心界向左侧扩大，心尖区有 Ⅱ 级收缩期杂音，粗糙，肺底有啰音，处理应是

A. 立即终止妊娠

B. 加强产前监护

C. 控制心衰后人工流产

D. 控制心衰后继续妊娠

E. 限制钠盐摄入

33. 孕妇，27 岁，G_1P_0，妊娠 16 周，有风

湿性心脏病，二尖瓣狭窄病史，心功能 Ⅱ 级。预计该孕妇何时相对<u>不易</u>发生心力衰竭

A. 妊娠 22 ~ 24 周

B. 妊娠 32 ~ 34 周

C. 第一产程

D. 第二产程

E. 产后 48 小时

34. 产妇 32 岁，G_1P_0，妊娠 38 周，有先天性心脏病史，妊娠后期心功能 Ⅲ 级。经产钳助产术分娩一女婴。对该产妇产后处理中下列哪项是<u>错误</u>的

A. 严密观察，因产后 24 小时易发生心力衰竭

B. 腹部放置沙袋 12 ~ 24 小时

C. 给予抗生素预防感染

D. 母婴同室，按需哺乳

E. 多卧床，少活动

35. 李女士，妊娠合并乙型肝炎，为了防止发生产后出血，下列护理措施<u>错误</u>的是

A. 产前肌内注射维生素 K

B. 产前准备好抢救物品

C. 产时缩短第二产程

D. 产时密切观察，避免滞产

E. 胎儿娩出后不能使用缩宫素，因为会损害肝脏

36. 产妇 28 岁，病毒性肝炎，且 HBeAg 及抗 HBe 阳性，于昨日正常分娩一女婴，指导母乳喂养时应注意

A. 可以母乳喂养

B. 不可以母乳喂养

C. 婴儿接受免疫后可以母乳喂养

D. 产妇接受免疫后可以母乳喂养

E. 婴儿和产妇同时接受免疫后可以母乳喂养

37. 28 岁初孕妇，妊娠 36 周合并病毒性肝

炎，下列哪项治疗措施错误

A. 静滴葡萄糖液内加维生素

B. 每日肌注维生素 K_1 10mg

C. 注意休息，避免过劳

D. 给予静滴红霉素预防感染

E. 给缩宫素预防产后出血

38. 王女士，28 岁，G_1P_0，妊娠 32 周，诊断为妊娠期糖尿病。关于该患者的护理，错误的是

A. 定期产科和内科复查

B. 所生婴儿一律按早产儿护理

C. 为预防感染应保持皮肤清洁

D. 建议人工喂养婴儿

E. 产后避免使用口服避孕药

39. 李女士，32 岁，妊娠 28 周，诊断为妊娠期糖尿病。孕妇十分担心对胎儿的影响。护士向其解释对胎儿的影响不会发生的是

A. 巨大儿

B. 胎儿畸形

C. 早产

D. 胎儿生长受限

E. 胎儿脐带过长

40. 张女士，孕 20 周。医院建议其进行糖筛查试验的时间是

A. 22~24 周

B. 24~28 周

C. 28~32 周

D. 32~36 周

E. 36~40 周

41. 孕妇，35 岁，G_1P_0，妊娠 34 周，1 年前曾因妊娠 5 个月死胎而做引产术。产前检查：血压 130/80mmHg，子宫底高度 36cm，胎心率 140 次/分，空腹血糖 7mmol/L，尿糖（+）。下列哪项处理不必要

A. B 超检查

B. 检查口服葡萄糖耐量试验（OGTT）

C. 检查尿常规

D. 腹部 X 线片，检查胎儿有无畸形

E. 自数胎动次数

42. 初孕妇，孕 35 周，感头晕、乏力、食欲减退 2 周，检查：胎心、胎位正常，红细胞 $3×10^{12}/L$，血细胞比容 0.25，最恰当的诊断是

A. 巨幼红细胞贫血

B. 缺铁性贫血

C. 再生障碍性贫血

D. 地中海贫血

E. 自身免疫性溶血

43. 孕妇妊娠 8 个月，近来出现面色苍白、倦怠、乏力及心悸，伴有恶心。心率 110 次/分，律齐、肝脾未触及，双下肢水肿。血象：白细胞 $4.0×10^9/L$，血红蛋白 50.6g/L，血清铁蛋白 8μg/L，MCV 70fl，MCHC 27%。下列哪项治疗措施对该患者最有利

A. 口服叶酸

B. 肌注维生素 B_{12}

C. 口服硫酸亚铁

D. 肌注右旋糖酐铁

E. 口服硫酸亚铁+维生素 C

（三）A3 型题

（44~45 题共用题干）

34 岁，初孕妇，孕 28 周，主诉休息时心率超过 126 次/分，呼吸 24 次/分，夜间常因胸闷、憋气而到窗口呼吸新鲜空气。听诊有舒张期杂音，确定为早期心力衰竭。

44. 为预防妊娠期间发生心力衰竭，应避免的事项是

A. 按时产前检查

B. 避免情绪激动

C. 妊娠 4 个月后，限制食盐摄入

D. 临产后入院

E. 预防感染，避免去人多地方

45. 为预防分娩期间发生心力衰竭，应避免的事项是

A. 密切观察产程进展

B. 指导产妇屏气用力，缩短产程

C. 取半卧位

D. 吸氧

E. 胎儿娩出后，腹部立即放沙袋

（46～47 题共用题干）

王女士，34 岁，G_1P_0，孕 37 周，经检查发现心功能属于Ⅲ级。现自然临产。

46. 该产妇在分娩期应注意的问题中，描述错误的是

A. 常规吸氧

B. 胎盘娩出后，腹部放置 1kg 砂袋

C. 注意保暖

D. 不宜应用镇静剂

E. 采取产钳助产

47. 该产妇的产褥期护理，正确的是

A. 产后 3 天内，最容易发生心衰，应密切监护

B. 早期哺乳

C. 积极下床活动，防止便秘

D. 肌注麦角新碱，防止产后出血

E. 为避免菌群失调，不能使用抗生素治疗

（48～49 题共用题干）

李女士，妊娠 39 周，妊娠合并心脏病，心功能Ⅱ级。为预防感染，使用广谱抗生素。

48. 在分娩期使用抗生素的原则是

A. 无感染征象者不用使用抗生素

B. 有胎膜残留者，为预防感染给予抗生素

C. 产程开始给予抗生素，并维持到产后 1 周

D. 有胎膜早破时方给予抗生素

E. 出现发热、白细胞升高时方给予抗生素

49. 停用抗生素的指征是

A. 产后 1 天，无感染征象

B. 产后 3 天，无感染征象

C. 产后 5 天，无感染征象

D. 产后 7 天，无感染征象

E. 产后 10 天，无感染征象

（50～52 题共用题干）

孕妇，29 岁，G_1P_0，妊娠 30 周。因疲乏胸闷、气急 1 周急诊入院。既往无心脏病史。检查：面色苍白，血压 130/70mmHg，心率 120 次/分，心间区Ⅱ级收缩期杂音，肺底部有湿性啰音，下肢水肿（+）。胎心率 132 次/分。实验室检查：血红蛋白 70g/L，尿蛋白（-）。

50. 最可能的诊断是

A. 风湿性心脏病，心力衰竭

B. 先天性心脏病，心力衰竭

C. 贫血性心脏病，心力衰竭

D. 妊娠期高血压疾病，心力衰竭

E. 肺部感染

51. 下列哪项处理是错误的

A. 大量输血

B. 少量多次输血

C. 吸氧

D. 应用洋地黄类药物

E. 注射右旋糖酐铁

52. 入院后经积极治疗 1 周，孕妇一般情况好转，心间区Ⅰ级收缩期杂音，肺部阴性，血红蛋白 90g/L。进一步的处理是

A. 行人工破膜术终止妊娠

B. 继续治疗，继续妊娠

C. 经腹抽羊水测定胎儿成熟度

D. 静脉滴注缩宫素引产

E. B 超监测胎儿

（53~55 题共用题干）

孕妇，29 岁，近年发现 HBsAg 阳性，肝功能正常。现已妊娠 10 周。

53. 孕妇十分担心传染给婴儿，护士解释乙型肝炎传给婴儿主要方式是
    A. 粪-口传播
    B. 注射血浆制品
    C. 输血
    D. 母婴垂直传播
    E. 密切生活接触

54. 孕期为阻断母婴传播，应指导孕妇
    A. 孕 28 周后每 4 周注射一次乙肝免疫球蛋白，直至分娩
    B. 注意个人清洁卫生
    C. 高蛋白、高维生素饮食
    D. 选择剖宫产分娩
    E. 保肝治疗

55. 经定期产检，孕妇顺产一男婴，体重 3600g。为阻断母婴传播，此新生儿的预防方法是
    A. 丙种球蛋白
    B. 乙肝疫苗
    C. 乙肝疫苗+丙种球蛋白
    D. 高效价乙肝免疫球蛋白
    E. 乙肝疫苗+高效价乙肝免疫球蛋白

（56~58 题共用题干）

孕妇，27 岁，妊娠 34 周。既往曾有慢性乙肝病史。近 1 周来有恶心、呕吐、食欲欠佳，皮肤瘙痒，巩膜黄染。妊娠期曾服用维生素 C、叶酸及钙片。血压 140/90mmHg，子宫底高度 33cm，胎心率 140 次/分。

56. 首选的诊断是
    A. 药物性肝炎
    B. 病毒性肝炎
    C. 妊娠期高血压疾病肝脏损害
    D. 妊娠肝内胆汁淤积症

E. 急性胃肠炎

57. 最有帮助的诊断方法是
    A. 大便常规
    B. 血清胆红素测定
    C. 肝炎病毒抗原、抗体测定
    D. 血清胆酸测定
    E. 眼底检查

58. 产后处理中哪项是错误的
    A. 肌内注射麦角新碱
    B. 雌激素回奶
    C. 新生儿注射乙肝疫苗与乙肝免疫球蛋白
    D. 给予广谱抗生素
    E. 继续给予保肝药物治疗

（59~60 题共用题干）

患者，女，28 岁，妊娠 7 个月，孕期检查发现：尿糖（+++），空腹血糖 7.8mmol/L，餐后 2 小时血糖 16.7mmol/L，诊断为妊娠期糖尿病。

59. 该患者最适宜的治疗是
    A. 单纯饮食控制治疗
    B. 运动治疗
    C. 综合生活方式干预治疗
    D. 口服降糖治疗
    E. 胰岛素注射治疗

60. 治疗过程中，如果患者出现极度乏力、头晕、心悸、多汗等，应考虑孕妇发生
    A. 上呼吸道感染
    B. 饥饿
    C. 高血糖反应
    D. 低血糖反应
    E. 糖尿病酮症酸中毒

（61~62 题共用题干）

某孕妇 28 岁，妊娠 30 周，测空腹血糖，2 次均大于 5.8mmol/L，诊断为妊娠期糖尿病。

61. 该孕妇在妊娠期最<u>不可能</u>出现的并发症是
    A. 过期妊娠
    B. 妊娠高血压疾病
    C. 羊水过多
    D. 胎膜早破
    E. 泌尿系统感染

62. <u>不恰当</u>的护理措施是
    A. 监测血糖变化
    B. 控制孕妇饮食
    C. 指导正确的口服降糖药方法
    D. 告之胰岛素治疗的注意事项
    E. 指导患者适度运动

（63~64 题共用题干）

新生儿，男，胎龄 40 周。经剖宫产产下，其母在妊娠期合并糖尿病，无其他合并症。

63. 护士应重点监测新生儿的
    A. 血压
    B. 血糖
    C. 心率
    D. 呼吸
    E. 体温

64. 新生儿娩出 30 分钟应
    A. 母乳喂养
    B. 喂米汤
    C. 不需喂哺
    D. 喂 25% 葡萄糖液
    E. 喂白开水

（四）A4 型题

（65~68 题共用题干）

孕妇王女士，34 岁，初次怀孕，孕 16 周出现心悸、气短，经检查发现心功能属于Ⅱ级。经过增加产前检查次数，严密监测孕期经过等，目前孕 37 周，自然临产。

65. 针对该孕妇<u>错误</u>的护理措施是
    A. 严密观察产程进展，防止心衰
    B. 缩短第二产程
    C. 胎儿娩出后，立即在产妇腹部放置沙袋
    D. 给予生理和情感支持
    E. 静脉注射麦角新碱预防产后出血

66. 该产妇在分娩期应注意的问题中，描述<u>错误</u>的是
    A. 常规吸氧
    B. 胎盘娩出后，腹部放置 10kg 砂袋
    C. 注意保暖
    D. 注意补充营养
    E. 采取产钳助产

67. 分娩时该产妇的体位最好是
    A. 平卧位
    B. 右侧卧位
    C. 左侧卧位
    D. 半卧位
    E. 随意卧位

68. 该产妇的产褥期护理，正确的是
    A. 产后的第 1 天，最容易发生心衰
    B. 为了早期母子感情的建立，不要让别人帮忙
    C. 积极下床活动，防止便秘
    D. 为避免菌群失调，不能使用抗生素治疗
    E. 住院观察 2 周

（69~71 题共用题干）

患者，女，28 岁，妊娠 38 周，患心脏病。刚临产，产科情况无异常，心功能Ⅱ级。

69. 护理措施中，<u>错误</u>的是
    A. 灌肠
    B. 吸氧
    C. 半卧位
    D. 必要时注射哌替啶
    E. 观察早期心衰征象

70. 在宫口近开全时，心功能仍为Ⅱ级，

首先要做好的是

 A. 准备抢救新生儿的物品

 B. 准备阴道助产手术的物品

 C. 产后压腹部的砂带

 D. 产后注射的缩宫素

 E. 产后注射的可待因

71. 在分娩过程中的处理，<u>不正确</u>的是

 A. 使用抗生素预防感染

 B. 严密观察产妇的生命体征

 C. 产后出血时，立即静脉注射麦角新碱

 D. 不要让产妇屏气用力

 E. 产程进展不顺利时，应采用剖宫产术终止妊娠

（72～75 题共用题干）

 患者，女，27 岁，自幼患风湿性心脏病，平时一般体力活动略受限，休息时舒适如常。目前停经 12 周，在日常体力活动时即感疲劳、心悸、气急。

72. 该孕妇妊娠前心功能状况是

 A. 心功能 I 级

 B. 心功能 II 级

 C. 心功能 III 级

 D. 心功能 IV 级

 E. 完全正常

73. 该孕妇若继续妊娠，妊娠期心脏负担最重的时期为

 A. 12～14 周

 B. 18～20 周

 C. 26～28 周

 D. 32～34 周

 E. 38～40 周

74. 假设该孕妇能安全妊娠至 37 周，进一步处理是

 A. 行剖宫产终止妊娠

 B. 静脉滴注缩宫素引产

 C. 人工破膜引产术

 D. 前列腺素引产术

 E. 视宫颈条件计划分娩

75. 以下预防心力衰竭的措施哪项<u>不符</u>

 A. 避免过度劳累及情绪激动

 B. 限制食盐摄入量

 C. 纠正贫血

 D. 预防早产

 E. 防治上呼吸道感染

（76～79 题共用题干）

 孕妇，32 岁，妊娠 36 周。因恶心、呕吐、腹胀、食欲欠佳、巩膜黄染就诊。检查：血压 120/80mmHg，估计胎儿重 3000g，胎心率 140 次/分。

76. 下列哪项检查是<u>不必要</u>的

 A. 肝功能测定

 B. 肝炎病毒抗原、抗体测定

 C. 血常规检查

 D. 腹部 X 线平片

 E. 尿常规检查

77. 首选的诊断是

 A. 急性胃肠炎

 B. 妊娠期高血压疾病肝损害

 C. 病毒性肝炎

 D. 肝内胆汁淤积症

 E. 妊娠呕吐

78. 入院后首选的治疗原则是

 A. 隔离，静脉滴注保肝药物，继续妊娠

 B. 卧床休息，口服保肝药物，继续妊娠

 C. 继续妊娠至 40 周胎儿成熟

 D. 行人工破膜引产术

 E. 缩宫素静脉滴注引产

79. 为降低该病的发生率和严重程度，以下哪项预防措施是<u>不妥</u>的

 A. 注意饮食卫生，避免吃不洁食物

 B. 妊娠期应加强营养，不偏食

C. 妊娠期应监测肝炎病毒抗原、抗体

D. 妊娠后孕妇在家待产，避免与他人接触

E. 乙肝表面抗原阳性的孕妇所生新生儿应注射乙肝疫苗和乙肝免疫球蛋白

（80～82题共用题干）

李女士，25岁，妊娠28周，诊断为妊娠期糖尿病。

80. 该孕妇<u>不易</u>发生下列哪项合并症

A. 前置胎盘

B. 胎盘早剥

C. 急性肾盂肾炎

D. 羊水过多

E. 肩难产

81. 该孕妇的围产儿<u>不易</u>发生下列哪项合并症

A. 巨大儿

B. 新生儿呼吸困难窘迫综合征

C. 新生儿低血糖

D. 胎死宫内

E. 母儿血型不合

82. 护理方法<u>不合适</u>的是

A. 饮食治疗

B. 运动治疗

C. 血糖监测

D. 胰岛素治疗

E. 服用磺脲类药物

（83～86题共用题干）

孕妇，32岁，G_1P_0，现妊娠33周，近10天自觉头晕、乏力、心悸及食欲减退。查体：面色苍白，心率100次/分，胎位、胎心及骨盆测量均正常，血红蛋白80g/L，红细胞压积0.25。

83. 最可能的诊断是

A. 妊娠生理性贫血

B. 再生障碍性贫血

C. 巨幼细胞性贫血

D. 缺铁性贫血

E. 溶血性贫血

84. 首选的药物为

A. 口服叶酸

B. 少量多次输血

C. 肌内注射右旋糖酐铁

D. 口服硫酸亚铁

E. 肌内注射维生素 B_{12}

85. 护士应指导其正确的服药时间是

A. 餐前半小时

B. 餐后20分钟

C. 空腹时

D. 睡前

E. 晨起后

86. 护士遵医嘱在给孕妇服铁剂的同时，要加服

A. 维生素 C

B. 维生素 A

C. B族维生素

D. 维生素 D

E. 维生素 E

二、填空题

87. 心脏病的孕妇最危险的时期是＿＿＿＿＿、＿＿＿＿＿及＿＿＿＿＿。

88. 心脏病产妇预防产后出血禁用＿＿＿＿＿。

89. 妊娠合并糖尿病患者药物降糖不宜使用＿＿＿＿＿，而应选用＿＿＿＿＿。

90. 妊娠合并贫血最常见的类型为＿＿＿＿＿。

91. 妊娠合并肝炎患者不宜使用＿＿＿＿＿回奶，不宜选择＿＿＿＿＿避孕。

三、简答题

92. 早期心力衰竭的临床表现有哪些?

93. 妊娠合并乙型肝炎母婴传播途径有哪些?

四、案例分析题

某孕妇,28 岁,G_1P_0,妊 38 周,有风湿性心脏病病史。近 2 周活动时感胸闷、心悸,休息时无不适。因规律宫缩 1 小时入院。请问:

94. 根据该患者的症状,考虑其心功能为几级?

95. 建议患者采取何种分娩方式?

96. 分娩各期护理中需注意哪些事项?

97. 应对该患者做哪些健康指导?

第七章　异常分娩产妇的护理

学习目的

1. 掌握异常分娩产妇的主要护理措施。

2. 熟悉子宫收缩力异常、骨产道异常及胎位异常的临床表现及处理原则。

3. 了解产力、产道、胎儿异常对母儿的影响及三者之间的关系。

要点提示

第一节　产力异常

一、概述

子宫收缩力异常临床上分为子宫收缩乏力和子宫收缩过强两类。每类又分为协调性子宫收缩和不协调性子宫收缩。

二、临床表现

（一）子宫收缩乏力

1. 协调性子宫收缩乏力（低张性子宫收缩乏力）　子宫收缩具有正常的节律性、对称性和极性，但收缩力弱，宫腔压力低，持续时间短，间歇期长且不规律。

2. 不协调性子宫收缩乏力（高张性子宫收缩乏力）　子宫收缩的极性倒置，宫缩不是起自两侧子宫角部，宫缩的兴奋点是来自子宫的一处或多处，节律不协调。属无效宫缩，产程延长或停滞，可出现胎儿宫内窘迫。

3. 产程曲线异常子宫收缩乏力均可导致产程曲线异常，有以下 7 种：

（1）潜伏期延长：从临产规律宫缩开始至宫口开大 3cm 为潜伏期，超过 16 小时为潜伏期延长。

（2）活跃期延长：从宫口开大 3cm 开始至宫口开全为活跃期，超过 8 小时为活跃期延长。

（3）活跃期停滞：进入活跃期后，宫口不再扩张达 2 小时以上，为活跃期停滞。

（4）第二产程延长：第二产程初产妇超过 2 小时，经产妇超过 1 小时尚未分娩，为第二产程延长。

（5）第二产程停滞：第二产程达 1 小时胎头下降无进展，为第二产程停滞。

（6）胎头下降延缓：活跃期晚期至宫口扩张 9～10cm，胎头下降速度初产妇<1cm/h，经产妇<2cm/h，称胎头下降延缓。

（7）胎头下降停滞：活跃期晚期胎头停留在原处不下降达 1 小时以上，称胎头下降停滞。总产程超过 24 小时称为滞产。

（二）子宫收缩过强

1. 协调性子宫收缩过强　子宫收缩的节律性、对称性和极性均正常，仅子宫收缩力过强、过频。易造成急产，即总产程不超过 3 小时。由于宫缩过强、过频易致产道损伤、胎儿缺氧、胎死宫内或新生儿外伤等。

2. 不协调性子宫收缩过强

（1）强直性子宫收缩：由于外界因素所引起宫颈口以上部分的子宫肌层出现强直性痉挛性收缩，宫缩间歇期短或无间歇，产妇烦躁不安、持续腹痛、拒按。

（2）子宫痉挛性狭窄环：指子宫壁某部肌肉在外因下呈痉挛性不协调性子宫收缩所形成的环状狭窄，持续不放松，称子宫痉挛性狭窄环。

三、治疗原则

1. 子宫收缩乏力　对协调性子宫收缩乏力，原则是找出病因，针对病因进行处理，并根据情况选择分娩方式。对不协调性子宫收缩乏力，原则是恢复子宫收缩的生理极性和对称性，给予适当的镇静剂，使产妇充分休息后恢复为协调性子宫收缩，再适时选择结束分娩的方式和时间。

2. 子宫收缩过强　对有急产史的产妇，提前住院待产。临产先兆开始即应做好接生及抢救新生儿窒息的准备工作。对强直性子宫收缩，应及时给予宫缩抑制剂，如属梗阻性原因，应立即行剖宫产术。对子宫痉挛性狭窄环，应先寻找原因，然后及时给予纠正。

四、护理措施

（一）子宫收缩乏力

1. 协调性子宫收缩乏力者估计可经阴道分娩者做好以下护理。

（1）第一产程的护理

1）改善全身情况：①保证休息；②补充营养、水分、电解质；③保持膀胱和直肠的空虚状态。

2）加强子宫收缩：如经上述处理仍子宫收缩乏力，且能排除头盆不称、胎位异常和骨盆狭窄，无胎儿窘迫，产妇无剖宫产史，则按医嘱加强子宫收缩：针刺穴位、刺激乳头、人工破膜及缩宫素静脉滴注。

3）剖宫产术的准备：如经上述处理产程仍无进展，或出现胎儿宫内窘迫，产妇体力衰竭等，应立即行剖宫产的术前准备。

（2）第二产程的护理：经上述处理后，一般宫缩转为正常，进入第二产程。此时应做好阴道助产和抢救新生儿的准备。若第二产程出现子宫收缩乏力时，在无头盆不称的前提下，也应加强子宫收缩，给予缩宫素静脉滴注，促进产程进展。

（3）第三产程的护理：与医师继续合作，预防产后出血及感染；凡破膜时间超过 12 小时，总产程超过 24 小时，肛查或阴道助产操作多者，按医嘱应用抗生素预防感染。密切观察子宫收缩、阴道出血情况及生命体征的各项指标。

2. 不协调性宫缩乏力者按医嘱给予哌替啶 100mg 肌注，确保产妇充分休息。医护人员要关心患者，耐心细致地向产妇解释疼痛的原因，指导产妇宫缩时做深呼吸、腹部按摩及放松技巧，减轻疼痛。更多时间陪伴不协调性宫缩乏力的产妇，稳定其情绪。多数产妇均能恢复为协调性宫缩。若宫缩仍不协调或伴胎儿窘迫、头盆不称等，应及时通知医师，并做好剖宫产术和抢救新生儿的准备。

3. 提供心理支持，减少焦虑与恐惧护士必须重视评估产妇的心理状况，及时给予解释和支持，防止精神紧张。可用语言和非语言性沟通技巧以示关心。

（二）子宫收缩过强

1. 预防宫缩过强对母儿的损伤有急产史的孕妇提前 2 周住院待产。经常巡视孕妇，一旦发生临产先兆，卧床休息，最好左侧卧位。需解大小便时，先查宫口大小及胎先露的下降情况。有临产先兆后提供缓解疼痛、减轻焦虑的支持性措施。鼓励产妇做深呼吸，提供背部按摩，嘱其不要向下屏气，以减慢分娩过程。

2. 密切观察宫缩与产程进展常规监测宫缩、胎心及母体生命体征变化。观察产程进展，发现异常及时通知医师，与医师合作妥善处理。对急产者，提早做好接生及抢救新生儿准备。

3. 分娩期及新生儿的处理分娩时尽可能作会阴侧切术，遇有宫颈、阴道及会阴的撕裂伤，应及时发现并予缝合。新生儿按医嘱给维生素 K 肌注，预防颅内出血。

4. 做好产后护理除观察子宫复旧、会阴伤口、阴道出血、生命体征等情况外，应向产妇进行健康教育及出院指导。新生儿如出现意外，需协助产妇及家属顺利度过哀伤期。

第二节 产道异常

一、临床表现

（一）骨产道异常的临床表现

1. 骨盆入口平面狭窄　骨盆入口平面呈横扁圆形，骶耻外径小于 18cm，前后径小于 10cm，对角径小于 11.5cm。常见有单纯扁平骨盆和佝偻病性扁平骨盆两种。

2. 中骨盆及骨盆出口平面狭窄　常见于漏斗骨盆。即骨盆入口平面各径线正常，两侧骨盆壁向内倾斜，状似漏斗。其特点是中骨盆及出口平面明显狭窄，坐骨棘间径小于 10cm，坐骨结节间径小于 8cm，耻骨弓角度小于 90°，坐骨结节间径与出口后矢状径之和小于 15cm。

3. 骨盆三个平面狭窄　骨盆外形属女性骨盆，但骨盆每个平面的径线均小于正常值 2cm 或更多，称均小骨盆 (**2009 年考点**)。

（二）软产道异常的临床表现

1．外阴异常常见于外阴瘢痕、外阴坚韧和外阴水肿。

2．阴道异常常见阴道纵隔、横膈和阴道尖锐湿疣。

3．宫颈异常常见于宫颈外口粘连、宫颈水肿、宫颈坚韧和宫颈瘢痕等。

二、治疗原则

明确狭窄骨盆的类别和程度，了解胎位、胎儿大小、胎心率、宫缩强弱、宫颈扩张程度、破膜与否，结合年龄、产次、既往分娩史，综合判断，选择合理的分娩方式。

对软产道异常应根据局部组织的病变程度及对阴道分娩的影响，选择局部手术治疗处理，或行剖宫产术结束分娩。

三、护理措施

1．有明显头盆不称，不能从阴道分娩者，按医嘱做好剖宫产术的术前准备与护理。

2．对轻度头盆不称，在严密监护下可以试产，试产中的护理要点为：

（1）专人守护，保证良好的产力。关心产妇饮食、营养、水分、休息。少肛查，禁灌肠。试产过程一般不用镇静、镇痛药。

（2）密切观察胎儿情况及产程进展情况，注意有无脐带脱垂；试产 2～4 小时，胎头仍未入盆，并伴胎儿窘迫者，则应停止试产。按医嘱做剖宫产的术前准备。

3．心理护理　认真解答产妇及家属提出的疑问，使其了解目前产程进展的状况，使产妇及家属解除对未知的焦虑，以取得良好的合作。

4．预防产后出血和感染　胎儿娩出后，及时注射宫缩剂。按医嘱使用抗生素，保持外阴清洁，每天冲（擦）洗会阴 2 次，使用消毒会阴垫。胎先露长时间压迫阴道或出现血尿时，应及时留置导尿管 8～12 天，必须保证导尿管通畅，以防止发生生殖道瘘。定期更换引流袋，防止感染。

5．新生儿护理　胎头在产道压迫时间过长或经手术助产的新生儿，应按产伤处理，严密观察颅内出血或其他损伤的症状。

第三节　胎位、胎儿发育异常

一、胎位异常

（一）临床表现

1．持续性枕后位、枕横位　在分娩过程中，胎头以枕后位或枕横位衔接。在下降过程中，有 5%～10% 胎头枕骨持续不能转向前方，直至分娩后期仍位于母体骨盆后方或侧方，致使分娩发生困难者，称持续性枕后位或持续性枕横位。持续性枕后位、枕横位常致活跃期晚期及第二产程延长。

2．臀先露　指胎儿以臀、足或膝为先露，以骶骨为指示点，在骨盆的前、侧、后构成 6 种胎位的总称。常导致子宫收缩乏力，产程延长，手术产机会增多。

（二）治疗原则

1．临产前胎位异常者定期产前检查，妊娠 30 周以前随其自然；妊娠 30 周以后胎位仍不正常者，则根据不同情况给予膝胸卧位矫正。若矫正失败，提前一周住院待产，以决定分娩方式（2013年考点）。

2. 临产后根据产妇及胎儿具体情况综合分析，以对产妇、对胎儿造成最少的损伤为原则，采用阴道助产或剖宫产术结束分娩。

二、胎儿发育异常

1. 巨大胎儿出生体重达到或超过4000g者，称巨大胎儿。

2. 胎儿畸形 ①脑积水；②其他：连体儿及胎儿颈、胸、腹等处发育异常或发生肿瘤等。

练 习 题

一、选择题

（一）A1 型题

1. 最常见的产力异常为
   - A. 不协调性宫缩乏力
   - B. 协调性宫缩乏力
   - C. 协调性宫缩过强
   - D. 不协调性宫缩过强
   - E. 不规则子宫收缩

2. 潜伏期延长是指潜伏期的时间超过
   - A. 8 小时
   - B. 10 小时
   - C. 12 小时
   - D. 16 小时
   - E. 20 小时

3. 初产妇第二产程延长是指第二产程时间超过
   - A. 0.5 小时
   - B. 1 小时
   - C. 2 小时
   - D. 3 小时
   - E. 4 小时

4. 急产是指总产程少于
   - A. 1 小时
   - B. 2 小时
   - C. 3 小时
   - D. 4 小时
   - E. 5 小时

5. 关于急产正确的描述是
   - A. 多见于有人工流产史的初产妇
   - B. 总产程不足 4 小时
   - C. 常发生胎盘剥离不全
   - D. 易发生软产道裂伤
   - E. 产妇持续腹痛，烦躁不安，精神疲惫

6. 有关急产的处理，不正确的是
   - A. 预产期前 1~2 周住院待产
   - B. 见红或有不规则宫缩后即入待产室
   - C. 接生准备按经产妇对待
   - D. 潜伏期可以灌肠
   - E. 仔细观察产程进展和听胎心

7. 有关子宫收缩力异常的描述，错误的是
   - A. 属于协调性宫缩乏力
   - B. 属于不协调性宫缩乏力
   - C. 出现痉挛性狭窄环
   - D. 出现生理性缩复环
   - E. 属于原发宫缩乏力

8. 导致继发性子宫收缩乏力的最常见原因是
   - A. 精神因素
   - B. 产道或胎儿因素
   - C. 子宫因素
   - D. 内分泌因素
   - E. 药物影响

9. 子宫收缩过强对母儿的影响<u>不包括</u>
 A. 产道损伤
 B. 胎儿缺氧
 C. 胎死宫内
 D. 新生儿外伤
 E. 脐带脱垂

10. 下列情况中，可协助医生用缩宫素的是
 A. 协调性宫缩乏力
 B. 不协调性宫缩乏力
 C. 子宫收缩过强
 D. 骨盆出口狭窄
 E. 骨盆入口狭窄

11. 使用缩宫素的注意事项，正确的是
 A. 专人守护，严密观察宫缩及胎心音
 B. 用药后宫缩愈强效果愈好
 C. 可用于不协调宫缩
 D. 如出现胎儿窘迫，只要调整缩宫素的量即可
 E. 若宫缩不强，可调整滴数到 60 滴/分

12. 对不协调性宫缩乏力的产妇，首选的护理措施是
 A. 立即遵医嘱给予缩宫素
 B. 遵医嘱给镇静剂
 C. 温肥皂水灌肠
 D. 人工破膜
 E. 立即吸氧

13. 在加强子宫收缩的方法中，下列应专人监护的是
 A. 灌肠
 B. 人工破膜
 C. 针刺
 D. 缩宫素静脉滴注
 E. 排空膀胱

14. 有关预防宫缩过强对母儿的损伤的护理措施中，<u>不正确</u>的是

A. 有急产史的孕妇应提前 2 周住院待产
B. 经常巡视孕妇，嘱其勿远离病房
C. 一旦发生产兆，嘱卧床休息，最好左侧卧位
D. 需解大小便时，先检查宫口大小及胎先露的下降情况
E. 有宫缩时嘱孕妇向下屏气

15. 中骨盆狭窄的孕妇，最容易导致
 A. 胎头跨耻征阳性
 B. 持续性枕后位或枕横位
 C. 胎膜早破
 D. 胎位异常
 E. 胎先露入盆受阻

16. 有关均小骨盆的描述，<u>不正确</u>的是
 A. 形态属正常女性骨盆
 B. 多见于身材矮小、体型相称的妇女
 C. 估计胎儿不大，头盆相称者可给试产机会
 D. 胎儿较大者应及早剖宫产
 E. 骨盆各径线均较正常值小 1cm

17. 胎头下降受阻的原因，<u>错误</u>的是
 A. 骨盆狭窄
 B. 子宫收缩乏力
 C. 胎位异常
 D. 胎头过大或胎儿畸形
 E. 胎膜早破或羊水过少

18. 骨盆入口平面狭窄的是
 A. 均小骨盆
 B. 漏斗骨盆
 C. 横径狭窄骨盆
 D. 畸形骨盆
 E. 扁平骨盆

19. 中骨盆、骨盆出口狭窄的是
 A. 扁平骨盆
 B. 漏斗骨盆
 C. 均小骨盆

D. 畸形骨盆

E. 横径狭窄骨盆

20. 骶耻外径的正常值是

    A. 8.5~9.5cm

    B. 10~18cm

    C. 18~20cm

    D. 23~25cm

    E. 26~28cm

21. 与导致臀先露无关的因素是

    A. 羊水过少

    B. 羊水过多

    C. 胎头衔接受阻

    D. 前置胎盘

    E. 原发性宫缩乏力

22. 下列不是臀位临床表现的是

    A. 宫缩乏力

    B. 后出胎头困难

    C. 脐带脱垂

    D. 产程延长

    E. 宫底摸及胎臀，子宫下段摸及胎头

23. 下列胎位为横产式的是

    A. 持续性枕横位

    B. 左前骶位

    C. 右肩前位

    D. 持续性枕后位

    E. 左枕前

24. 巨大胎儿是指胎儿出生体重达到或超过

    A. 3000g

    B. 3500g

    C. 4000g

    D. 4500g

    E. 5000g

25. 胎位异常的护理，正确的是

    A. 胎儿发育畸形者应及时终止妊娠

    B. 宫口未开全，嘱产妇向下用力

    C. 协助医生多进行阴道检查

D. 指导待产中的孕妇勤下地活动

E. 凡是臀位都应进行剖宫产，不必矫正胎位

（二）A2型题

26. 初产妇，临产 16 小时，肛查宫口开全 2 小时，先露头达 S^{+2}，骨产道正常，枕后位，胎心 122 次/分，此时最恰当的分娩方式是

    A. 即刻剖宫产术

    B. 行会阴侧切，产钳助产

    C. 静脉点滴缩宫素

    D. 等待胎头自然旋转后阴道助产

    E. 静脉高营养等待阴道自娩

27. 某产妇，G_1P_0，孕 38 周临产，外院诊断臀位急诊转入，检查时所见正确的是

    A. 胎体纵轴与母体纵轴垂直

    B. 完全臀位是指胎儿双髋关节屈曲，双膝关节伸直

    C. 胎心在母体脐下方听得最清楚

    D. 胎儿骶骨在母体骨盆之右前方为右骶后位

    E. 如宫口扩张，胎膜已破，扪到胎足应与胎手区别

28. 初产妇，35 岁，妊娠 40 周，规律宫缩 18 小时，宫口开大 3cm，胎头 S^{-1}，查胎头大囟门位于骨盆右前方，胎心 108 次/分，下列诊断错误的是

    A. 枕后位

    B. 高龄初产

    C. 胎儿窘迫

    D. 潜伏期延长

    E. 胎头下降停滞

29. 初孕妇，妊娠 40 周，胎头双顶径 9.3cm，漏斗骨盆。临产后不易发生的是

    A. 持续性枕横位

B. 持续性枕后位

C. 第一产程潜伏期延长

D. 第一产程活跃期停滞

E. 子宫破裂

30. 某孕妇身材矮小，匀称，骨盆测量数值如下：髂前上棘间径 21cm，髂嵴间径 23cm，骶耻外径 16cm，出口横径 7.6cm，对角径 11.4cm，此孕妇骨盆为

A. 扁平骨盆

B. 畸形骨盆

C. 漏斗骨盆

D. 横径狭窄骨盆

E. 均小骨盆

31. 初孕妇，孕 35 周，四步触诊结果，于子宫底部触到圆而硬的胎头，在耻骨联合上方触到软而宽，不规则的胎臀，胎背位于母体腹部右前方。胎心音于脐上右侧听到。该孕妇胎方位为

A. 骶左前

B. 骶右前

C. 骶左后

D. 骶右后

E. 骶左横

32. 某产妇，G_2P_0，停经 38 周，阵发性腹痛 13 小时，宫缩每六七分钟 1 次，每次持续约 30 秒，宫口开大 7cm，头位，无头盆不称，此时护士应协助医生处理的项目是

A. 立即做好剖宫产的准备

B. 给予高蛋白饮食，让产妇充分休息

C. 给予缩宫素静脉点滴

D. 阴道助产分娩

E. 等待自然分娩

33. 某产妇，G_2P_0，骨盆测量骶耻外径 21cm，坐骨棘间径 <10cm，坐骨结节间径 <8cm，耻骨弓角度 <90°，应考

虑为

A. 正常骨盆

B. 扁平骨盆

C. 均小骨盆

D. 漏斗骨盆

E. 畸形骨盆

34. 某女，28 岁，G_1P_0，停经 31 周，腹部检查，子宫呈纵椭圆形，子宫底部触及圆而硬的胎头，有浮球感，胎心音在脐左上方听得最清楚，首选的护理措施是

A. 指导孕妇胸膝卧位

B. 指导孕妇左侧卧位

C. 协助医生进行外倒转术

D. 等待自然转为头位

E. 等到预产期行剖宫产术

（三）A3 型题

（35～36 题共用题干）

初产妇，足月妊娠，临产 10 小时，产妇烦躁不安，疼痛难忍。查体：子宫收缩弱，宫缩间歇时宫壁不放松，宫高 33cm，腹围 102cm，胎心 140 次/分，宫口开大 4cm，胎头最低点平坐骨棘，骨盆测量正常。

35. 该产妇初步诊断考虑为

A. 协调性宫缩乏力

B. 不协调性宫缩乏力

C. 协调性宫缩过强

D. 不协调性宫缩过强

E. 正常产程

36. 对该产妇护理，<u>不正确</u>的是

A. 遵医嘱给予镇静剂

B. 让产妇放松，充分休息

C. 在宫缩未恢复协调前，禁用缩宫素

D. 出现胎儿窘迫时，协助医生做好剖宫产术准备

E. 立即给予缩宫素静脉滴注加强宫缩

（三）A4 型题

（37～39 题共用题干）

初产妇，孕足月规律宫缩 16 小时，肛查宫口开大 6cm，宫缩转弱，25～30 秒/5～6 分钟，2 小时后，肛查宫口仍开大 6cm，$S^{-0.5}$。

37. 产程曲线异常属于
    - A. 潜伏期延长
    - B. 活跃期延长
    - C. 活跃期停滞
    - D. 胎头下降延缓
    - E. 第二产程停滞

38. 此种异常情况，最可能的原因是
    - A. 扁平骨盆
    - B. 均小骨盆
    - C. 中骨盆狭窄
    - D. 宫颈水肿
    - E. 宫颈肌瘤

39. （假设信息）如果胎儿电子监测 CST 示"晚期减速"，羊水 II 度粪染，适宜的处理是
    - A. 产钳尽快娩出胎儿
    - B. 会阴侧切尽快娩出胎儿
    - C. 剖宫产术
    - D. 静脉点滴缩宫素
    - E. 吸氧，等待自然分娩

（40～42 题共用题干）

初产妇，足月妊娠，临产 10 小时，产妇烦躁不安，疼痛难忍，检查：子宫收缩弱，宫缩间歇时宫壁不放松，宫高 34cm，腹围 101cm，胎心 130 次/分，宫口开大 4cm，胎头最低点平坐骨棘，骨盆测量正常。

40. 该产妇初步诊断考虑为
    - A. 协调性宫缩乏力
    - B. 不协调性宫缩乏力
    - C. 协调性宫缩过强
    - D. 不协调性宫缩过强
    - E. 正常产程

41. 对该产妇护理，不正确的是
    - A. 遵医嘱给予镇静剂
    - B. 让产妇放松，充分休息
    - C. 在宫缩未恢复协调前，禁用缩宫素
    - D. 出现胎儿窘迫时，协助医生做好剖宫产术准备
    - E. 立即给予缩宫素静脉滴注加强宫缩

42. 若经过处理后，转变为协调性宫缩乏力，此时胎膜未破，首选的护理措施是
    - A. 温肥皂水灌肠
    - B. 排空膀胱
    - C. 协助医生人工破膜
    - D. 针刺合谷穴位
    - E. 静脉滴注缩宫素

二、名词解释

43. 潜伏期延长
44. 活跃期延长
45. 滞产
46. 漏斗骨盆
47. 急产

三、填空题

48. 宫缩_____、_____影响子宫胎盘的血液循环，胎儿在宫内_____，易发生_____、新生儿窒息或死亡。胎儿娩出过快，使_____在产道内受到压力突然解除，

可致新生儿_____。

49. 有急产史的产妇,在预产期前_____周不宜外出远走,临产后不应_____,提前做好接生及_____抢救准备工作。

50. 若为骨盆入口平面狭窄,影响胎先露部_____,容易发生_____,引起_____子宫收缩无力,导致产程延长或停滞。若为中骨盆平面狭窄,影响胎头_____,容易发生持续性_____位或_____位。

51. 胎位异常常导致_____宫缩乏力,使产程延长,常需手术助产,容易发生_____损伤,增加_____及感染的机会。

52. _____是最常见的胎位异常。

四、简答题

53. 简述缩宫素静滴的适应证、用法及监护措施。

54. 妊娠期臀位如何纠正为正常胎位?

55. 如何护理急产?

56. 狭窄骨盆分哪几类?

五、案例分析题

高女士,28 岁,第一胎,孕 39 周,上午 9 时因有规律宫缩而入院。查体:宫高 35cm,腹围 100cm,胎位左枕前(LOA),先露已入盆,胎心 140 次/分,宫缩持续 30 秒,间隔 3 ~ 4 分钟。骨盆外测量正常。肛查:宫口松,宫颈管长 1cm,先露 $S^{-1.5}$。B 超提示双顶径(BPD)为 9.3cm。于 19 时宫口开大 2cm,先露 S^{-1},宫缩 25 ~ 30s/6 ~ 8min,宫缩强度弱,胎心音正常。产妇精神差,进食少,疲乏,担心不能顺利分娩。请问:

57. 说出目前的医疗诊断。

58. 应采取哪些护理措施?

第八章 分娩期并发症产妇的护理

学习目的

1. 掌握分娩期并发症产妇的主要护理措施。
2. 熟悉分娩期并发症的临床表现及治疗原则。
3. 了解分娩期并发症对母儿的影响。

要点提示

第一节 胎膜早破

一、概述

胎膜早破是指在临产前胎膜自然破裂。

二、临床表现

1. 临床表现

（1）症状：孕妇突感有较多液体自阴道流出。当咳嗽、打喷嚏、负重等腹压增加时，羊水流出。

（2）体征：行肛诊检查，触不到羊膜囊，上推胎儿先露部可见到流液量增多。

2. 并发症　可引起早产、感染和脐带脱垂。

三、辅助检查

1. 阴道液酸碱度检查　用 pH 试纸检查，若流出液 pH≥6.5 时，胎膜早破的可能性极大。

2. 阴道液涂片检查阴道液干燥片检查有羊齿状结晶出现为羊水。

四、治疗原则

1. 住院待产，严密注意胎心音变化。胎先露部未衔接者应绝对卧床休息，抬高臀部，以防脐带脱垂。避免不必要的肛诊与阴道检查（2008、2012 年考点）。

2. 一般于胎膜破裂后 12 小时即给抗生素预防感染发生。

3. 妊娠<35 周时，给予地塞米松 10mg，静脉滴注，每天一次共两次，以促胎肺成熟。

好

若羊水池深度≤2cm，可经腹羊膜腔输液，减轻脐带受压。

4. 适时终止妊娠。

五、护理措施（2013年考点）

1. 密切观察定时观察并记录羊水性状、颜色、气味等；注意胎心率的变化，监测胎动及胎儿宫内安危；严密观察产妇的生命体征、白细胞计数，了解感染的征象。

2. 外阴护理保持外阴清洁，放置吸水性好的消毒会阴垫于外阴，勤换会阴垫，保持清洁干燥；每天会阴擦洗两次。

3. 遵医嘱给予抗生素预防感染；地塞米松促胎肺成熟。

4. 心理护理　帮助孕妇分析目前状况，讲解胎膜早破的影响，使孕妇积极参与护理。

第二节　产后出血

一、概述

胎儿娩出后24小时内出血量超过500ml者为产后出血。

主要病因有：①子宫收缩乏力：是产后出血的最主要原因；②胎盘因素；③软产道裂伤；④凝血功能障碍（2008、2009年考点）。

二、临床表现

1. 症状　主要临床表现为阴道流血量过多。

2. 体征　血压下降，脉搏细数。子宫收缩乏力性出血及胎盘因素所致出血者，子宫轮廓不清，触不到宫底，按摩后子宫收缩变硬，停止按摩又变软，按摩子宫时阴道有大量出血。血液积存或胎盘已剥离而滞留于子宫腔内者，宫底可升高，按摩子宫并挤压宫底部刺激宫缩，可促使胎盘和淤血排出。因软产道裂伤或凝血功能障碍所致的出血，腹部检查宫缩较好，轮廓较清晰。

三、治疗原则

1. 因产后子宫收缩乏力造成的大出血，可以通过使用宫缩剂、按摩子宫、宫腔内填塞纱布条或结扎血管等方法达到止血的目的（2009年、2013年考点）。

2. 软产道撕裂伤造成的大出血，止血的有效措施是及时准确地修复缝合。

3. 胎盘因素导致的大出血要及时将胎盘取出，并做好必要的刮宫准备。

4. 凝血功能障碍者所致出血应针对不同病因、疾病种类进行治疗，如血小板减少症、再生障碍性贫血等患者应输新鲜血或成分输血，如发生弥散性血管内凝血应进行抗凝与抗纤溶治疗，全力抢救。

四、护理措施

（一）协助医生针对原因执行止血措施

1. 宫缩乏力性出血立即按摩子宫，同时注射宫缩剂。若按摩止血效果不理想，及时配合医师做好结扎髂内动脉、子宫动脉，必要时做好子宫次全切除术的术前准备。

2. 软产道裂伤造成的出血及时准确地修补缝合。

3. 胎盘因素导致的大出血根据不同情况处理，如胎盘剥离不全、滞留、粘连，可徒手剥离取出；胎盘部分残留，则需刮取胎盘组织，导尿后按摩宫底促使嵌顿的胎盘排除。

4. 凝血功能障碍者所致出血若发现出血不凝，立即通知医生，同时取血做凝血试验及配血备用。并针对不同病因、疾病种类进行护理。

（二）做好产妇及家属的心理护理和健康教育

主动给予产妇关爱与关心，使其增加安全感，教会产妇一些放松的方法，鼓励产妇说出内心的感受。指导产妇逐步增加活动量，以促进身体的康复过程。出院时指导产妇怎样注意加强营养和活动，继续观察子宫复旧及恶露情况。

第三节 子宫破裂

一、概述

在妊娠晚期或分娩期子宫体部或子宫下段发生破裂称为子宫破裂。

二、临床表现

子宫破裂多发生于分娩期，其发生过程可分为两个阶段：

1. 先兆子宫破裂 常见于有梗阻性难产、产程延长的产妇。下腹部压痛、病理性缩复环的形成、胎心率改变、血尿出现是先兆子宫破裂的四大主要表现。

2. 子宫破裂 继先兆子宫破裂症状后，产妇突然感到下腹部撕裂样剧痛，之后短暂缓解，子宫收缩停止，但很快出现全腹持续性疼痛，并迅速进入休克状态。胎动停止，胎心消失。

三、治疗要点

1. 先兆子宫破裂 原则立即给予抑制子宫收缩药物，如肌注哌替啶，或给予静脉全身麻醉等，以缓解宫缩，并积极行术前准备，立即行剖宫产术。

2. 子宫破裂 抢救休克的同时，积极行术前准备，无论胎儿是否存活，均应尽快手术治疗。术后常规给予抗生素预防感染。

四、护理措施

1. 预防子宫破裂的发生

（1）重视产前检查。

（2）对存在子宫破裂高危因素的孕妇，应提前入院待产。

2. 先兆子宫破裂产妇的护理

（1）密切观察产程进展，做好胎心监测。

（2）遵医嘱使用硫酸镁、肾上腺素等抑制宫缩的药物。

（3）严密观察产妇生命体征、子宫收缩及腹痛情况，给予抗休克处理，迅速做好剖宫产准备。

3. 子宫破裂产妇的护理

（1）取中凹卧位，积极抗休克治疗。

（2）立即术前准备，协助行剖宫产术。

（3）严密观察产妇生命体征、准确记录出入液量、评估出血量。

第四节 羊水栓塞

一、概述

羊水栓塞是指在分娩过程中羊水突然进入母体血液循环后引起产妇发生过敏性休克、急性肺栓塞、肾衰竭、弥散性血管内凝血（DIC）甚至猝死的严重分娩并发症。与宫缩过强、急产、胎膜早破、前置胎盘、子宫破裂、剖宫产等相关。

二、临床表现

大多发病突然，开始出现烦躁不安、寒战、恶心、呕吐、气急等先兆症状，继而出现呛咳、呼吸困难、发绀，迅速出现循环衰竭，进入休克或昏迷状态，严重者发病急骤，可于数分钟内迅速死亡。临床经过可分为急性休克期、出血期、急性肾衰竭期三个阶段。

三、治疗原则

1. 羊水栓塞的处理一旦出现羊水栓塞的临床表现，应立即给予紧急处理。

（1）吸氧：立即取半卧位，加压给氧，必要时行气管插管或气管切开，保证供氧，减轻肺水肿，改善脑缺氧。

（2）抗过敏：立即静脉推注地塞米松。

（3）解痉挛：①阿托品；②罂粟碱。

（4）纠正心衰消除肺水肿。

（5）抗休克纠正酸中毒。

（6）DIC 阶段应早期抗凝，补充凝血因子，应用肝素；晚期抗纤溶同时也补充凝血因子，防止大出血。

（7）少尿或无尿阶段要及时应用利尿剂，预防与治疗肾衰竭。

2. 产科处理原则上应在产妇呼吸循环功能得到明显改善，并已纠正凝血功能障碍后再处理分娩。

（1）发生在第一产程，应做好剖宫产手术准备，及时终止妊娠。

（2）发生在第二产程，可采用阴道助产结束分娩。

（3）发生在羊膜腔穿刺、钳刮术时或滴注缩宫素时，应立即终止手术、停止使用缩宫素，进行抢救。

四、护理措施

1. 陪伴患者，密切观察病情。

2. 监测产程进展、宫缩强度与胎儿情况。密切观察出血量、凝血情况，如子宫出血不止，应及时报告医生做好子宫切除术的术前准备。

3. 提供心理支持。

练 习 题

一、选择题

（一）A1 型题

1. 下列**不属于**胎膜早破的病因的是
   A. 机械性刺激
   B. 下生殖道感染
   C. 羊膜腔内压力升高
   D. 胎膜发育不良
   E. 宫颈内口紧张

2. 胎膜早破指
   A. 胎膜在第二产程破裂
   B. 胎膜在临产前破裂
   C. 胎膜在宫缩开始时破裂
   D. 胎膜在第一产程破裂
   E. 胎膜在胎儿娩出中破裂

3. 产后出血是指
   A. 胎儿娩出后 2 小时内阴道出血量超过 500ml
   B. 胎儿娩出后 24 小时内阴道出血量超过 500ml
   C. 胎盘娩出后 2 小时内阴道出血量超过 500ml
   D. 胎盘娩出后 24 小时内阴道出血量超过 500ml
   E. 产后阴道出血量超过 500ml

4. 产后出血最常见的原因是
   A. 宫缩乏力
   B. 胎盘胎膜残留
   C. 胎盘植入
   D. 软产道损伤
   E. 凝血功能障碍

5. **不是**产后出血的病因
   A. 胎盘滞留
   B. 产后宫缩乏力
   C. 凝血功能障碍
   D. 软产道裂伤

   E. 胎儿窘迫

6. 产后宫缩乏力性出血时的临床表现，正确的是
   A. 胎儿娩出后即见血液不断流出
   B. 血色暗红无凝块
   C. 宫缩时出血量增多
   D. 胎盘未剥离前即出血不止，多伴有第三产程延长
   E. 宫体软，轮廓不清

7. 产后出血应急护理，**不妥**的是
   A. 应迅速有条不紊地抢救
   B. 医生到后，方可采取止血措施
   C. 宫缩乏力引起的出血立即按摩子宫
   D. 压出宫腔积血可促进宫缩
   E. 注射子宫收缩剂

8. 导致子宫破裂的原因，**错误**的是
   A. 胎先露下降受阻
   B. 各种不适当的阴道助产手术
   C. 急性羊水过多
   D. 子宫壁瘢痕破裂
   E. 宫缩剂使用不当

9. 先兆子宫破裂与重型胎盘早剥所共有的临床表现是
   A. 伴有头盆不称
   B. 剧烈腹痛
   C. 子宫呈板状硬、不放松
   D. 均有外伤史
   E. 都伴有多量阴道出血

10. 有关子宫破裂，错误的是
    A. 多数发生于分娩期
    B. 少数发生于妊娠晚期
    C. 经产妇发生率高于初产妇
    D. 多数分为先兆子宫破裂和子宫破裂两个阶段

E. 初产妇发生率高于经产妇

11. 不属于先兆子宫破裂的临床表现为
   A. 子宫收缩力强
   B. 子宫病理性缩复环
   C. 子宫下段压痛
   D. 胎心率 100 次/分
   E. 腹壁下清楚触及胎儿肢体

12. 羊水栓塞第一个阶段休克一般发生于
   A. 临产开始
   B. 潜伏期结束
   C. 活跃期开始
   D. 第二产程末
   E. 第一产程末、第二产程宫缩较强时

13. 关于羊水栓塞的常见病因，错误的是
   A. 前置胎盘
   B. 子宫颈裂伤
   C. 子宫收缩乏力
   D. 胎盘早剥
   E. 胎膜早破

14. 羊水栓塞的典型临床阶段是
   A. 休克，DIC 引起的出血，急性肾功能衰竭
   B. 急性肾功能衰竭，休克，DIC 引起的出血
   C. DIC 引起的出血，急性肾功能衰竭，休克
   D. 休克，急性肾功能衰竭，DIC 引起的出血
   E. DIC 引起的出血，休克，急性肾功能衰竭

（二）A2 型题

15. 某产妇，因"胎膜早破"入院，检查：头先露，未入盆，其余正常。错误的护理措施是
   A. 绝对卧床休息，禁止灌肠
   B. 休息时取半卧位
   C. 严密观察胎心音

D. 严密观察流出羊水的性状
   E. 指导孕妇自测胎动

16. 某产妇，妊娠 34 周，胎膜早破入院，检查先露未入盆。护理措施中错误的是
   A. 嘱绝对卧床休息
   B. 取头高足低位
   C. 观察阴道流液情况
   D. 指导孕妇自测胎动
   E. 禁止清洁灌肠

17. 某产妇，28 岁，足月顺产，当胎儿娩出后即发生阴道持续性出血，量约 600ml，呈鲜红色，很快凝成血块，查宫缩良好，此出血原因为
   A. 胎盘残留
   B. 胎盘剥离不全
   C. 子宫收缩乏力
   D. 软产道裂伤
   E. 凝血功能障碍

18. 某产妇，足月妊娠，临产 16 小时，伴排尿困难，检查：宫底剑突下 2 横指，拒按，右枕后（ROP）位，胎心 68 次/分，宫口开大 4cm，$S^{-1.5}$，产瘤 5cm×5cm×1.5cm，儿头塑形明显，宫缩间歇时，患者呼痛不已，并于脐下 2 横指处见一凹陷，随宫缩逐渐上升，导尿发现为肉眼血尿，此时应做的诊断是
   A. 子宫痉挛性狭窄环
   B. 高张性宫缩乏力
   C. 先兆子宫破裂
   D. 低张性宫缩乏力
   E. 子宫破裂

19. 初产妇孕 38 周，胎儿估计 3800g，在人工破膜+缩宫素静脉点滴下，5 小时宫口开大 9cm，突然脐下 2 指处可见病理缩复环，导尿浅粉色，最适宜的处

理为

A. 即刻停用缩宫素，等待自然分娩

B. 立即行产钳助产术

C. 立即停用缩宫素，行剖宫产术

D. 给予镇静剂后行阴道助产

E. 给予镇静剂后等待自然分娩

20. 某产妇，G_1P_0，孕 29 周，胎动胎心消失 1 周入院，经人工破膜及缩宫素点滴娩出一死婴，即开始不断的阴道出血，经人工剥离胎盘及使用宫缩剂后仍无效果，出血不止，无凝血块，此例产后出血的原因可能是

A. 产后宫缩乏力

B. 软产道损伤

C. 子宫破裂

D. 子宫腔内感染

E. 凝血功能障碍

21. 某产妇，G_3P_1，孕 40 周，人工流产 2 次，产程进展顺利，胎儿娩出后已达 30 分钟，胎盘未娩出，亦无剥离迹象，阴道无出血，最可能的原因是

A. 胎盘剥离不全

B. 胎盘剥后滞留

C. 胎盘嵌顿

D. 胎盘植入

E. 胎盘部分性粘连

22. 初产妇，24 岁，临产后产程进展顺利，宫口开全半小时，儿头已拨露，LOA，胎儿电子监测示"晚期减速"，此时应采取的最适宜的处理措施是

A. 立即行剖宫产术结束分娩

B. 产钳助产

C. 静脉点滴缩宫素加速分娩

D. 继续观察胎心图像变化

E. 等待阴道自然分娩

23. 某产妇，G_1P_0，孕 37 周，破水 4 小时来急诊室，检查：血压 110/75mmHg，

胎儿头高浮，胎心 100 次/分，最适宜的处理是

A. 立即行 B 超检查

B. 嘱孕妇自行办理入院手续

C. 吸氧，左侧卧位，急诊室观察

D. 用平车推送患者到病房住院观察

E. 用平车推送患者入产房，即行阴道检查

24. 某产妇，因子宫破裂，胎儿死亡，行子宫切除术，术后制定心理调适的护理措施，不妥的是

A. 允许产妇诉说内心感受

B. 适当时候向产妇解释胎儿死亡原因

C. 安排与哺乳产妇同住一室

D. 鼓励家属多陪伴产妇

E. 观察产妇病情变化

（三）A3 型题

（25~26 题共用题干）

某产妇，G_1P_0，孕 40 周，头位。临产 18 小时，宫口开大 8cm，有头盆不称，2 小时无进展，缩宫素静脉点滴产程仍无进展由基层转诊，初步诊断为"子宫破裂"。

25. 体检中发现最可靠的诊断依据是

A. 产妇疼痛难忍，呼叫，烦躁不安

B. 可见阴道多量鲜血流出

C. 脐下病理缩复环随宫缩上升

D. 子宫轮廓不清，胎体可清楚扪及

E. 胎心、胎动消失

26. 此时最适宜的处理方法是

A. 即行阴道内诊，以明确破口部位及大小

B. 迅速阴道助产娩出死胎

C. 即刻剖宫取胎，同时行子宫次全切除术

D. 剖宫取胎后，对破口小、时间短、无感染者可行修补术

E. 输血输液观察

（27~28 题共用题干）

某孕妇，妊娠 36 周，2 天来阴道持续流液。阴道检查触不到前羊水囊，液体不断从宫口流出，临床诊断为胎膜早破。

27. 此孕妇**不可能**出现的并发症是
    A. 胎儿窘迫
    B. 早产
    C. 流产
    D. 宫腔感染
    E. 脐带脱垂

28. **不能**预防该妇女胎膜早破发生的是
    A. 妊娠最后 2 个月禁止性交
    B. 加强产前检查
    C. 孕期活动适度
    D. 及时纠正异常胎位
    E. 胎位异常应休息，并给予灌肠

（四）A4 型题

（29~31 题共用题干）

某初产妇，因第二产程延长，胎吸分娩，胎儿体重 4000g，胎儿娩出后阴道持续出血，色鲜红，有凝血块。

29. 此时阴道流血原因，最有可能的是
    A. 产后宫缩乏力
    B. 软产道裂伤
    C. 胎盘剥离不全
    D. 凝血功能障碍
    E. 子宫破裂

30. 产后 1 小时，再次出血，BP 70/30mmHg，面色苍白，出冷汗，子宫轮廓不清，此时出血原因可能是
    A. 胎盘剥离不全
    B. 胎盘残留
    C. 子宫收缩乏力
    D. 凝血功能障碍
    E. 软产道裂伤

31. 为预防产后出血，不妥的措施是
    A. 对具有产后出血高危因素产妇，做好准备工作
    B. 第一产程密切观察，避免产妇过度疲劳
    C. 重视第二产程处理，指导产妇适时正确使用腹压
    D. 第三产程准确收集出血量，并检查胎盘、胎膜是否完整
    E. 胎盘娩出后，产妇继续留在产房观察半小时后可转入病房休息

（32~34 题共用题干）

某产妇，G_1P_0，孕 39 周，因阴道见红，偶感腹坠入院，入院 2 天每于夜晚感明显腹坠，但无规律宫缩，晨起后消失，肛查盆骨正常，宫颈部分消失，宫口未开，先露 $S^{-1.5}$，产妇感疲乏无力。

32. 此时应采取的最适宜的处理措施是
    A. 静脉点滴缩宫素
    B. 肌内注射哌替啶
    C. 剖宫产术
    D. 人工破膜引产术
    E. 等待自然分娩

33. 该产妇因宫颈扩张活跃期延长，行缩宫素静脉点滴，点滴中突发剧烈腹痛，检查：脐耻间可见一凹陷，下腹拒按，胎心 110 次/分，阴道内诊：宫口开 8cm，先露 S^{+1}，LOA，盆骨正常，导尿呈血性，此例应诊断为
    A. 胎盘早剥
    B. 先兆子宫破裂
    C. 前置胎盘
    D. 子宫破裂
    E. 膀胱破裂

34. 应做的处理为
    A. 加速缩宫素静脉点滴速度
    B. 产钳助产术
    C. 给予哌替啶后继续观察产程进展
    D. 剖宫产术

E. 吸氧，静脉输入高张葡萄糖

（35～38 题共用题干）

某产妇，G_1P_0，孕 40 周，破水 24 小时，有规律宫缩 20 小时，胎儿手脱出阴道口来诊。检查：脐下病理缩复环随宫缩上升产妇腹痛拒按，烦躁不安，脉搏、呼吸快，胎心 160 次/分。

35. 此时应首先考虑的诊断是
    A. 胎盘早剥
    B. 前置胎盘
    C. 子宫先兆破裂
    D. 子宫不全破裂
    E. 完全性子宫破裂

36. 入院行体检时，最有早期诊断意义的症状、体征是
    A. 产妇疼痛难忍，呼叫
    B. 可见阴道内多量鲜血流出
    C. 子宫轮廓不清，胎体可清楚扪及
    D. 肉眼血尿
    E. 脐下病理缩复环随宫缩上升

37. 最佳处理方法是
    A. 立即给予镇静剂
    B. 乙醚麻醉下行内倒转术
    C. 抗休克治疗
    D. 立即剖宫产术
    E. 立即消毒将手送回阴道内

38. （假设信息）：该孕妇诊断"子宫破裂"，正确的处理是
    A. 胎儿已死亡，可以经阴道娩出死胎
    B. 破裂时间较长，有感染者，如无子女，仍可行裂伤修补术，同时加用抗生素
    C. 子宫裂口易缝合，感染不严重，可

做裂口修补缝合术
    D. 子宫破裂一经诊断，均应行子宫全切除术
    E. 子宫破裂发生后，立即使用缩宫素缩小破口

（39～41 题共用题干）

某产妇，孕 38 周，第 1 胎，头先露。临产 12 小时，宫口开全 40 分钟，见"拨露"及流出的羊水混浊，医师使用产钳助产，娩出一体重 3000g 活女婴。10 分钟后娩出胎盘，子宫间歇性出血 400ml。检查：胎盘胎膜完整。宫体柔软，呈袋状，经按摩宫缩好转，出血量减少，宫颈未见损伤，阴道伤口出血不多。

39. 李女士需要产钳的原因是
    A. 早产
    B. 胎儿窘迫
    C. 第一产程延长
    D. 第二产程延长
    E. 屏气用力欠佳

40. 李女士出血的原因最可能是
    A. 软产道损伤
    B. 子宫收缩乏力
    C. 胎盘胎膜残留
    D. 凝血功能障碍
    E. 子宫循环血量增多

41. 应采取的措施是
    A. 继续观察
    B. 给予静脉输液
    C. 缝合阴道伤口
    D. 加强子宫收缩
    E. 给予床头抬高

二、名词解释

42. 胎膜早破
43. 产后出血

44. 子宫破裂

45. 病理缩复环

46. 羊水栓塞

三、填空题

47. 胎膜早破时，羊水的 pH 为_____，阴道液干燥片检查有_____。

48. 胎膜早破时，胎先露部_____应绝对平卧，避免不必要的肛查和阴道检查。以防止_____。

49. 破膜_____小时以上者应预防性使用抗生素，为促进胎肺成熟，遵医嘱给予_____治疗。

50. 产后出血的主要原因是_____。

51. 治疗宫缩乏力最有效迅速的方法是_____，具体方法是_____，肌注或静脉注射缩宫素或_____。

52. 羊水栓塞的临床经过大致可分为急性_____、_____和肾功能衰竭期。

53. 在使用缩宫素引产时，必须有_____，随时调整缩宫素剂量、速度、避免_____，不能在_____时行人工破膜。

四、简答题

54. 简述胎膜早破的护理措施。

五、案例分析题

某初产妇，30 岁，足月临产，产程进展顺利。宫口开全 1 小时后胎心 110 次/分，检查胎头在 S^{+2}，LOA 位，羊水粪染，行手转胎头，低位产钳助产娩出胎儿 4200g。随即阴道有活动性新鲜血流出，约 300ml，胎盘自娩，检查胎盘胎膜完整，但阴道出血仍多，伴血块约 400ml。请问：

55. 引起出血的最可能的原因是什么？

56. 列出主要护理措施。

第九章 异常胎儿及新生儿的护理

学习目的

1. 掌握胎儿窘迫和新生儿窒息的护理措施。
2. 熟悉胎儿窘迫和新生儿窒息的临床表现。
3. 了解胎儿窘迫和新生儿窒息的治疗原则。

要点提示

第一节 胎儿窘迫

一、概述

胎儿窘迫是指胎儿在宫腔内因缺氧和酸中毒危及其健康和生命的综合征（**2010 年考点**）。

常见病因：①母体因素：母体血液含氧量不足是胎儿窘迫的重要原因；②胎盘、脐带因素；③胎儿因素。

二、临床表现

1. 急性胎儿窘迫　主要发生在分娩期。

（1）胎心率变化：是急性胎儿窘迫最明显的临床征象。缺氧初期交感神经兴奋，心率>160 次/分。若继续缺氧，则转为迷走神经兴奋，胎心率减慢，<120 次/分，尤其是<100 次/分，为胎儿危险征象。

（2）胎动的改变：急性胎儿窘迫初期，最初表现为胎动频繁，继而转弱及次数减少，甚而消失。胎动消失大约 24 小时后胎心消失。

（3）羊水胎粪污染：羊水胎粪污染可分为三度：Ⅰ度为浅绿色；Ⅱ度为黄绿色并混浊；Ⅲ度为棕黄色，稠厚。Ⅰ度、Ⅱ度如无胎心改变不一定是缺氧；Ⅲ度则胎儿窘迫、新生儿窒息的概率大，应予重视。

2. 慢性胎儿窘迫　多由于胎盘功能减退引起，发生在妊娠晚期，表现为胎动减少，并常伴发胎儿宫内发育迟缓。

三、治疗原则

急性胎儿窘迫者，积极寻找原因并给予及时纠正。如宫颈未完全扩张，胎儿窘迫情况不严重者，给予吸氧，嘱产妇左侧卧位，如胎心率变为正常，可继续观察；如宫口开全，胎先露部已达坐骨棘平面以下 3cm 者，应尽快助产经阴道娩出胎儿；如因缩宫素使宫缩过强造成胎心率减慢者，应立即停止使用，继续观察，病情紧迫或经上述处理无效者，立即剖宫产结束分娩。

慢性胎儿窘迫者，应根据孕周、胎儿成熟度和窘迫程度决定处理方案。首先应指导孕妇采取左侧卧位，间断吸氧，积极治疗各种合并症或并发症，密切监护病情变化。如果无法改善，则应在促使胎儿成熟后迅速终止妊娠。

四、护理措施（2013 年考点）

1. 观察胎心、羊水情况，指导孕妇计数胎动，协助行辅助检查，以了解胎儿的宫内情况。

2. 嘱孕妇取左侧卧位，遵医嘱定时吸氧、用药，并观察疗效。面罩吸 100% 纯氧，10L/min，间隔 5 分钟一次。

3. 协助医生做好阴道助产或剖宫产的术前准备，并做好新生儿抢救和复苏的准备。

第二节 新生儿窒息

一、概述

新生儿窒息指胎儿娩出后 1 分钟，仅有心跳而无呼吸或未建立规律呼吸的缺氧状态。

常见病因：①胎儿窘迫；②呼吸中枢受到抑制或损害；③呼吸道阻塞；④胎儿宫内肺炎、肺发育不良、心脏发育畸形等。

二、临床表现

1. 轻度（青紫）窒息 Apgar 评分 4～7 分。新生儿面部与全身皮肤呈青紫色；呼吸表浅或不规律；心跳规则且有力，心率减慢（80～120 次/分）；对外界刺激有反应，喉反射存在；肌张力好，四肢稍屈。如果抢救治疗不及时，可转为重度窒息（2009 年考点）。

2. 重度（苍白）窒息 Apgar 评分 0～3 分。新生儿皮肤苍白，口唇暗紫；无呼吸或仅有喘息样微弱呼吸；心跳不规则，心率<80 次/分且弱；对外界刺激无反应，喉反射消失；肌张力松弛。如果不及时抢救可致死亡。

出生后 1 分钟 Apgar 评分，有助于判断是否需要复苏；出生后 5 分钟 Apgar 评分，有助于判断新生儿恢复程度和预后，评分越低，酸中毒和低氧血症越严重。若出生后 5 分钟评分≤3 分，则新生儿的死亡率及日后发生脑部后遗症的机会明显增加。

三、治疗原则

新生儿出生后迅速而有效地实施 A（清理呼吸道）（2013 年考点）、B（建立呼吸）、C（维持循环）、D（药物）治疗、E（复苏后评价）抢救方案，以便及时抢救新生儿，避免遗留后遗症甚至死亡。

四、护理措施

1. 估计胎儿娩出后可能发生窒息者，分娩前做好抢救准备，配合医生、助产士按ABCDE抢救方案进行复苏。

（1）清理呼吸道：是新生儿窒息抢救的首选护理措施（**2008 年考点**）。

（2）建立呼吸：呼吸道清理通畅的基础上，予以氧气吸入。

1）及时给氧：直至皮肤转红为止。方法是：轻度窒息者，直接采用鼻导管或面罩给氧；重度窒息者，用面罩复苏器加压给氧，30 次/分（氧气压力不宜过大，开始压力为1.96 ~ 2.94kPa，以后减至 1.47 ~ 1.96kPa）。

2）人工呼吸的方法：①托背法；②口对口人工呼吸；③人工呼吸器：给予持续正压呼吸或间歇正压呼吸为宜；④呼吸机：有条件者可使用。

（3）维持正常循环：无心跳或心率<80 次/分，给予体外心脏按压：新生儿仰卧，用示、中指有节奏地按压胸骨中段，每分钟按压 100 次，按压深度为胸廓按下 1 ~ 2cm，每次按压后随即放松。按压时间与放松时间大致相等。按压有效者可摸到颈动脉和股动脉搏动。

（4）药物治疗：建立有效静脉通道，保证药物应用。遵医嘱用 1：10000 肾上腺素0.1 ~ 0.3ml/kg 静脉注射刺激心跳。重度窒息儿常用5% 碳酸氢钠 3 ~ 5ml/kg，加等量 5% 葡萄糖液，脐静脉 5 分钟内缓慢注射，纠正酸中毒。因产妇使用麻醉药物引起呼吸抑制者，可给予纳洛酮 1 ~ 2mg/kg 肌注。扩容用全血、生理盐水、清蛋白等。

（5）评价与监护：复苏过程中随时进行新生儿 Apgar 评分，以确定进一步治疗方案。

2. 保暖　在整个抢救过程中必须注意保暖，应在 30 ~ 32℃ 的抢救床上进行抢救，维持肛温 36.5 ~ 37℃。胎儿出生后立即擦干体表的羊水及血迹，减少散热，因为在适宜的温度中新生儿的新陈代谢及耗氧最低，有利于患儿复苏。

3. 氧气吸入　在人工呼吸的同时给予氧气吸入。

（1）鼻内插管给氧：流量<2L/min，5 ~ 10 个气泡/秒，避免气胸发生。

（2）气管插管加压给氧：一般维持呼吸 30 次/分，加压的压力不可过大，以防肺泡破裂，开始瞬间压力 15 ~ 22mmHg，逐渐减到 11 ~ 15mmHg。待新生儿皮肤逐渐转红，建立自主呼吸后拔出气管内插管，给予一般吸氧。

4. 复苏后的护理

（1）密切观察并记录病情：注意患儿面部及皮肤颜色、呼吸频率和节律、心率、对刺激的反应、体温等，发现异常及时报告医生。

（2）保暖静卧：保持室温在 25 ~ 26℃，如必要可放入新生儿暖箱，暂不沐浴，操作轻柔。

（3）维持呼吸道通畅：予侧卧位或平卧位头偏一侧，及时吸出呼吸道分泌物及呕吐物，防止再度窒息和并发吸入性肺炎，适当暂缓哺乳，以防呕吐。间断性、低浓度给氧，氧浓度<40%，给氧至皮肤红润、呼吸平稳停止。

（4）遵医嘱给予预防颅内出血和抗感染的药物。

5. 母亲护理

练 习 题

一、选择题

（一）A1 型题

1. 可造成胎儿窘迫的母亲因素是
   - A. 早孕反应
   - B. 尿频
   - C. 子宫规律性收缩
   - D. 产程延长
   - E. 会阴侧切

2. 慢性胎儿窘迫多发生在
   - A. 妊娠早期
   - B. 妊娠末期
   - C. 第一产程
   - D. 第二产程
   - E. 第三产程

3. 下述哪项不是急性胎儿窘迫的临床表现
   - A. 胎心音 140 次/分
   - B. 胎心音 100 次/分
   - C. 胎动频繁
   - D. 胎动减弱
   - E. 胎心音低弱而不规律

4. 妊娠合并心脏病致胎儿窘迫的原因是
   - A. 缺氧
   - B. 胎儿先天心脏病
   - C. 心脏负荷重
   - D. 胎盘功能低下
   - E. 脐带功能障碍

5. 急性胎儿窘迫缺氧早期胎心音的变化是
   - A. 加快
   - B. 减弱
   - C. 消失
   - D. 不变
   - E. 减慢

6. 胎儿急性缺氧早期胎动特点是
   - A. 躁动
   - B. 减弱
   - C. 消失
   - D. 不变
   - E. 减少

7. 为改善胎儿窘迫的缺氧状态，错误的护理措施是
   - A. 嘱孕产妇取左侧卧位
   - B. 给予孕产妇氧气吸入
   - C. 继续静脉滴注缩宫素
   - D. 严密监测胎心音变化
   - E. 给予碱性药纠正酸中毒

8. 与胎儿窘迫的预防无关的一项是
   - A. 取左侧卧位
   - B. 防止胎膜早破
   - C. 做阴道检查
   - D. 积极防治妊娠合并症
   - E. 临产后合理使用镇静剂及缩宫素

9. 一般胎动消失后多长时间内胎心也会消失
   - A. 5 分钟
   - B. 30 分钟
   - C. 2 小时
   - D. 24 小时内
   - E. 1 周

10. 羊水胎粪污染 II 度为羊水呈
    - A. 浅绿色
    - B. 深绿色
    - C. 黄绿色
    - D. 棕黄色
    - E. 淡黄色

11. 有关新生儿窒息，正确的是
    - A. 胎儿只有心跳而无呼吸称新生儿窒息
    - B. 产时使用麻醉剂不可能造成新生儿窒息

C. 青紫窒息为重度窒息

D. 苍白窒息为轻度窒息

E. 苍白窒息，全身皮肤苍白，进而口唇呈暗紫色

12. 新生儿青紫窒息的临床表现，错误的是

　　A. 皮肤苍白，口唇青紫

　　B. 呼吸浅或不规则

　　C. 心率80~120次/分

　　D. 肌张力好

　　E. 对外界刺激有反应

13. 新生儿重度窒息得分是

　　A. ≤3分

　　B. 3~4分

　　C. 4~5分

　　D. 6分

　　E. ≥8分

14. 新生儿重度窒息的临床表现是

　　A. 羊水中混有胎粪

　　B. 新生儿心率少于80次/分

　　C. 新生儿呼吸表浅或不规则

　　D. 胎心130次/分

　　E. 新生儿心率130次/分

15. 新生儿抢救过程中要注意保暖，肛温应该维持在

　　A. 33.5~34℃

　　B. 34.5~35℃

　　C. 35.5~36℃

　　D. 36.5~37℃

　　E. 37.5~38℃

16. 新生儿窒息应首选的复苏措施是

　　A. 吸氧

　　B. 静注肾上腺素

　　C. 复苏气囊加压给氧

　　D. 清除呼吸道黏液

　　E. 肌注尼可刹米

17. 新生儿窒息ABCDE复苏程序中，"B"

指的是

　　A. 药物治疗

　　B. 清理呼吸道

　　C. 评价

　　D. 维持正常循环

　　E. 建立呼吸

18. 关于新生儿窒息的描述，正确的是

　　A. 重度窒息又称苍白窒息，Apgar评分4~7分

　　B. 发生窒息后首要步骤是建立呼吸、增加通气，必要时给予吸氧

　　C. ABCDE五步复苏原则中的C是指"维持正常循环"

　　D. Apgar评分越高，酸中毒越严重

　　E. 是指胎儿娩出后5分钟，仅有心跳而无呼吸或未建立规律呼吸的缺氧状态

19. 进行新生儿心外按压的部位是

　　A. 胸骨体上1/5

　　B. 胸骨体上1/4

　　C. 胸骨体上1/3

　　D. 胸骨体中下段

　　E. 胸骨体左侧

20. 进行新生儿心外按压时，胸骨应下陷

　　A. 0.5cm

　　B. 1~2cm

　　C. 3cm

　　D. 4~5cm

　　E. 5cm

21. 为纠正新生儿酸中毒，正确的措施是

　　A. 吸氧

　　B. 脐静脉注入5%的碳酸氢钠

　　C. 心内注入肾上腺素

　　D. 轻弹足底

　　E. 注射尼可刹米

（二）A2型题

22. 某产妇，产钳助娩一男婴，体重

3500g。出生后 Apgar 评分 7 分，该新生儿护理措施中，<u>不妥</u>的是

A. 严密观察面色、呼吸、哭声

B. 补充营养，必要时静脉补液

C. 保持清洁，每天沐浴

D. 常规使用维生素 K_1 肌内注射

E. 3 日后情况正常可以喂奶

23. 新生儿出生后无呼吸，心率<80 次/分，全身苍白、四肢瘫软，应首先采取的抢救措施是

A. 注射呼吸兴奋剂

B. 人工呼吸

C. 鼻导管给氧

D. 气管插管加压给氧

E. 清理呼吸道

24. 某孕妇，孕 34 周，2 周前因前置胎盘少量阴道出血入院观察。胎心监护提示"胎儿窘迫"。分析胎儿窘迫的原因是

A. 胎儿畸形

B. 胎头长期受压所致

C. 母亲心情焦虑

D. 胎盘病变

E. 母体血氧含量不足

25. 某一经阴道娩出的新生儿，下列哪项 Apgar 评分为 1 分

A. 经刺激有咳嗽、恶心

B. 心率 110 次/分

C. 四肢稍屈

D. 呼吸规则、间断哭声

E. 皮肤红润

26. 胎儿宫内窘迫，娩出后见脐带绕颈一周，四肢青紫，呼吸不规则，心率大于 100 次/分，有力，四肢稍屈曲活动，清理呼吸道时患儿咳嗽，新生儿 Apgar 评分为

A. 10 分

B. 9 分

C. 8 分

D. 7 分

E. 6 分

27. 出生后 1 分钟的新生儿，心率 90 次/分，无呼吸，四肢稍屈，无喉反射，口唇青紫，全身苍白。Apgar 评分评为

A. 5 分

B. 4 分

C. 3 分

D. 2 分

E. 1 分

（三）A3 型题

（28～29 题共用题干）

某孕妇，孕 32 周，胎方位 ROA，因妊娠高血压疾病伴慢性胎儿窘迫收治入院。

28. 护士向孕妇强调最佳的卧位是

A. 平卧位

B. 左侧卧位

C. 仰卧屈膝位

D. 半坐卧位

E. 右侧卧位

29. 护士教会孕妇自我监护胎儿的方法是

A. 分析电子监护仪的图形

B. 让家属听胎心

C. 胎动计数

D. 观察尿量

E. 记录每天出入液量

（30～31 题共用题干）

某产妇足月分娩一重度窒息男婴，经抢救后复苏。

30. 在新生儿窒息的抢救中，<u>错误</u>的是

A. 新生儿置于抢救台，取侧卧位

B. 气管插管，吸净黏液

C. 加压供氧 30 次/分

D. 自动呼吸后，改一般供氧

E. 脐静脉给药纠正酸中毒

31. 新生儿窒息复苏后，为防止再窒息，错误的护理措施是
    A. 保持安静、继续保暖
    B. 每天进行沐浴
    C. 治疗与护理集中进行
    D. 观察新生儿面色、呼吸
    E. 脐静脉给药纠正酸中毒

（四）A4 型题

（32～33 题共用题干）

足月新生儿，出生后 1 分钟，心率 70 次/分，呼吸弱而不规则，全身皮肤青紫，四肢张力松弛，喉反射消失。

32. 该患儿为
    A. 正常新生儿
    B. 轻度窒息
    C. 青紫窒息
    D. 重度窒息
    E. 急性窒息

33. 应首先采取的抢救措施是
    A. 给氧
    B. 保暖
    C. 清理呼吸道
    D. 人工呼吸
    E. 心外按压

二、名词解释

34. 胎儿窘迫
35. 新生儿窒息

三、填空题

36. 慢性胎儿窘迫最早的信号是_____。
37. 羊水Ⅰ度、Ⅱ度、Ⅲ度分别指羊水呈_____色、_____色和_____色。

四、简答题

38. 列表比较轻度窒息和重度窒息的临床特点。

五、案例分析

某新生儿，出生 1 分钟，心率 94 次/分，无呼吸，四肢稍屈，无喉反射，全身皮肤青紫。请问：

39. 说出 Apgar 评分及窒息程度。
40. 说出处理原则。
41. 复苏后应采取哪些护理措施？

第十章　异常产褥产妇的护理

学习目的

1. 掌握异常产褥产妇的护理措施。

2. 熟悉产褥感染、产褥病率、产后抑郁症、晚期产后出血的概念，产褥感染、产后抑郁症、晚期产后出血的临床表现和治疗要点。

3. 了解产褥感染、产后抑郁症、晚期产后出血的病因和检查，产后抑郁症的诊断标准。

要点提示

第一节　产褥感染

一、概述

产褥感染是指产妇在分娩期及产褥期生殖道受病原体侵袭，引起局部或全身的感染。产褥感染是导致孕产妇死亡的四大原因之一。产褥病率是指分娩 24 小时以后的 10 天内，用口表每天测量产妇体温 4 次，有连续 2 次大于 38℃。产褥病率原因主要是产褥感染，也包括生殖道以外的其他系统感染，如泌尿系统感染、上呼吸道感染、急性乳腺炎等。

产褥感染的病原体以厌氧菌为主（2009 年考点）。

二、临床表现（2013 年考点）

由于感染部位和轻重不同，各部位症状如下：

1. 急性外阴、阴道、宫颈炎　多因分娩时会阴部受裂伤或手术损伤而感染，表现为局部灼热、疼痛、下坠感、伤口边缘红肿、脓性分泌物等。

2. 急性子宫内膜炎、子宫肌炎　为主要的产褥感染。表现为下腹疼痛、子宫压痛、质软，发热；恶露量多，浑浊有臭味。

3. 急性盆腔结缔组织炎、急性输卵管炎　出现高热、寒战，子宫复旧差，单侧或双侧下腹部附件区有疼痛和压痛。

4. 急性盆腔腹膜炎及弥漫性腹膜炎　高热、恶心、呕吐、腹胀，腹部压痛、反跳痛。

若脓肿波及肛管可有腹泻、里急后重感。

5. 血栓性静脉炎　患者多于产后1~2周继子宫内膜炎后出现反复发作高热、寒战，持续数周。股静脉栓塞时阻碍下肢静脉回流，出现下肢水肿、皮肤发白和疼痛，称股白肿。在小腿深静脉栓塞时可出现腓肠肌和足底部疼痛、压痛。血栓脱落而栓塞肺动脉可危及生命。

6. 菌血症和脓毒血症　细菌在血液内大量繁殖形成菌血症，当感染血栓脱落进入血液循环可引起脓毒血症，出现肺、脑、肾脓肿或肺栓塞而危及生命。

三、治疗要点

1. 支持疗法　加强营养，增强抵抗力。
2. 给予抗生素控制感染。
3. 清除宫腔残留物，对盆腔脓肿要切开穿刺引流。
4. 血栓静脉炎，加用肝素，并口服双香豆素、阿司匹林，也可合并用活血化瘀中药治疗。

四、护理措施

1. 休息采取半卧位，促进恶露引流，使炎症局限，防止扩散。做好会阴护理，及时更换会阴垫。
2. 观察与记录病情。
3. 嘱产妇充足休息和睡眠；给予高蛋白、高热量、高维生素饮食。
4. 遵医嘱使用广谱抗生素。
5. 高热、疼痛、呕吐症状较重时要对症处理。

第二节　产后抑郁症

一、概述

产后抑郁症是指产妇在产褥期内出现的抑郁症状，是一组非精神病性抑郁症候群。

二、临床表现

通常在产后2周出现症状，可持续数周甚至1年以上。

根据美国精神学会（1994年）《精神疾病诊断与统计手册》，制订了产后抑郁症的诊断标准：

1. 在产后2周内出现下列5条或5条以上的症状，**必须具备①②两条**：①情绪抑郁；②对全部或多数活动明显缺乏兴趣或愉悦；③体重显著下降或增加；④失眠或睡眠过度；⑤精神运动性兴奋或阻滞；⑥疲劳或乏力；⑦遇事皆感毫无意义或自罪感；⑧思维能力减退或注意力溃散；⑨反复出现自杀企图。
2. 在产后4周内发病。

三、治疗要点

1. 心理治疗　通过专业心理咨询，进行心理疏导，提高个人应对能力，从而减少抑郁症状的产生。

2. 药物治疗　用尽可能不进入乳汁的抗抑郁药物。

四、护理措施

1. 做好健康教育宣传，提高产妇个人应对能力。做好心理疏导：耐心聆听产妇的倾诉，做好心理疏导工作，缓解产妇压力，适应母亲角色。

2. 防范产妇暴力行为。

3. 密切观察　出现焦虑症状或存在抑郁症高危因素时给予足够重视，警惕产妇的暴力伤害行为，避免其与婴儿独处。

4. 用药护理　辅助产妇按时服药。

第三节　晚期产后出血

一、概述

晚期产后出血是指分娩 24 小时以后，在产褥期内发生的子宫大量出血。以产后 1 ~ 2 周最为常见，少数延至产后 6 周发病者。

常见病因：①胎盘、胎膜残留：为阴道分娩后晚期产后出血最常见原因；②蜕膜残留；③子宫胎盘附着面感染或者复旧不全；④产褥感染因素：常见于子宫内膜炎症；⑤剖宫产术后子宫切口裂开；⑥其他：产后滋养细胞肿瘤及子宫黏膜下肌瘤等疾病可致晚期产后出血。

二、临床表现

1. 症状

（1）阴道流血：胎盘胎膜、蜕膜残留引起的阴道流血多发生于产后 10 天。胎盘附着部位复旧不良常于产后 2 周左右发生，可反复多次出现阴道流血，也可突然大量阴道流血。剖宫产子宫切口裂开或愈合不良所致的阴道流血多在术后 2 ~ 3 周发生，常为子宫突然大量出血。

（2）腹痛和发热。

2. 体征　子宫复旧不良，或宫颈口松弛，感染者子宫可有压痛。

三、治疗要点

1. 非手术治疗　给予止血、广谱抗生素防止感染，密切观察病情变化。

2. 手术治疗

（1）胎盘、胎膜及蜕膜残留或胎盘附着部位复旧不全：在输液、备血及准备手术的条件下行清宫术，刮出组织应送病理检查，明确诊断（**2009 年考点**）；术后给予抗生素及缩宫素。

（2）疑剖宫产术后子宫切口裂开：阴道流血多量者，行剖腹探查术。必要时重新缝合，给予抗感染治疗。

四、护理措施

1. 采取半卧位或抬高床头，促进恶露引流，炎症局限，防止感染扩散。

2. 做好病情观察与记录，包括生命体征、恶露的颜色、性状与气味，子宫复旧情况，腹部体征及会阴伤口情况。

3. 保证产妇获得充足休息和睡眠；给予高蛋白、高热量、高维生素饮食；保证足够的液体摄入。

4. 鼓励和帮助产妇做好会阴部护理，及时更换会阴垫，保持床单位及衣物清洁，促进舒适。

5. 正确执行医嘱，注意抗生素使用间隔时间，维持血液有效浓度。配合做好脓肿引流术、清宫术、后穹隆穿刺术的准备及护理。

6. 在产妇出现高热、疼痛、呕吐时按症状进行护理，解除或减轻产妇的不适。

7. 操作时严格执行消毒隔离措施及无菌技术原则，避免院内感染。

8. 做好心理护理，解答产妇及家属的疑问，让其了解产褥感染的症状、诊断和治疗的一般知识，减轻其焦虑。为婴儿提供良好的照顾，提供母婴接触的机会，减轻产妇的焦虑。鼓励产妇家属为患者提供良好的社会支持。

9. 做好健康教育与出院指导培养良好的卫生习惯，便后清洁会阴，会阴垫，会阴清洁用物及时清洗消毒。指导饮食、休息、用药、定时复查等自我康复保健护理。

练　习　题

一、选择题

（一）A1 型题

1. 产褥感染的病因，错误的是
   A. 产道内细菌
   B. 妊娠末期性交、盆浴
   C. 缩宫素的使用
   D. 医源性感染
   E. 产程延长及手术助产

2. 关于产褥感染，下列哪项是正确的
   A. 盆腔内血栓性静脉炎，多于产后 5 天发病
   B. 股白肿，常见于产后 2~3 周
   C. 产褥感染最常见的致病菌为大肠杆菌
   D. 子宫内膜炎，可使子宫增大、变软、不活动
   E. 血栓性静脉炎，为最多见的产褥感染

3. 产褥感染患者体位是
   A. 平卧位
   B. 半卧位
   C. 截石位
   D. 头低足高位
   E. 右侧卧位

4. 产褥病率的主要原因是
   A. 乳腺炎
   B. 泌尿系统感染
   C. 产褥感染
   D. 消化系统感染
   E. 呼吸系统感染

5. 下列关于产褥感染处理，错误的是
   A. 选用有效的抗生素
   B. 纠正全身情况
   C. 半卧位以利引流
   D. 禁用肾上腺皮质激素，避免感染扩散
   E. 胎盘残留者，应控制感染后清宫

6. 产褥感染体温过高的护理措施，错误的是

A. 鼓励患者多饮水

B. 嘱患者卧床休息

C. 给予易消化的饮食

D. 可给予物理降温

E. 多穿衣服出汗

7. 关于产褥感染的护理，下述错误的是

　　A. 产妇出院后严格消毒所用用具

　　B. 进行床边隔离

　　C. 高热患者，可物理降温

　　D. 产妇取平卧位

　　E. 产妇体温达 39℃ 时，应暂停哺乳

8. 不属于晚期产后出血的原因是

　　A. 胎盘胎膜残留

　　B. 继发性子宫收缩乏力

　　C. 胎盘附着面复旧不全

　　D. 胎盘附着面血栓脱落

　　E. 剖宫产后子宫切口感染或裂开

9. 晚期产后出血最常见的时间是

　　A. 24 小时至 1 周

　　B. 1~2 周

　　C. 3~4 周

　　D. 4~5 周

　　E. 6 周

10. 有关晚期产后出血的预防，下列哪项不妥

　　A. 正确处理第三产程，避免胎盘胎膜等残留

　　B. 严格无菌操作预防产褥感染

　　C. 正确处理子宫切口

　　D. 产后常规应用止血剂

　　E. 术后应用抗生素预防感染

11. 胎盘、胎膜残留所致晚期产后出血多发生于

　　A. 产后 1 周左右

　　B. 产后 10 天左右

　　C. 产后 2 周左右

　　D. 产后 2~3 周

E. 产后 4~6 周

（二）A2 型题

12. 足月产后 5 天，出现下腹痛、体温不高，恶露多，有臭味，子宫底脐下 3 横指，子宫体软，患者可能的诊断是

　　A. 子宫内膜炎

　　B. 子宫肌炎

　　C. 盆腔结缔组织炎

　　D. 急性输卵管炎

　　E. 腹膜炎

13. 一产妇剖宫产术后，10 天后出现寒战高热，恶露增多有臭味，右下肢持续疼痛 2 天。查体：体温 39℃，脉搏 110 次/分，血压 110/78mmHg，此患者最可能的诊断是

　　A. 急性宫颈炎

　　B. 急性子宫内膜炎

　　C. 急性盆腔结缔组织炎

　　D. 血栓性静脉炎

　　E. 急性输卵管炎

14. 产后第 3 天突然出现畏寒、高热，体温 40℃，伴有恶心、呕吐，下腹剧痛，压痛、反跳痛、腹肌紧张感明显。最可能的诊断是

　　A. 子宫内膜炎

　　B. 下肢血栓性静脉炎

　　C. 急性盆腔结缔组织炎

　　D. 急性盆腔腹膜炎

　　E. 产后宫缩

（三）A4 型题

（15~16 题共用题干）

足月产后 3 天，出现下腹部痛，体温 38.8℃，恶露多，有臭味，宫底脐下 1cm，子宫软。

15. 最可能的诊断是

　　A. 阴道炎

　　B. 子宫颈炎

C. 子宫肌炎

D. 盆腔结缔组织炎

E. 腹膜炎

16. 对此患者护理措施错误的是

A. 抬高床头

B. 采取平卧位

C. 做好心理护理

D. 做好会阴护理

E. 严密观察病情

(17～19 题共用题干)

第一胎，产钳助产，产后 4 天，产妇自述发热，下腹微痛。检查：体温 38℃，双乳稍胀，无明显压痛，子宫脐下 2 指，轻压痛，恶露多而混浊，有臭味。

17. 首先考虑的疾病是

A. 乳腺炎

B. 慢性盆腔炎

C. 急性胃肠炎

D. 肾盂肾炎

E. 急性子宫内膜炎

18. 在护理中，应采取的体位是

A. 俯卧位

B. 平卧位

C. 半坐卧位

D. 头低足高位

E. 侧卧位

19. 在护理中，应采取隔离是

A. 保护

B. 床边

C. 呼吸道

D. 严密

E. 消化道

二、名词解释

20. 产褥感染

21. 产褥病率

22. 晚期产后出血

三、填空题

23. 产褥病率原因主要是_____，产褥感染途径有_____、_____。产褥感染的病原体：以_____为主。

24. 产后抑郁症通常在产后_____出现症状，可持续数周甚至 1 年以上。

25. 晚期产后出血以产后_____最为常见，少数延至产后 6 周发病者。

26. _____为阴道分娩后晚期产后出血最常见原因，多发生于产后_____天左右，剖宫产术后子宫切口裂开多于术后_____发生。

四、简答题

27. 产后感染的护理措施有哪些？

28. 产后抑郁症的诊断标准有哪些？

29. 晚期产后出血的病因有哪些？

第十一章　产科手术患者的护理

学习目的

1. 掌握会阴切开缝合术、胎头吸引术、产钳术和剖宫产术的护理措施。

2. 掌握剖宫产术的术前准备。

3. 了解会阴切开缝合术、胎头吸引术、产钳术的术前用物准备和术中配合。

要点提示

第一节　会阴切开缝合术（2008 年考点）

1. 术后 2 小时注意观察宫缩及阴道流血情况及缝合的创口有无渗血或形成血肿，无异常者更换消毒垫和衣裤，送回休养室。

2. 术后保持会阴清洁、干燥，嘱产妇取健侧卧位，及时更换卫生巾，防止恶露浸泡伤口，影响愈合。术后 3 天内每天用 0.2% 碘附棉球擦洗外阴。大便后及时擦洗。

3. 注意观察外阴伤口有无渗血、红肿、脓性分泌物及硬结等，如有异常及时通知医生处理。如外阴伤口肿胀疼痛者可用 50% 硫酸镁或 95% 乙醇湿热敷；若红肿，可局部红外线照射 30 分钟，每天 2 次，以促进炎症吸收；如有化脓，应报告医生提前拆线引流，产后 1 周开始，用 1：5000 高锰酸钾冲洗伤口，每天 2 次，使伤口逐渐愈合。

4. 会阴伤口术后 3~5 天拆线。记录拆线情况（2010 年考点）。

第二节　胎头吸引术

1. 牵引时间不宜过长，一般 20 分钟内结束分娩。

2. 牵引过程中如有滑脱，可重新放置，但一般不超过 2 次，如牵引失败应改用产钳助产或剖宫产。

3. 指导、鼓励产妇在宫缩时向下用力。

4. 术后严密观察宫缩及阴道流血情况并做好记录，如有裂伤应及时缝合。

5. 术后根据需要保留尿管 24～72 小时。

6. 术后注意卧床休息，消除疲劳，恢复体力。嘱产妇进食高能量、易消化、富含维生素及微量元素的饮食。

7. 保持外阴清洁，注意观察伤口愈合情况。

8. 新生儿护理

（1）密切观察新生儿头皮产瘤位置、大小及头皮有无血肿、头皮损伤及颅内出血征象。

（2）密切观察面色、呼吸、哭声、心率、神志等情况，注意有无呕吐、抽搐等，必要时给予间断吸氧，并报告医生。

（3）新生儿静卧 24 小时，头偏向一侧，避免搬动，3 天以内禁止洗头。

（4）新生儿处理好后，遵医嘱肌内注射维生素 K_1 10mg。

第三节　产　钳　术

1. 严密观察宫缩和胎心变化，及时给产妇吸氧及补充能量。

2. 陪伴在产妇身旁，双腿因架于脚架上会出现麻木感和肌痉挛，应及时为其作局部按摩，协助伸展下肢。

3. 指导孕妇配合宫缩正确使用腹压。

4. 臀位后出头困难者在产钳助产时，护理人员应协助按压产妇耻骨上方胎头，使俯屈，以利娩出。

5. 产后常规检查软产道，并注意子宫收缩、阴道流血及排尿情况并做好记录。术后根据需要保留尿管 24～72 小时。

6. 术后注意卧床休息，消除疲劳，恢复体力。嘱产妇进食高能量、易消化、富含维生素及微量元素的饮食。

7. 保持外阴清洁，注意观察伤口愈合情况。

8. 检查新生儿有无产伤，其他新生儿护理同胎头吸引术。

第四节　剖　宫　产　术

1. 术前护理

（1）评估产妇的一般情况，测量生命体征，了解产程进展和胎儿情况。观察子宫收缩、听胎心音，进行产科检查，了解先露和宫口扩张情况，注意检查有无阴道流血等情况。

（2）按要求备皮和做药物过敏试验。

（3）常规留置导尿管，做好输血准备。

（4）按医嘱给术前用药，听胎心音并记录，配合手术室护士送产妇进手术室。

2. 术后护理

（1）产妇回病房后了解手术情况，及时测量血压、脉搏、呼吸；检查输液管、导尿管是否通畅；查看腹部切口敷料是否干燥，有无渗血；并做好记录。

（2）硬膜外麻醉者，去枕平卧 6 ~ 8 小时。

（3）观察：①术后每 30 分钟测量血压、脉搏、呼吸 1 次并记录，平稳后改为每日测 4 次直至正常后 3 天，之后每天测生命体征 1 次；②观察肠蠕动及排气情况；③注意腹部伤口有无红、肿、硬结、化脓等；④24 小时内应密切观察子宫收缩及恶露的量、颜色和气味有无异常；⑤注意尿量、颜色及尿管有无脱落；⑥询问患者的自觉症状。

（4）鼓励产妇术后早期活动：手术第 2 天取半卧位，术后 24 小时拔尿管后可下床活动，并鼓励产妇术后做深呼吸，在床上勤翻身，早期下床活动，以防肺部感染和肠粘连等并发症。

（5）保持外阴清洁：每日擦洗外阴 2 次，便后擦洗，勤换消毒会阴垫，防止逆行感染。每日更换无菌尿袋及接管。

（6）腹部伤口护理：术后 2 ~ 3 天更换敷料，并观察伤口情况，无感染术后 7 天拆线。

（7）指导进食及营养：术后 1 ~ 2 天进流质饮食，肛门排气前，禁食糖类及牛奶等产气食物，无腹胀逐渐改为半流质饮食及普食。应注意营养丰富，以利于身体康复并满足哺乳需要。

（8）大小便：术后 24 小时拔尿管，鼓励患者自解小便，拔出后 4 ~ 6 小时排第一次小便。术后 4 天无大便者用通便药如开塞露等。鼓励产妇尽早活动，并进食富含纤维素的食物，以防便秘。

（9）乳房护理：同正常产褥护理，但需协助产妇进行母乳喂养，术后前几天可采取侧卧位，以后也可采取环抱式，以免压迫腹部刀口引起不适。

（10）健康教育：包括产后保健操、会阴、乳房、饮食等护理及性生活指导，术后 6 周内禁止性生活；术后 42 天复查，落实避孕措施等。

第五节　臀位助产术

1. 臀位是最常见的胎位异常。

2. 若经过矫正处理后无效，则应提前 1 周住院待产。

3. 当宫口开大 4 ~ 5cm 时，胎足即可经宫口脱出至阴道，为了使宫颈及阴道充分扩张，应进行"堵臀"处理。

4. 臀助产术　当胎臀自然娩出至脐部后，胎肩及后出胎头由接产者协助娩出，一般应在脐部娩出后 2 ~ 3 分钟娩出胎头，最长不能超过 8 分钟。

5. 新生儿护理　检查新生儿有无锁骨或肱骨骨折、臂丛神经损伤、髋关节脱位、颅内出血、胸锁乳头肌损伤及血肿等并发症。其余同"胎头吸引术"。

第六节　持续性枕后位、枕横位助产术

1. 常致第二产程延长。

2. 处理原则

（1）第一产程

1）潜伏期：需保证产妇充分的休息及营养供给。若有情绪紧张、睡眠不好可给予强镇静剂哌替啶或地西泮。让产妇朝向胎背的对侧方向侧卧，以利胎头枕部转向前方。若宫缩欠佳，应尽早静脉滴注缩宫素。

2）活跃期：宫口开大3~4cm，产程停滞，除外头盆不称可行人工破膜。若产力欠佳，静脉滴注缩宫素，促使产程进展。若宫口开大每小时>1cm以上，伴胎先露部下降，多能经阴道分娩。试产过程中出现胎儿窘迫征象，应行剖宫产术结束分娩。若经过上述处理效果不佳，每小时宫口开大<1cm或无进展，应行剖宫产结束分娩。

（2）第二产程：若第二产程进展缓慢，初产妇已近2小时，经产妇已近1小时，应行阴道检查。当胎头双顶径已达坐骨棘平面或更低时，可先行徒手将胎头枕部转向前方，使矢状缝与骨盆出口前后径一致，或自然分娩，或阴道助产（即胎头达+3或+3以下者可行低位产钳术或胎头吸引术）。若转成枕前位有困难，也可向后转成正枕后位，再以产钳助产。若以枕后位娩出，需做较大的会阴后-斜切开，以免造成会阴裂伤。若胎头阻滞于+2或+2以上，或伴有中骨盆出口狭窄，徒手转胎头失败，需行剖宫产术。中高位产钳禁止使用。

（3）第三产程：因产程延长，容易发生产后宫缩乏力，胎盘娩出后应立即静脉注射或肌内注射宫缩剂，以防发生产后出血。产后常规检查软产道，有裂伤者应及时修补。凡行手术助产及有软产道裂伤者，产后应给予抗生素预防感染。新生儿应给予重点监护。

练　习　题

一、选择题

（一）A1型题

1. 会阴切开缝合术切口的长度一般为
   A. 1~2cm
   B. 2~3cm
   C. 3~4cm
   D. 5~6cm
   E. 6~7cm

2. 会阴切开缝合术后产妇的体位，正确的是
   A. 平卧位
   B. 健侧卧位
   C. 患侧卧位
   D. 半卧位
   E. 胸膝卧位

3. 会阴切开缝合术后伤口欠佳，护士指导产妇几日后可坐浴
   A. 产后1天
   B. 产后3天
   C. 产后5天
   D. 产后7天
   E. 产后14天

4. 会阴切开缝合术后拆线的时间是产后
   A. 3~5天
   B. 5~7天
   C. 7天
   D. 7~9天
   E. 10天

5. 会阴侧切缝合术后护理，哪项是错误的
   A. 嘱产妇向患侧卧位
   B. 术后每日用消毒液擦洗外阴
   C. 伤口肿痛时，用50%硫酸镁溶液湿敷

D. 伤口感染应立即拆线扩创引流

E. 正常伤口，术后 5 天拆线

6. 适宜用胎头吸引术的情况是

    A. 第二产程延长

    B. 严重头盆不称

    C. 宫颈口未开全

    D. 胎先露棘上 3cm

    E. 额先露

7. 胎头吸引器助产发生滑脱可重新放置，但不应超过

    A. 1 次

    B. 2 次

    C. 3 次

    D. 4 次

    E. 5 次

8. 胎头吸引器助产总牵引时间一般不超过

    A. 5 分钟

    B. 10 分钟

    C. 15 分钟

    D. 20 分钟

    E. 30 分钟

9. 不是胎头吸引术的适应证

    A. 产妇患心脏病

    B. 胎儿窘迫

    C. 第二产程延长

    D. 剖宫产史

    E. 骨盆狭窄

10. 属于产钳术禁忌证的是

    A. 宫缩乏力

    B. 第二产程延长

    C. 头盆不称

    D. 臀位后出胎头困难

    E. 胎头吸引术失败

11. 不属于产钳术术前准备的是

    A. 测体温

    B. 备会阴切开包

    C. 备无菌产钳

D. 备新生儿抢救药品

E. 导尿

12. 剖宫产术的适应证，不包括

    A. 死胎

    B. 横位

    C. 前置胎盘

    D. 胎盘早剥

    E. 巨大胎儿

13. 剖宫产术前准备内容有

    A. 急诊时不用导尿

    B. 常规备皮

    C. 腹部消毒后复查胎心

    D. 常规不做药物过敏试验

    E. 常规缩宫素静点防止产后出血

14. 剖宫产术后护理中，下列哪项不对

    A. 术后平卧，次日改半卧位

    B. 术后 12 小时内密切注意阴道流血情况

    C. 术后可立即拔出留置导尿管

    D. 保持外阴清洁

    E. 术后 2~3 天可坐起

15. 下列关于剖宫产术前准备错误的是

    A. 禁食、水

    B. 留置导尿管

    C. 准备腹部皮肤

    D. 鉴定血型、备皮

    E. 常规应用吗啡

16. 关于剖宫产术后护理，下述哪项正确

    A. 术后取半卧位，有利恶露排出

    B. 留置导尿管 12 小时

    C. 术后体温超过 38℃不必处理

    D. 产后 1 周开始喂奶

    E. 产后 12 小时内密切观察阴道流血和子宫收缩

17. 剖宫产术后产妇正确的护理措施是

    A. 术后当日取半卧位以利引流

    B. 鼓励早期下床活动，减少并发症

C. 术后当日进流食

D. 手术后 48 小时拔导尿管

E. 术后 2 天体温在 38℃ 以上无须处理

18. 剖宫产术后子宫伤口裂开的最常见原因为

A. 手术中严格无菌操作

B. 缝合时组织对位较佳

C. 缝合时缝扎组织过多过密

D. 纵切口

E. 横切口的中部

19. 关于持续性枕后位处理，正确的是

A. 第一产程，产妇朝向胎背方向侧卧

B. 有排便感，即用力屏气

C. 宫口开全，手转成枕前位，产钳助产

D. 宫口开全，胎儿窘迫，应立即行剖宫产

E. 宫口开全，待先露达+3 时，手转成枕前位后助产

20. 臀位阴道分娩时，在产程处理中正确的是

A. 鼓励产妇离床活动加速产程

B. 宫口开大 1～2cm 时给予肥皂水灌肠

C. 一旦破膜应立即听胎心

D. 宫缩时阴道口见胎儿，提示已进入第二产程

E. 为避免破水时脐带脱垂，活跃期应充分堵臀

21. 手术产新生儿护理中错误的是

A. 严密观察呼吸、面色、哭声

B. 头皮有破损，局部涂 1% 甲紫溶液

C. 头皮血肿早期可热敷

D. 常规肌内注射维生素 K

E. 保证营养和水分摄入

（二）A2 型题

22. 某产妇，会阴左侧切开术后第 4 天，

伤口红肿、疼痛、流脓。错误的处理是

A. 嘱右侧卧位

B. 拆线引流

C. 会阴擦洗

D. 坐浴

E. 红外线照射

23. 某产妇，行会阴侧切分娩产后第 2 天，会阴伤口水肿明显，局部无分泌物和压痛，护理措施错误的是

A. 保持外阴清洁干燥

B. 0.1% 苯扎溴铵（新洁尔灭）溶液擦洗

C. 50% 硫酸镁溶液湿热敷

D. 1∶5000 高锰酸钾溶液坐浴

E. 局部红外线照射

24. 某产妇分娩时行会阴左侧切开术，产后正确的护理方法不包括

A. 0.2% 碘附消毒液擦洗

B. 外阴水肿 50% 硫酸镁湿热敷

C. 左侧卧位

D. 伤口红肿者用红外线照射

E. 5 天拆线

（三）A3 型题

（25～26 题共用题干）

某初产妇，宫口开全 2 小时，胎膜已破，胎头在坐骨棘下 2cm，胎心音 144 次/分。

25. 此时采取何种方式分娩最合适

A. 胎头吸引术

B. 产钳术

C. 会阴后侧切+胎头吸引术

D. 剖宫产

E. 等待自然分娩

26. 新生儿娩出后，护理中错误的是

A. 观察新生儿有无头皮血肿

B. 观察新生儿面色及反应

C. 补充营养，必要时补液

D. 保持清洁，每天沐浴

E. 给予维生素 K_1 10mg 肌内注射

二、名词解释

27. 胎头吸引术

28. 产钳术

三、填空题

29. 会阴侧斜切开术，麻醉后在_____时自会阴后联合中线向左侧成_____角方向做会阴全层切开，会阴高度膨隆时可为_____角切开。

30. 会阴切开术式有_____和_____两种。

31. 胎头吸引术发生滑脱重复使用时，不能超过_____次；牵引时间不应超过_____分钟。

四、简答题

32. 会阴切开术的术后护理措施有哪些？

33. 简述剖宫产术的术前准备。

第十二章 妇科病史采集及检查配合

学习目的

1. 掌握妇科病史的采集方法与内容。
2. 掌握妇科检查的护理配合及注意事项。
3. 熟悉妇科检查和常用特殊检查的方法。
4. 了解妇科病史的特点。

要 点 提 示

第一节 妇科病史采集内容

1. 一般项目。

2. 主诉 妇科常见的症状有阴道流血、白带异常、下腹痛、下腹部包块、外阴瘙痒、闭经、不孕等。

3. 现病史 围绕主诉尽可能地了解发病时间、原因及诱因、病情发展经过、诊疗情况、采取的护理措施及效果。患者有无伴随症状及出现的时间、特点和变化过程，特别是与主要症状的关系。

4. 月经史 询问患者初潮年龄、周期、经期，可简写为：初潮年龄$\frac{经期}{周期}$末次月经时间。常规询问末次月经时间及其经量和持续时间。经前期有无不适，有无痛经，月经异常者应了解前次月经日期。绝经后患者应询问绝经年龄、绝经后有无不适、阴道出血等。

5. 婚育史 包括患者结婚年龄、婚次、男方健康情况、是否近亲结婚（直系血亲及三代旁系）、性生活情况、性病史等。其足月产、早产、流产及现存子女数（可简写表达为：足–早–流–存或孕X产X）、分娩方式、有无难产史、产后或流产后无出血、感染史，末次分娩或流产时间，采用的计划生育措施及效果情况。

6. 既往史。

7. 个人史。

8. 家族史 了解患者家庭成员（包括父母、兄弟、姊妹及子女）的健康状况，问询有无遗传性疾病、可能与遗传有关的疾病以及传染病情况。

第二节　妇科检查及护理配合

一、体格检查

1. 全身检查。

2. 腹部检查。

3. 盆腔检查（妇科检查）

（1）注意事项（2008 年考点）

1）月经期应避免检查，若异常出血必须检查，应先消毒外阴，使用无菌手套及器械，以免感染。

2）未婚妇女一般仅做直肠-腹部诊，禁止做双合诊和阴道窥器检查。如必须检查时，应在本人及家属同意后方可用示指放入阴道检查。

3）男性医护人员对患者进行检查时，需有其他女医护人员在场，以减轻患者紧张心理和避免发生不必要的误会。

4）如患者高度紧张不合作、腹壁肥厚或未婚，而又怀疑有盆腔内病变，可在肌内注射哌替啶后，甚至在骶管麻醉下进行盆腔检查，以正确判断。

5）要热情接待患者，做到态度和蔼，语言亲切，关心体贴，使其尽量放松。耐心向患者解释检查方法、目的及注意事项。消除患者紧张、羞怯心理，做好屏风遮挡，注意保护患者的隐私，取得患者的信任和配合。

6）准备好光源、消毒器械及用物，保证检查室温度适宜。

7）嘱咐患者检查前排空膀胱，必要时先行导尿。大便充盈者应在排便或灌肠后进行。协助患者脱右侧裤腿，躺在检查床上，取膀胱截石位（尿瘘患者有时需取膝胸位）接受妇科检查，危重患者不能上检查台者可协助医生在病床上检查。

8）每检查一人，及时更换置于臀下垫单（或塑料布、纸单）、无菌手套和检查器械，以防交叉感染。对于检查使用过的物品及时消毒处理。

（2）检查内容

1）外阴检查。

2）阴道窥器检查：如作宫颈刮片或阴道上 1/3 段涂片细胞学检查，用生理盐水润滑阴道窥器。

3）双合诊及三合诊

双合诊：检查者一手示指和中指涂擦润滑剂后伸入阴道内，另一手放在腹部配合检查。

三合诊检查：一手示指在阴道内，中指在直肠内，另一手在腹部配合检查。

4）直肠-腹部诊：一手示指伸入直肠，另一手在腹部配合检查称为直肠-腹部诊，一般适用于未婚、阴道闭锁或经期不宜做阴道检查患者。

二、妇产科常用特殊检查

1. 阴道分泌物悬滴法

（1）目的：检查阴道内有无滴虫或假丝酵母菌。

（2）查滴虫为生理盐水；查假丝酵母菌为10%氢氧化钾。

2．阴道脱落细胞学检查

（1）目的：阴道上皮细胞受卵巢激素影响发生周期性变化。临床用于检查卵巢功能、生殖器官肿瘤筛选、宫颈炎症。

（2）方法

1）阴道侧壁刮片法：用刮板在阴道侧壁上1/3处刮取细胞涂片。对于未婚女性，可用卷紧的无菌长棉签深入阴道取材涂片。

2）宫颈刮片法：用宫颈刮板在宫颈外口鳞-柱状上皮交界处，以宫颈外口为中心轻刮一周，将刮取物涂片检查。

3）宫颈管吸取涂片法：将吸管轻轻深入宫颈管内，吸取颈管分泌物涂片。

4）子宫腔吸取涂片法：严格消毒外阴、阴道及宫颈，用探针探测宫腔方向，将金属或塑料吸管放入宫腔，向个方向移动吸取分泌物涂片。

5）局部印片法：从病变局部表面直接印压片检查。

（3）护理配合

1）向患者解释检查的意义及步骤，取得患者的配合。嘱患者取材前24小时，避免阴道冲洗、检查、上药、性交。

2）备齐用物。

3）协助患者摆正确体位，取标本时动作应轻、稳、准。若白带较多，先用无菌干棉球轻轻拭去，再行标本刮取。

4）标记好涂片，立即用95%乙醇或10%甲醛溶液固定送检，并注意收集结果。

3．宫颈黏液检查　宫颈黏液的分泌受卵巢激素的影响而发生周期性变化。受雌激素影响宫颈黏液涂片可见典型羊齿植物叶状结晶。排卵后受孕激素黏液出现椭圆体。通过观察宫颈黏液性状结晶变化来了解卵巢功能、测定排卵时间、诊断妊娠和月经失调等。

4．基础体温测定　基础体温是指每天睡眠6~8小时，醒后未进行任何活动时测得的体温。

5．宫颈活体组织检查（宫颈活检）

（1）目的：适用于异常阴道出血、宫颈脱落细胞学检查巴氏Ⅲ级及以上者、慢性非特异性炎症、宫颈溃疡或赘生物等以确定病变性质。

（2）注意事项：创面用有尾线无菌棉球压迫止血，嘱患者24小时后自行取出，出血多者及时就诊。嘱患者术后保持会阴清洁，1个月内禁止盆浴及性生活。

6．诊断性刮宫

（1）目的：刮取宫腔内容物做病理检查，确定子宫内膜的病变。若同时疑有宫颈管病变时需分段诊刮。适用于子宫异常出血，子宫内膜结核、子宫内膜癌或宫颈管癌；月经失调时子宫内膜变化和性激素的关系；不孕症有无排卵；功能失调性子宫出血长期多量出血时刮宫既有助于诊断，又有止血效果。

（2）术后2周内禁性生活及盆浴，保持外阴清洁。按医嘱服用抗生素等药物预防感染。

7．阴道后穹隆穿刺

（1）目的：明确盆腹腔积液性质或贴近后穹隆的肿块性质而行此项检查。也可在超声介导下经后穹隆穿刺取卵。

（2）术后24小时取出阴道内填塞的纱布。嘱患者保持外阴、阴道清洁。

8. 输卵管通畅检查

（1）目的：检查输卵管是否通畅，并有一定的治疗作用。适用于不孕症、输卵管复通术后、输卵管轻度粘连者的检查、诊断和治疗。

（2）护理配合

1）指导患者在月经干净后3~7天检查。内、外生殖器急性炎症或慢性盆腔炎急性期、有不规则阴道流血者暂不检查。向患者讲解输卵管通畅术的目的、步骤及配合要点，取得患者的合作。

2）术后按医嘱用抗生素，术后2周内禁止性生活和盆浴。

9. 超声检查

（1）经腹部B超检查：充盈膀胱，取仰卧位。

（2）经阴道B超检查：患者需排空膀胱，取膀胱截石位。

（3）彩色多普勒超声检查：受检前的准备及体位同B超。

10. 内镜检查

（1）目的

1）子宫镜检查：对宫腔内的生理及病理情况进行检查和诊断，并可直视下取活检和行宫腔手术治疗。

2）腹腔镜检查：用腹腔镜经腹壁插入腹腔内观察病变的形态、部位，必要时可取组织行病理检查明确诊断。

（2）消毒器械：用甲醛溶液熏蒸6小时，需连续手术时用10%甲醛溶液浸泡15分钟，术前用蒸馏水冲洗干净。

（3）向患者及家属介绍手术步骤及目的，消除患者疑虑及恐惧心理。告知患者子宫镜检查时间应选择月经干净5天内。

（4）皮肤、肠道、阴道及尿道准备同妇科腹部手术配合部分。

（5）嘱接受子宫镜检查者术后卧床观察1小时，确认无异常方可离去。术后两周内禁止性生活和盆浴，按医嘱给抗生素预防感染。

练 习 题

一、选择题

（一）A1 型题

1. 妇科检查，应协助患者取
   - A. 平卧位
   - B. 半卧位
   - C. 截石位
   - D. 膝胸卧位
   - E. 左侧卧位

2. 妇科检查前护理工作不正确的是
   - A. 向患者做好解释工作
   - B. 嘱患者排尿等待检查
   - C. 准备好干净的臀垫
   - D. 协助患者取截石位

E. 确认患者

3. 患者月经期间，下列哪项检查不宜做

    A. 外阴视诊

    B. 阴道窥器检查

    C. 腹部检查

    D. 直肠-腹部诊

    E. 腹部 B 超检查

4. 妇科检查的臀垫应如何更换

    A. 一人一换

    B. 一天一换

    C. 隔天一换

    D. 三天一换

    E. 一周一换

5. 观察阴道壁及子宫颈情况所用的检查方法是

    A. 外阴视诊

    B. 阴道窥器检查

    C. 双合诊

    D. 三合诊，

    E. 肛腹诊

6. 下列有关妇科检查前的准备工作错误的是

    A. 患者排空膀胱等待检查

    B. 检查器具按人更换

    C. 协助患者采取膀胱截石位

    D. 阴道流血者可做阴道检查

    E. 未婚者行直肠-腹部诊

7. 用于滴虫性阴道炎查找滴虫所用液体是

    A. 生理盐水

    B. 95% 乙醇

    C. 10% 甲醛

    D. 50% 乙醇

    E. 10% 氢氧化钾

8. 妇科防癌普查最常用的方法是

    A. 盆腔检查

    B. 阴道分泌物悬滴检查

    C. 阴道涂片

    D. 宫颈刮片

    E. B 超

9. 宫颈刮片细胞学检查固定时应放在_____中固定

    A. 15% 乙醇

    B. 35% 乙醇

    C. 55% 乙醇

    D. 75% 乙醇

    E. 95% 乙醇

10. 下列有关宫颈活组织检查的描述不正确的是

    A. 适用于巴氏Ⅲ级或Ⅲ级以上需进一步确诊者

    B. 一般取材于宫颈外口 3 点、6 点、9 点、12 点，或碘不着色区

    C. 所取组织放入 10% 甲醛固定

    D. 取材后压迫止血的棉球，嘱患者 72 小时后取出

    E. 术后应禁止盆浴及性生活 2 周

11. 不孕症患者拟行诊断性刮宫的时间是

    A. 月经来潮前 14 天左右

    B. 月经来潮后 14 天左右

    C. 月经干净后天 3 ~7 天

    D. 月经来潮前 3 ~7 天

    E. 月经来潮前 1 ~2 天

12. 输卵管通畅检查应于何时进行

    A. 月经来潮前 14 天左右

    B. 月经来潮后 14 天左右

    C. 月经干净后天 3 ~7 天

    D. 月经来潮前 3 ~7 天

    E. 月经来潮前 1 ~2 天

（二）A2 型题

13. 某女，65 岁，生育情况：足月产 1 次，健全；妊娠 5 个月自然流产 1 次，人工流产 1 次，其生育史可简写为

    A. 1-1-1-1

    B. 0-1-1-1

C. 1-0-1-1

D. 1-0-2-1

E. 1-2-1-0

14. 某女，26 岁，因外阴瘙痒，白带增多，呈豆渣样来电咨询，疑有假丝酵母菌性阴道病，此时护士应建议患者做

　　A. 阴道分泌物悬滴检查

　　B. 宫颈刮片

　　C. 宫颈活检

　　D. 诊断性刮宫

　　E. B 超检查

15. 普查宫颈癌首选的检查是

　　A. 阴道分泌物悬滴检查

　　B. 宫颈刮片

　　C. 宫颈活检

　　D. 诊断性刮宫

　　E. 基础体温测定

16. 确诊宫颈癌可靠的方法是

　　A. 阴道分泌物悬滴检查

　　B. 宫颈刮片

C. 宫颈活检

D. 诊断性刮宫

E. 基础体温测定

（三）A3 型题

一老年妇女，71 岁，绝经后 23 年阴道萎缩，因阴道流血较多急诊。

17. 做妇科检查时，护士需特别注意下列哪项

　　A. 语言亲切，态度和蔼

　　B. 更换臀垫

　　C. 消毒外阴，戴无菌手套

　　D. 常规导尿

　　E. 协助老人取截石位

18. 为该老年患者准备用物时需特别注意

　　A. 多准备无菌干棉球

　　B. 多准备载玻片

　　C. 准备长棉签

　　D. 准备长镊子

　　E. 准备小号阴道窥器

二、名词解释

19. 双合诊

20. 三合诊

21. 直肠–腹部诊

三、填空题

22. 妇科检查方法有_____、_____、_____、_____、_____。

23. 阴道侧壁刮片用刮板在阴道侧壁_____处刮取细胞涂片。

24. 宫颈刮片法用宫颈刮板在宫颈外口_____处，以宫颈外口为中心轻刮一周，将刮取物涂片检查。

25. 输卵管通畅检查指导患者在月经干净后_____检查。

26. 妇产科临床常测激素有_____、_____、_____、_____、_____、_____。

三、简答题

27. 妇科检查的注意事项有哪些？

28. 哪些检查可以判断卵巢功能？

第十三章　女性生殖系统炎症的护理

学 习 目 的

1. 掌握女性生殖系统炎症妇女的护理措施。
2. 熟悉女性生殖系统炎症妇女的临床表现与治疗原则。
3. 了解女性生殖器官自然防御功能、病原体和传播途径。

要 点 提 示

第一节　外阴部炎症

一、病因

由于月经血、阴道分泌物、产后恶露、尿液、粪便的刺激，可引起外阴部出现不同程度的炎症。内衣过紧或穿化纤内裤及经期使用卫生巾造成会阴部通透性差，易引发外阴炎。

二、临床表现

1. 症状　外阴瘙痒、疼痛、红肿、烧灼感，性交、排尿、排便后加重，严重者可出现外阴溃疡。
2. 体征　外阴部充血、肿胀、糜烂，有抓痕，重者溃疡或湿疹；慢性患者外阴皮肤或黏膜增厚、粗糙、皲裂。

三、治疗原则

1. 病因治疗　寻找病因，积极治疗糖尿病；及时治疗尿瘘、粪瘘。保持外阴部清洁、干燥、透气，消除局部刺激来源。
2. 局部治疗　坐浴。
3. 物理治疗　急性期局部照射微波或红外线。
4. 前庭大腺炎脓肿形成或囊肿较大时行切开引流术和造口术。

四、护理措施

1. 一般护理　①针对病因指导患者保持外阴清洁、干燥、消除刺激的来源；②患病期间减少辛辣食物的摄入；③避免局部使用刺激性的药物或清洗液（2011 年考点）。

2. 疾病护理　指导患者做好外阴部的护理，减少局部摩擦和混合感染的发生。教会患者坐浴方法及注意事项：①局部使用 1∶5000 的高锰酸钾溶液坐浴，水温在 40℃ 左右，每次 20 分钟左右，每天 2 次。若有溃疡可用抗生素软膏涂抹。②坐浴时应将会阴部浸没于浸泡液中。③月经期间禁止坐浴 (2011 年考点)。

第二节　阴道炎症

【滴虫阴道炎】

一、病因

滴虫性阴道炎的病原体为阴道毛滴虫。滴虫性阴道炎可通过性交直接传播或经公共浴池、浴盆、毛巾、坐便器等间接传播。

二、临床表现

1. 症状　典型症状为稀薄的泡沫状白带增多及外阴瘙痒，可伴有烧灼感、疼痛和性交痛 (2013 年考点)。

2. 体征　阴道黏膜充血，严重者有散在出血斑点；白带呈灰白色、黄白色或黄绿色脓性泡沫状。

三、治疗原则

1. 全身用药　甲硝唑。

2. 局部用药　1% 乳酸或 0.1%～0.5% 醋酸液溶液阴道灌洗后，阴道放甲硝唑泡腾片。

四、护理措施

1. 一般护理　①保持外阴、阴道卫生，避免不洁的性生活；②饮食指导，避免进食辛辣等刺激性的食物；③教会患者自我护理的方法，将内裤煮沸消毒 5～10 分钟以消灭病原体，避免交叉感染。

2. 疾病护理　①治疗期间勤换内裤，避免性生活；②指导患者注意局部用药前、后手的卫生，减少感染的机会；③指导阴道用药的患者在放药前，用酸性溶液灌洗阴道后再采取下蹲位将药片送入阴道后穹隆部；④患者配偶同时进行治疗如：口服甲硝唑或替硝唑，并告知患者口服上述药后需 24 小时或 72 小时禁酒；⑤因甲硝唑可透过胎盘到达胎儿体内，故孕 20 周前禁用此药；⑥哺乳期全身用药，因甲硝唑可通过乳汁排泄，服药期间及服药后 6 小时内不宜哺乳；⑦及时发现用药后的不良反应，并报告医生停药；⑧告知患者治愈的标准及随访要求是：在月经干净后复查，连续三次滴虫检查阴性者为治愈。

【外阴阴道假丝酵母菌病】

一、病因

假丝酵母菌是一种寄生于阴道、口腔、肠道的条件致病菌。常见于妊娠、糖尿病患者及大量接受雌激素或大量应用免疫抑制剂治疗者。外阴阴道假丝酵母菌病可通过自身传染；性交直接传染；接触被污染的衣物间接传染。

二、临床表现

1. 症状　外阴瘙痒，灼痛，白带呈豆渣样。
2. 体征　外阴有抓痕，黏膜有白色膜状物，急性期可见糜烂及浅表溃疡。

三、治疗原则

1. 消除诱因　积极治疗糖尿病，及时停用广谱抗生素、雌激素、皮质激素。
2. 局部用药　首选 2%～4% 碳酸氢钠溶液坐浴或冲洗阴道，并阴道上制霉菌素片。
3. 全身用药　适用于未婚无性生活女性，外出不方便局部用药或月经来潮者。
4. 性伴侣的治疗　对于难治性外阴阴道假丝酵母菌病、复发性外阴阴道假丝酵母菌病患者或性伴侣有真菌性龟头炎者应给予该项治疗。

四、护理措施

1. 一般护理　①温开水清洗外阴，避免使用刺激性洗液；②保持外阴清洁干燥，非月经期不使用卫生护垫，选择使用棉质且通透性好的内裤；③饮食指导：患病期间避免进食辛辣等刺激性的食物；④治疗期间勤换内裤，避免性生活；⑤指导患者注意局部用药前、后手的卫生，减少感染的机会。
2. 疾病护理　①指导阴道用药的患者在放药前，用 2%～4% 碳酸氢钠溶液灌洗阴道后再采取下蹲位将药片送入阴道后穹隆部；②妊娠期合并感染者，为避免胎儿感染，应坚持局部治疗；③患者治疗同时性伴侣也应进行假丝酵母菌的检查和治疗以免重复感染；④注意糖尿病患者的血糖变化，消除病因减少刺激；⑤告知患者复查白带前 24～48 小时禁止阴道用药和同房，以免影响检查结果。

【细菌性阴道炎】

一、病因

细菌性阴道病为阴道内菌群失调所致的一种混合感染。

二、临床表现

1. 症状　10%～40% 患者无任何症状，有症状者主诉白带增多并有难闻的臭味或鱼腥味。可有轻度外阴瘙痒或烧灼感。
2. 体征　白带为均匀一致的量较多的稀薄白带，阴道黏膜无红肿或充血等炎症表现。无滴虫、假丝酵母菌或淋菌感染。

三、治疗原则

1. 全身用药　口服甲硝唑连续服药 7 天。
2. 局部用药　甲硝唑置于阴道内，连续 7 天。
3. 性伴侣治疗　对于反复发作或难治性细菌性阴道病患者应给予性伴侣治疗。
4. 妊娠妇女的治疗　因本病在妊娠期有合并上生殖道感染的可能，故无症状的孕妇也应给予治疗。口服甲硝唑连续服药 7 天。

四、护理措施

1. 一般护理　①注意性卫生，避免过频或无保护的性生活；②孕期注意个人卫生，保持外阴阴道卫生；③教会患者自我护理的方法，保持外阴清洁干燥，避免交叉感染。

2. 疾病护理 ①治疗期间勤换内裤，减少性生活；②指导患者注意局部用药前、后手的卫生，减少感染的机会；③指导阴道用药的患者在放药前，用酸性溶液灌洗阴道后再采取下蹲位将药片送入阴道后穹隆部；④指导患者配偶同时进行治疗；⑤因甲硝唑可透过胎盘到达胎儿体内，故孕 20 周前禁用此药；⑥哺乳期全身用药，因甲硝唑可通过乳汁排泄，服药期间及服药后 6 小时内不宜哺乳；⑦及时发现用药后的不良反应，并报告医生停药。

【老年性阴道炎】

一、病因

绝经后妇女卵巢功能减退，雌激素水平降低，阴道黏膜萎缩变薄，乳酸杆菌减少，阴道 pH 上升，局部抵抗力下降，引起致病菌的侵入和繁殖，而引发阴道炎症。

二、临床表现

1. 症状 阴道分泌物增多，白带呈稀薄淡黄色或血性白带，外阴瘙痒，灼热感及尿频、尿痛、尿失禁等。

2. 体征 检查见阴道呈老年性改变；上皮萎缩，皱襞消失；上皮平滑，菲薄；阴道黏膜充血，常有小出血点。长期慢性炎症、溃疡还可引起阴道粘连，若炎症分泌物引流不畅可形成阴道积脓，甚至宫腔积脓。

三、治疗原则

增加阴道抵抗力，抑制细菌的生长繁殖。

四、护理措施

1. 一般护理 ①注意个人卫生，常换内裤，保持会阴部清洁干燥；②加强锻炼，增强机体抵抗力；③不用过热或有刺激性的清洗液清洗外阴。

2. 疾病护理 ①治疗期间勤换内裤，避免性生活；②指导患者注意局部用药前、后手的卫生，减少感染的机会；③指导阴道用药的患者在放药前，用酸性溶液灌洗阴道后再采取下蹲位将药片送入阴道后穹隆部；④由于老年人阴道放药有一些困难，应将放药的方法告知家属或护士按医嘱给药。

【婴幼儿外阴阴道炎】

一、病因

婴幼儿外阴未发育，不能遮盖尿道口及阴道前庭，加之缺乏雌激素阴道上皮较薄细菌极易侵入；阴道 pH 呈中性适合病原菌的生长和繁殖；婴幼儿卫生习惯不良，大便污染、外阴不洁、外阴损伤或蛲虫感染，阴道异物等都会引起炎症。

二、临床表现

1. 外阴痛痒，患儿烦躁不安、哭闹不止或手抓外阴部。

2. 分泌物增多，外阴、阴蒂、尿道口、阴道口黏膜充血、水肿有脓性分泌物自阴道口流出。

三、治疗原则

1. 针对病原体选择相应的口服抗生素治疗。
2. 可用吸管将抗生素溶液滴入阴道。
3. 对症处理。

四、护理措施

1. 一般护理　①保持外阴清洁、干燥，减少摩擦；②避免穿开裆裤，减少污染机会；③养成良好的卫生习惯，便后清洗外阴；④防止交叉感染，专盆专用。

2. 疾病护理　①指导患儿家长注意为患儿局部用药前、后手的卫生，减少感染的机会；②保持患儿外阴清洁、干燥，治疗期间勤换内裤；③协助患儿保持双手清洁，避免搔抓引起感染加重。

第三节　子宫颈炎症

一、概述

宫颈炎症是常见的女性下生殖道炎症，多发生于生育年龄的妇女，有急性和慢性两种。急性宫颈炎常与急性子宫内膜炎或急性阴道炎同时存在。以慢性宫颈炎多见。

二、临床表现（2012 年考点）

1. 症状　大部分患者无症状。有症状患者主要表现为白带增多，呈黏液脓性，有时呈血性白带，偶有性交后出血。可伴有腰骶部疼痛、盆腔部下坠痛及不孕。

2. 体征　妇科检查可见宫颈有不同程度充血、水肿、黏膜外翻，有脓性分泌物附着甚至从宫颈管流出，宫颈管黏膜质脆，容易诱发出血。

三、治疗原则

1. 急性宫颈炎的治疗　针对病原给予全身抗生素治疗，同时禁止性生活。
2. 慢性宫颈炎的治疗　以局部治疗为主。①物理治疗：激光、冷冻、微波；②药物治疗：局部上药；③手术治疗：息肉摘除或宫颈锥切术。

四、护理措施

1. 急性宫颈炎的护理措施

（1）一般护理：①做好生活护理，保证患者充分休息；②及时更换衣物，保持外阴及阴道清洁；③给予高蛋白、高维生素饮食；④密切观察病情变化及时给予心理上的关怀。

（2）疾病护理：①积极治疗急性宫颈炎、预防慢性宫颈炎；②遵医嘱针对病原给予全身抗生素治疗；③注意观察病情变化及用药后反应；④体温增高者给予物理降温。

2. 慢性宫颈炎的护理措施

（1）一般护理：①注意个人卫生，保持局部清洁、干燥；②指导育龄妇女如何采取避孕措施，减少人工流产的发生。

（2）疾病护理：①药物治疗：指导患者注意局部用药前、后手的卫生，减少感染发生；教会患者正确的放药方法，使药物送达位置准确；②手术及物理治疗术前后护理：术前：月经干净3~7天，无同房史，无急性生殖器炎症，宫颈防癌涂片正常者方可治疗；做好心理疏导消除患者紧张情绪。手术前测血压及体温并指导术前排空膀胱。术后：保持外阴清洁，每日清洗外阴2次；嘱患者于手术后次日晨将阴道内尾纱取出；术后10天左右为局部脱痂期，应避免剧烈活动及搬运重物以免引起出血量过多；禁同房和盆浴2个月，并于术后2周、4周、2个月复查；宫颈息肉手术摘除术后做病理检查（2008年考点）。

第四节　盆腔炎症

一、概述

盆腔炎是女性内生殖器及其周围结缔组织、盆腔腹膜发生的炎症。分为急性和慢性两类。慢性盆腔炎其病理可分为：慢性子宫内膜炎、慢性输卵管炎与输卵管积水、输卵管卵巢炎及输卵管卵巢囊肿、慢性盆腔结缔组织炎。

二、临床表现

1. 急性盆腔炎　下腹痛伴发热，严重者可出现高热、寒战等，消化系统症状（腹膜炎），膀胱刺激症状或直肠刺激症状。患者呈急性病容，体温升高，心率加快，下腹有压痛、反跳痛，宫颈充血有举痛，子宫体增大，有压痛，活动受限，双侧附件压痛明显。

2. 慢性盆腔炎　下腹坠痛，腰骶部酸痛，月经前、后加重；月经量增多，可伴有不孕。子宫及双侧附件有轻度压痛，子宫一侧或双侧有增厚、压痛，宫骶韧带增粗、变硬、有触痛。

三、治疗原则

1. 急性盆腔炎的治疗

（1）支持疗法：卧床休息、取半坐卧位以利于脓液积聚于直肠子宫陷凹，给予高热量、高蛋白、高维生素流食，高热者给予物理降温。

（2）抗生素治疗。

（3）腹腔镜检查及治疗。

（4）手术治疗。

2. 慢性盆腔炎的治疗

（1）一般治疗：消除患者思想顾虑，增加营养，提高机体抵抗力。

（2）物理治疗：改善局部血液循环，促进炎症的吸收和消退。

（3）中药治疗：以清热利湿，活血化瘀为主。

（4）手术治疗：手术以彻底治愈为原则。

四、护理措施

1. 急性盆腔炎的护理措施

（1）一般护理：①做好生活护理，保证患者获得充分的休息和睡眠；②评估生命体征，尤其是体温、观察热型及伴随症状；③评估下腹疼痛的程度，有无压痛及反跳痛；④给予高蛋白、高热量、高维生素、易消化的饮食；⑤注意保暖出汗后及时更换衣裤，保持内衣清洁、干燥，避免着凉；⑥注意患者病情变化，积极给予心理支持；⑦禁止经期性生活、热敷、按摩腹部及阴道灌洗及不必要的妇科检查，防止炎症扩散；⑧严格执行无菌操作，防止医源性感染；⑨向患者讲明连续彻底用药的重要性，避免转为慢性盆腔炎。

（2）疾病护理：①协助患者保持半坐卧位，以促进脓液局限，减少炎症扩散；②每4小时测量体温、脉搏和呼吸。体温突然升高或骤降时，要随时测量并记录；③遵医嘱静脉给予足量抗生素，注意观察输液反应，及时发现电解质紊乱及酸碱平衡失调状况；④对高热患者给予物理降温，注意观察体温变化及不适；⑤观察患者疼痛的改变，及早发现病情恶化给予积极处理；⑥对腹胀严重的患者给予胃肠减压，注意保持减压管通畅；⑦预防炎症扩散，禁止阴道冲洗，尽量避免阴道检查；⑧为需要手术的患者做好术前准备、术后护理。

2. 慢性盆腔炎的护理措施

（1）一般护理：①为患者提供心理支持，减轻患者心理压力，增强战胜疾病的信心；②指导患者养成良好的卫生习惯，经期不要盆浴、游泳、性交、过度劳累等，注意性生活卫生。减少疾病的发生；③保持生活规律，锻炼身体，增强机体抵抗力，预防慢性盆腔炎急性发作。

（2）疾病护理：①指导患者遵医嘱用药，不中途停药，确保疗效；②减轻患者不适，遵医嘱给予镇静止痛药，注意观察用药后反应；③为需手术治疗的患者提供手术前、后护理。

练 习 题

一、选择题

（一）A1 型题

1. 针对外阴炎患者的健康教育，正确的是
   A. 勤用沐浴露清洗外阴，以保持局部清洁
   B. 勤换内裤，保持外阴清洁干燥
   C. 适量饮酒，以促进局部血液循环
   D. 局部瘙痒难忍时可用手搔抓
   E. 产褥期不要每天清洗外阴，以免受凉

2. 滴虫性阴道炎最主要的直接传播途径是
   A. 血液
   B. 性交
   C. 污染的器械
   D. 游泳池
   E. 衣服、浴巾

3. 为滴虫性阴道炎患者做阴道灌洗，灌洗液应选择
   A. 生理盐水
   B. 1：5000 高锰酸钾
   C. 0.5% 醋酸
   D. 0.02% 碘附
   E. 2%~4% 碳酸氢钠

4. 需要夫妇同时治疗的生殖系统炎症是
   A. 淋病
   B. 慢性宫颈炎
   C. 滴虫性阴道炎
   D. 假丝酵母菌性阴道炎
   E. 前庭大腺炎

5. 关于滴虫性阴道炎患者的护理措施，错误的是
   A. 患者内裤应煮沸消毒 5~10 分钟
   B. 治疗期间禁止性生活
   C. 哺乳期妇女坚持哺乳
   D. 保持外阴清洁、干燥
   E. 坚持治疗直至症状消失

6. 滴虫性阴道炎的治愈标准是
   A. 白带涂片检查阴性
   B. 月经干净后白带复查连续 2 次阴性
   C. 月经干净后白带复查连续 3 次阴性
   D. 分泌物恢复正常
   E. 外阴瘙痒消失

7. 关于滴虫阴道炎的治疗，下列说法不正确的是
   A. 夫妻双方应同时治疗
   B. 哺乳期不宜口服甲硝唑
   C. 常用 2%~4% 碳酸氢钠溶液冲洗阴道
   D. 治疗后复查转阴，仍需治疗一疗程
   E. 局部治疗与全身治疗相结合

8. 预防滴虫性阴道炎哪项不妥
   A. 消灭传染源
   B. 及时发现和治疗带虫者
   C. 切断传染途径
   D. 注意消毒隔离
   E. 做好保护性隔离

9. 未婚女青年滴虫阴道炎首选的治疗是
   A. 阴道内塞入乙酰胂胺
   B. 阴道内塞入甲硝唑
   C. 阴道内塞入咪康唑
   D. 口服甲硝唑片
   E. 口服曲古霉素

10. 外阴阴道假丝酵母菌病主要的传染方式是
    A. 内源性传染
    B. 性交传播
    C. 血液传染
    D. 污染器械传染
    E. 游泳池间接传染

11. 外阴阴道假丝酵母菌病的白带特点是
    A. 豆渣样
    B. 血性白带
    C. 脓性白带
    D. 泡沫状
    E. 黄色水样

12. 用阴道分泌物悬滴法查假丝酵母菌时，应用下述哪种液体作悬液
    A. 4% 碳酸氢钠
    B. 10% 氢氧化钠
    C. 0.9% 盐水
    D. 0.2% 苯扎溴铵
    E. 1% 乳酸液

13. 关于外阴阴道假丝酵母菌病患者的护理措施，错误的是
    A. 患者内裤应煮沸消毒
    B. 嘱患者每天清洗外阴
    C. 孕妇要积极治疗
    D. 治疗后在月经前复查白带
    E. 性伴侣应同时坚持治疗

14. 关于老年性阴道炎的临床表现，错误的是
    A. 阴道分泌物增多
    B. 外阴瘙痒
    C. 阴道上皮菲薄，黏膜出血
    D. 阴道黏膜可见白色膜状物
    E. 阴道分泌物稀薄，呈淡黄色

15. 关于老年性阴道炎的治疗原则，错误的是
    A. 用 0.5% 醋酸行阴道灌洗
    B. 灌洗后局部应用抗生素
    C. 可口服小剂量雌激素
    D. 阴道可涂抹雌激素软膏
    E. 乳腺癌患者可使用雌激素制剂

16. 慢性子宫颈炎主要的症状是
    A. 外阴瘙痒
    B. 阴道分泌物增多
    C. 外阴疼痛
    D. 外阴灼热感
    E. 外阴湿疹

17. 关于慢性子宫颈炎临床表现的描述，错误的是
    A. 分泌物呈稀薄泡沫状
    B. 患者可有腰骶部疼痛、下坠感
    C. 阴道分泌物增多
    D. 不孕
    E. 宫颈有不同程度的糜烂、囊肿、息肉

18. 宫颈Ⅰ度糜烂，系糜烂面积占宫颈面积的
    A. 1/2 以下
    B. 1/3 ~ 1/2
    C. 1/3 以下
    D. 1/3 ~ 2/3
    E. 2/3 以上

19. 有关慢性宫颈炎的治疗，不妥的是
    A. 子宫颈锥形切除是常用方法
    B. 治疗原则是使糜烂面柱状上皮脱落，由新生鳞状上皮替代
    C. 物理疗法是目前疗效好、疗程短的方法
    D. 糜烂面小，可用硝酸银局部腐蚀
    E. 宫颈息肉，可用手术治疗

20. 急性盆腔炎的病因不包括
    A. 经期卫生不良
    B. 产后感染
    C. 慢性盆腔炎急性发作
    D. 急性肠炎
    E. 子宫腔内手术操作后感染

21. 急性盆腔炎主要的治疗手段是
    A. 支持疗法
    B. 抗生素治疗
    C. 手术疗法
    D. 中药治疗
    E. 腹腔灌洗

22. 关于急性盆腔炎，下列处理不正确的是
    A. 立即手术治疗
    B. 半卧位休息
    C. 补液及纠正电解质失衡
    D. 静脉滴注广谱抗生素
    E. 高热量、高蛋白、高维生素流质饮食

23. 急性盆腔炎患者宜取
    A. 平卧位
    B. 半坐卧
    C. 俯卧位
    D. 头低足高位
    E. 侧卧位

（二）A2 型题

24. 患者，女，主诉外阴部瘙痒，入院后诊断为外阴炎，医生建议其坐浴。坐浴液应选择
    A. 温水
    B. 盐水
    C. 2% 碳酸氢钠溶液
    D. 0.02% 呋喃西林溶液
    E. 用 1 : 5000 高锰酸钾溶液

25. 患者，女，28 岁，医生诊断为细菌性阴道病，护士在指导患者时应纠正患者对该病不正确的认识是
    A. 细菌性阴道炎的自然病史表现为自愈性或复发性
    B. 细菌性阴道炎是由于阴道内乳酸杆菌减少，其他细菌大量繁殖所引起的混合感染
    C. 细菌性阴道炎患者的性伴侣都不需要治疗

D. 将阴道分泌物涂抹在玻片上，滴入 1～2 滴氢氧化钾（KOH）产生烂鱼样腥臭味即为阳性

E. 患有细菌性阴道炎的孕妇无论有无症状都需要进行治疗

26. 患者，女，58 岁，医生诊断为外阴炎，护士指导患者正确的是
    A. 搔抓
    B. 热水烫
    C. 穿紧身内衣
    D. 输液治疗
    E. 坐浴

27. 患儿，女，4 岁，外阴不适就诊，医生诊断为：婴幼儿外阴阴道炎，护士向其家属宣教正确的叙述是
    A. 雌激素水平低是该病发生的原因之一
    B. 婴幼儿阴道 pH 在 4.0～5.0 之间
    C. 婴幼儿阴道 pH 在 8.0～9.0 之间
    D. 婴幼儿外阴阴道炎一般不用治疗
    E. 蛲虫感染不是本病发生的原因

28. 患者，女，40 岁，外阴右侧疼痛伴发热 2 天。体检：体温 39.2℃，右侧大阴唇后部触及 4cm×5cm×4cm 大小囊性肿物，有触痛，表面皮肤红肿，诊断为右侧前庭大腺脓肿。下列治疗方案中正确的是
    A. 全身抗生素治疗
    B. 脓肿剥除术+抗生素应用
    C. 脓肿切开引流并造口术+抗生素应用
    D. 脓肿切开引流术+抗生素应用
    E. 局部应用抗生素

29. 患者，女，25 岁，因不洁性交后出现白带增多及外阴瘙痒。入院后诊断为滴虫性阴道炎。该疾病白带的典型特点是

    A. 稀薄泡沫状
    B. 干酪样白带
    C. 豆渣样白带
    D. 稀薄，呈淡黄色
    E. 白带呈脓性，有臭味

30. 某患者，患滴虫性阴道炎。准备用自助冲洗器灌洗阴道，护士应告知她冲洗的乙酸溶液浓度为
    A. 0.5%
    B. 1%
    C. 2%
    D. 3%
    E. 4%

31. 患者，女，45 岁，主诉阴道分泌物增呈多稀薄的泡沫状、外阴瘙痒，伴有烧灼感，疼痛。妇科检查：阴道黏膜充血，白带呈灰白色泡沫状。诊断为滴虫性阴道炎，阴道放药应放在
    A. 阴道口
    B. 阴道前壁
    C. 阴道后壁
    D. 阴道后穹隆部
    E. 放在阴道任何部位

32. 某纺织工厂，滴虫性阴道炎发病率很高，为预防其传播。下列哪项措施是不必要的
    A. 积极治疗患者及带虫者
    B. 改盆浴为淋浴
    C. 改坐厕为蹲厕
    D. 相互不借用浴巾
    E. 预防性服甲硝唑（灭滴灵）

33. 患者，女，45 岁，既往有糖尿病史，最近阴道分泌物呈豆渣样白带，最有可能患的疾病是
    A. 滴虫性阴道炎
    B. 老年性阴道炎
    C. 外阴阴道假丝酵母菌病

D.　慢性宫颈炎

E.　前庭大腺炎

34.　患者，女，38岁，自诉3天来外阴奇痒，灼痛，坐卧不宁，并伴有尿频、尿痛。妇科检查：阴道黏膜红肿并附有白色膜状物，皮肤有抓痕，阴道分泌物呈豆渣样，应诊断为

A.　淋病

B.　尖锐湿疣

C.　前庭大腺炎

D.　滴虫性阴道炎

E.　外阴阴道假丝酵母菌病

35.　一外阴阴道假丝酵母菌病患者咨询内裤消毒的处理方法，下列合适的是

A.　食醋浸洗

B.　日光暴晒

C.　煮沸

D.　紫外线消毒

E.　保持干燥

36.　患者，女，28岁，门诊诊断为外阴阴道假丝酵母菌病。护士指导患者应选择下列哪种阴道灌洗液

A.　0.5%醋酸

B.　1%乳酸

C.　2%~4%碳酸氢钠溶液

D.　0.02%呋喃西林溶液

E.　用1：5000高锰酸钾溶液

37.　患者，女，50岁，糖尿病史，患者自述外阴瘙痒，白带呈豆腐渣样，妇科检查：外阴有抓痕，黏膜有白色膜状物。该患者为外阴阴道假丝酵母病，局部冲洗后阴道应放置

A.　甲硝唑泡腾片

B.　红霉素

C.　制霉菌素片

D.　青霉素

E.　链霉素

38.　患者，女，38岁，外阴瘙痒，灼痛，白带呈豆渣样，医生诊断为外阴阴道假丝酵母菌病。护士指导患者时应纠正患者认为与此病发病无关的<u>不正确</u>的认识是

A.　糖尿病

B.　长期应用抗生素

C.　阴道乳酸杆菌数量的减少

D.　长期使用避孕套避孕

E.　口腔、肠道、阴道内的假丝酵母菌交叉感染

39.　患者，女，38岁，因外阴瘙痒，灼痛，白带呈豆渣样就诊医生诊断为外阴阴道假丝酵母菌病。关于该病的发生，患者认知<u>错误</u>的是

A.　白色假丝酵母菌是寄生在阴道、口腔、肠道的条件致病菌

B.　常见于妊娠、糖尿病患者及接受大量雌激素等

C.　性交是该病的主要传播途径

D.　实验室检查培养法阳性率最高，多用于难治性或复发性阴道念珠菌病（VVC）

E.　VVC的典型症状是外阴瘙痒、灼痛，白带呈豆渣样

40.　某孕妇，患有外阴阴道假丝酵母菌病，孕妇担心胎儿被感染，向护士咨询其正确用药途径是

A.　阴道予制霉菌素片

B.　口服制霉菌素片

C.　口服抗生素

D.　全身用药

E.　酸性溶液坐浴

41.　患者，女，56岁，卵巢癌术后，近几天出现外阴瘙痒，灼热感，白带增多伴血性，呈淡黄色，最有可能的诊断是

A. 卵巢癌复发

B. 外阴炎

C. 外阴阴道假丝酵母菌病

D. 老年性阴道炎

E. 滴虫性阴道炎

42. 患者，女，60 岁，患老年性阴道炎，该患者询问护士发病原因，护士告知直接影响阴道自净作用的激素下降，这个激素是

A. 孕激素

B. 雌激素

C. 促性腺素

D. 促卵泡素

E. 促腺激素释放激素

43. 患者，女，58 岁，患老年性阴道炎，护士与之沟通时，肯定了该患者对此认识正确的是

A. 阴道分泌物稀少，稠厚

B. 可用碱性溶液冲洗阴道

C. 雌激素可改善症状

D. 常见于围绝经期妇女

E. 阴道 pH 下降

44. 某患者，65 岁，近半个月来阴道流黄水样分泌物，有时带血，经检查排除恶性肿瘤，下列哪种可能性大

A. 滴虫性阴道炎

B. 老年性阴道炎

C. 宫颈糜烂

D. 宫颈息肉

E. 子宫内膜炎

45. 患者，女，58 岁，因血性白带，外阴瘙痒，灼热感及尿频、尿痛、尿失禁等就诊。医生诊断为：老年性阴道炎。护士指导坐浴正确的是

A. 冷水坐浴

B. 碱性水坐浴

C. 烫水坐浴

D. 酸性温水坐浴

E. 盐水坐浴

46. 患者，女，58 岁，患老年性外阴炎，医生嘱坐浴。该患者询问护士坐浴的时间，护士告知

A. 会阴部应浸没于浸泡液中

B. 水温应为 40℃左右

C. 每次 20 分钟左右

D. 月经期禁止坐浴

E. 每日 2～3 次

47. 患者，女，42 岁，已婚已育，因白带增多，腰骶部疼痛，性交后出血 4 个月入院。入院查体：宫颈糜烂，糜烂面积占整个宫颈的 2/3 以上。该患者宫颈糜烂为

A. 轻度

B. 中度

C. 重度

D. 极重度

E. 颗粒型

48. 患者，女，38 岁，宫颈中度糜烂，颗粒型，无盆腔及阴道炎症，宫颈刮片未见癌细胞。应选用最恰当的治疗是

A. 硝酸银腐蚀法

B. 中药内服

C. 激光治疗

D. 全子宫切除

E. 抗生素治疗

49. 患者，女，38 岁，体检时发现宫颈重度糜烂，医嘱需物理治疗，询问宫颈糜烂有关问题，护士告知

A. 做 TCT 检查

B. 不需做 TCT 检查

C. 需做血常规检查

D. 需做尿常规检查

E. 需做肝、肾功能检查

50. 患者，女，38 岁，已产，因白带增多、

腰骶部疼痛、性交后出血就诊。妇科检查宫颈重糜烂；宫颈液基薄层细胞（TCT）检查正常，护士告知患者最好的治疗方法是

A. 中药治疗

B. 局部用药

C. 全身用药

D. 宫颈锥切

E. 局部物理治疗

51. 患者，女，37 岁，已产，医生诊断为宫颈重度糜烂；宫颈 TCT 检查正常，需局部物理治疗。患者询问物理治疗的时间，护士告知最佳时间是

A. 月经来潮前 3～7 天

B. 排卵期

C. 无时间限制

D. 确诊后

E. 月经干净后 3～7 天

52. 患者，女，35 岁，已产，医生诊断为宫颈重度糜烂；宫颈 TCT 检查正常，需局部物理治疗。患者询问禁止性生活和盆浴的时间，护士应回答

A. 2 周

B. 4 周

C. 6 周

D. 8 周

E. 12 周

53. 患者，女，29 岁，因白带增多、腰骶部疼痛、性交后出血就诊，医生诊断为宫颈糜烂。护士告知患者正确的是

A. 宫颈糜烂分为单纯型、颗粒型、乳突型三种类型

B. 慢性宫颈炎易发生于流产、分娩或手术损伤宫颈后

C. 慢性宫颈炎以局部治疗为主

D. 治疗前应先进行宫颈脱落细胞检查，结果正常方可治疗

E. 宫颈糜烂面是因宫颈管柱状上皮溃烂坏死所致

54. 患者，女，36 岁，因急性下腹痛伴高发热就诊，妇科检查：宫颈充血有举痛。医生诊断为：急性盆腔炎，并考虑有盆腔脓肿存在。护士应配合进一步检查确诊的项目是

A. 后穹隆穿刺抽出脓液

B. 宫颈分泌物培养

C. 尿培养

D. 血培养

E. 血常规

55. 患者，女，1 年前患急性子宫内膜炎，未接受正规治疗。本次体检发现子宫一侧可触及条梭状肿物。应考虑为

A. 慢性子宫内膜炎

B. 慢性输卵管炎

C. 慢性盆腔结缔组织炎

D. 慢性腹膜炎

E. 输卵管卵巢囊肿

56. 某产妇，第 1 胎，孕 39 周，会阴侧切娩出一活女婴。产后 3 天，产妇体温 39.0℃，下腹疼痛，恶露有臭味，诊断为急性子宫内膜、子宫肌炎。最有效的治疗措施是

A. 鼓励产妇多饮水

B. 加强口腔，皮肤清洁

C. 取健侧卧位

D. 输入足量液体

E. 用敏感、足量、高效抗生素

（三）A3 型题

（57～59 题共用题干）

患者，女，35 岁，已婚，因白带增多，腰骶部疼痛，性交后出血、就诊。妇科检查宫颈重度糜烂。

57. 上述疾病最好的治疗方法是

A. 物理治疗

B. 药物治疗

C. 手术疗法

D. 化学疗法

E. 阴道灌洗

58. 上述治疗最佳的时间是

A. 月经来潮前 3 ~ 7 天

B. 月经来潮前 1 ~ 2 天

C. 月经期

D. 月经干净后 1 ~ 2 天

E. 月经干净 3 ~ 7 天

59. 关于子宫颈炎的护理措施，错误的是

A. 鼓励患者定期做妇科检查

B. 做宫颈刮片排除宫颈癌，解除患者思想负担

C. 嘱患者保持外阴清洁

D. 治疗期间可进行阴道冲洗

E. 两次月经干净后复查

（四）A4 型题

（60 ~ 61 题共用题干）

患者，女，25 岁，已婚，5 天前行人工流产术后出现下腹痛，伴里急后重感。查体：腹部压痛、反跳痛，宫颈举痛。

60. 该患者最可能的诊断是

A. 异位妊娠

B. 急性盆腔炎

C. 急性宫颈炎

D. 急性阑尾炎

E. 卵巢囊肿蒂扭转

61. 上述疾病最主要的治疗手段是

A. 后穹隆切开引流

B. 取半卧位

C. 剖腹探查

D. 抗生素治疗

E. 阴道灌洗

二、填空题

62. 前庭大腺囊肿是由于前庭大腺_____，分泌物_____所致。

63. 滴虫阴道炎典型白带特征为_____；检查阴道毛滴虫最简便方法是_____法；治疗滴虫阴道炎常用药物是_____，此药可经胎盘进入胎儿体内，也能经乳汁排泄，故_____期与哺乳期妇女不宜口服。

64. 假丝酵母菌阴道炎白带特征为_____，可选用_____溶液冲洗阴道。老年性阴道炎是由于卵巢功能减退，_____水平低下引起，局部宜选用_____溶液冲洗阴道。

65. 慢性子宫颈炎可分为_____、_____、_____、_____及宫颈黏膜炎五种类型。

66. 慢性子宫颈炎患者，尤其表现出血性白带或接触性出血时，应与_____鉴别，需行_____检查排除癌变。_____是目前对宫颈糜烂疗效较好、疗程最短的方法。

67. 慢性盆腔炎的全身表现多不明显，妇科检查可触到子宫_____、_____，常采用_____治疗措施。

68. 生殖器结核常发生在_____、_____、_____等部位。临床可引起月经失调，早期多为月经_____，随病情发展月经_____。

三、名词解释

69. 阴道自净作用

70. 盆腔炎

四、简答题

71. 试述女性生殖器的自然防御功能。

72. 女性生殖器官炎症的感染途径有哪些?

73. 简述慢性宫颈炎接受物理治疗患者的对症护理和健康指导。

74. 护士应指导患者采取哪些措施预防盆腔炎?

五、案例分析题

某女,31岁,孕1产1,主诉阴道分泌物增多伴外阴痒痛1周,间有尿急、尿痛。1周前无明显诱因出现外阴瘙痒,阴道分泌物增多,呈黄色,有腥臭味。既往体健,月经规律。妇科检查:外阴潮红,阴道黏膜充血,有散在出血斑点,后穹隆有多量黄白色稀薄泡沫状分泌物,行分泌物悬滴法检查,见到阴道毛滴虫。请问:

75. 列出有关的护理措施。

76. 如何指导患者随诊?

第十四章　女性生殖系统肿瘤的护理

学习目的

1. 掌握女性生殖系统肿瘤妇女的主要护理措施。
2. 掌握妇科腹部手术患者的手术前准备、手术日准备和手术后准备。
3. 熟悉女性生殖系统肿瘤妇女的临床表现和辅助检查。
4. 了解女性生殖系统肿瘤妇女的健康教育要点。

要 点 提 示

第一节　子 宫 颈 癌

一、概述

子宫颈癌是最常见的妇科恶性肿瘤,以鳞状细胞癌最为多见。子宫颈癌病变多发生在宫颈外口的原始鳞–柱交接部与生理性鳞–柱交接部间所形成的移行带区。

二、临床表现

1. 症状　接触性出血、排液(米汤样恶臭)、疼痛。
2. 体征　早起无明显症状,随着宫颈癌的生长发展。

三、辅助检查(2008、2009 年考点)

1. 宫颈脱落细胞学检查,是筛查宫颈癌的首选方法。
2. 宫颈或宫颈管活体组织检查,是确定宫颈癌的最可靠方法。

第二节　子 宫 肌 瘤

一、概述

子宫肌瘤是由子宫平滑肌组织增生而形成的女性生殖系统中最常见的良性肿瘤,多见于育龄妇女。

按肿瘤所在部位可分为宫体肌瘤和宫颈肌瘤；按肌瘤与子宫肌层的位置关系分为：肌壁间肌瘤、浆膜下肌瘤、黏膜下肌瘤三类。

雌激素使子宫肌细胞增生肥大，肌层变厚，子宫增大；可刺激子宫肌瘤细胞核分裂，促进肌瘤生长（2011 年考点）。

二、临床表现

1. 症状

（1）月经异常：可出现月经周期缩短，经期延长，月经量增大。

（2）腹部肿块：下腹部扪及块状肿物。

（3）白带增多：肿瘤使宫腔面积变大，腺体分泌物增多。

（4）疼痛：当浆膜下肌瘤发生蒂扭转时可出现急性腹痛。

（5）贫血：因长期月经过多可出现继发性贫血。

2. 体征 肿瘤较大时在腹部可以扪及。

三、治疗原则

根据患者年龄、症状、肌瘤大小、生育要求而选择治疗方案。可采用保守治疗方法和手术治疗方法。

第三节 子宫内膜癌

一、概述

子宫内膜癌是指子宫体内膜发生的癌，以腺癌为主，又称宫体癌。病因目前尚不清楚。

二、临床表现

1. 症状

（1）阴道流血：表现为不规则阴道流血，量一般不多。绝经后出现阴道流血为典型症状；未绝经者表现为经量增多、经期延长或经间期出血。

（2）阴道排液：少数患者诉阴道排液增多，早期为浆液性或浆液血性白带，晚期合并感染时，可见脓性或脓血性排液，并有恶臭。

（3）疼痛。

（4）全身症状：晚期出现贫血、消瘦、发热、衰竭等恶病质表现。

2. 体征 早期患者妇科检查无明显异常。病情发展，子宫逐渐增大，质稍软。晚期偶见癌组织自宫颈口脱出，质脆，触之易出血。

三、治疗原则

根据子宫大小，肌层是否被癌肿浸润，癌细胞分化及转移等情况单选或综合应用治疗方案。包括手术治疗、放射治疗、药物治疗。

四、辅助检查

1. 分段诊断性刮宫（简称分段诊刮） 是诊断子宫内膜癌最可靠的方法。

2．其他诊断检查细胞学检查、超声检查、子宫镜检查及 MRI、CT、淋巴造影检查均有助于确诊。

五、护理措施

1．化疗的患者定期检查血象、肝肾功能。

2．术后积极预防并发症的发生

（1）预防压疮：术后帮患者勤翻身，可使用液体敷料涂抹；特别瘦弱的患者可使用减压贴膜。

（2）预防坠积性肺炎：术后勤翻身，采取半坐位，必要时雾化吸入，拍背促进患者排痰。

（3）预防下肢深静脉血栓：术后给患者正确穿着抗血栓压力带，使用气压循环驱动泵按摩下肢，促进血液回流。

3．完成治疗后定期做盆腔检查、阴道细胞学检查，了解疾病的发展情况。

4．随访指导　子宫内膜癌的复发率为 10%~20%，绝大多数的复发时间在 3 年以内。定期随访，监测异常、及早发现并处理。随访时间：一般在术后 2 年内，每 3~6 个月 1 次；术后 3~5 年，每 6~12 个月 1 次。

第四节　卵 巢 肿 瘤

一、概述

卵巢肿瘤是妇科常见肿瘤，可发生于任何年龄，有良性、交界性与恶性之分。卵巢癌死亡率居妇科恶性肿瘤之首。发病可能与家族、高胆固醇饮食、内分泌有关。

二、临床表现

1．症状

（1）卵巢良性肿瘤发展缓慢，初期无症状，常于妇科检查时发现。若肿瘤增大至占满盆、腹腔即出现压迫症状，如尿频、便秘、气急、心悸等。

（2）卵巢恶性肿瘤早期多无症状。但肿瘤生长迅速，多数患者在短期内可有腹胀、腹部肿块及腹水等。晚期时表现消瘦、严重贫血等恶病质现象。

2．体征

（1）卵巢良性肿瘤：妇科检查在子宫一侧或双侧触及球形肿块，囊性或实性。表面光滑，与子宫无粘连，蒂长者活动良好。

（2）恶性卵巢肿瘤：三合诊检查在阴道后穹隆触及盆腔内散在质硬的结节，肿块多为双侧，实性或半实性，表面高低不平，固定不动，常伴有腹水。有时在腹股沟、腋下或锁骨上可触及肿大的淋巴结。

3．卵巢肿瘤的并发症

（1）蒂扭转：为卵巢肿瘤最常见的并发症。

（2）破裂：分为自发和外伤两种。

（3）感染：较少见。

（4）恶变：卵巢良性肿瘤可以发生恶变。

三、治疗原则（2009 年考点）

1. 良性卵巢肿瘤若患者年轻、有生育要求应尽量保留正常卵巢组织，可行患侧附件或卵巢肿瘤剥除术；围绝经期妇女可行单侧附件切除或全子宫及双侧附件切除术。

2. 恶性肿瘤治疗原则是以手术为主，辅以化疗、放疗的综合性治疗。

四、护理措施

1. 肿瘤过大或伴有腹水，出现压迫症状，如心悸、气促，不能平卧者，可取半坐卧位。

2. 腹部膨隆过大的患者，应严密观察血压、脉搏、呼吸的变化，有呼吸困难者，应遵医嘱给予氧气吸入。

3. 长期卧床者，应加强生活护理。

第五节　妇科腹部手术患者的一般护理

1. 一般护理

（1）心理护理：为患者提供表达内心感受的机会，以减轻患者的焦虑情绪。

（2）营养支持：为患者提供高热量、高蛋白、高维生素、含铁丰富的食物。

（3）为患者提供安静、舒适的休养环境，保障患者充足睡眠。尽量集中医疗护理操作，减少对患者的医源性干扰。

2. 手术前准备

（1）向患者耐心讲解腹部术前常规准备的目的，可能采取的麻醉方式；术后可能出现的不适和应对措施。

（2）手术前指导：指导患者学会胸式呼吸、术后疼痛的处理方法。

（3）术前准备

1）皮肤准备：手术前 1 天剃除腹部较重的汗毛及阴毛（范围为自剑突下至大腿的上 1/3 处及会阴部，两侧至腋中线范围内）；备皮切忌损伤患者表皮，备皮完成后用温水洗净、拭干。清洁脐部。

2）手术前 1 天抽血做血型及交叉配血试验，常规备血 800～1000ml，遵医嘱做药物过敏试验。

3）手术前晚及手术当天清晨测量生命体征，注意有无月经来潮，上呼吸道感染，如有上述情况应及时与医师取得联系。

4）阴道准备：术前 1 天为患者冲洗阴道两次，在第二次冲洗后在宫颈口及阴道穹隆部涂甲紫，为手术切除宫颈标记之用。阴道流血及未婚者不做阴道冲洗。

5）胃肠道准备：手术前 1 天清洁肠道，服药或洗肠后护士注意观察患者的反应，如服药后 8 小时左右患者仍无排便，要给予 1% 肥皂水洗肠 1 次。术前 8 小时禁食，术前 4 小时禁水。妇科恶性肿瘤患者，肠道准备从术前 3 天开始。对年老、体弱者清洁灌肠应按其承受能力而定，警惕腹泻导致脱水。

6）术前晚8点，按医嘱给予镇静安眠药。

7）手术前为患者置保留尿管。

8）其他：进入手术室前患者要摘下义齿、发卡及首饰等并妥善保管，遵医嘱给予术前药物，核对患者姓名、床号、手术带药及手术名称，将患者及病历交给手术室人员。

9）床位及物品准备。

3. 手术日护理

（1）接待回病室患者的护士向麻醉师详细了解术中情况，检查骶尾部皮肤受压情况。

（2）体位：全麻患者取去枕平卧位，头偏向一侧，防止呕吐物进入气管。硬膜外麻醉的患者去枕平卧6~8小时，腰麻患者去枕平卧12~24小时，防止术后头痛。术后次日晨取半卧位。

（3）术后即时护理：测量生命体征，检查腹部伤口及麻醉穿刺部位敷料有无渗血、阴道有无出血、全身皮肤情况，各种管路是否通畅、引流液的性状及量。腹部压沙袋6小时，负压吸引器调节适当的压力。

4. 手术后护理

（1）严密观察生命体征变化。

（2）尿管的观察和护理：术后保留尿管2~3天（宫颈癌术后保留尿管1~2周），要保持尿管通畅，注意观察尿的颜色、性质和量及患者尿道口的情况；保留尿管期间每天擦洗尿道口及尿管2次，保持尿管通畅并使尿袋低于尿道口水平，防止逆行感染。如发现尿液为鲜红色则考虑有可能损伤输尿管或膀胱；术后尿量至少每小时在50ml以上，如尿量过少，应检查导尿管是否堵塞、脱落、打折、被压，排除上述原因后，要考虑患者是否入量不足或有内出血休克的可能，及时通知医生及早处理。

（3）引流管的观察和护理：应保持引流管的通畅，术后24小时内若引流液每小时大于100ml并为鲜红色时，应考虑有内出血须立即报告医生。每天应认真记录引流液的量及性状，如患者有多支引流时，引流管上要有标记并分别记录，切忌混淆。一般情况下24小时引流液小于10ml且患者体温正常可考虑拔除引流管。

（4）无引流管者应严密观察阴道出血情况，准确估计阴道流血量。子宫切除术后7~8天出现阴道红色流液，多为阴道残端肠线吸收所致。

（5）观察手术切口，预防感染。

（6）观察用药后的反应。

（7）术后止痛：肌内注射止痛镇静药或自控止痛泵。

（8）术后恶心、呕吐及腹胀的观察和护理。

（9）饮食：手术当日禁食，未行肠道手术的患者术后第1天可以进食流食，根据排气的情况逐渐进食半流食、普食。注意在排气前不能饮牛奶、豆浆及含糖的食品，以防止胀气的发生。

（10）手术后6~8小时后即可在床上翻身活动，术后第1天取半卧位，根据体力于下午或术后第2天下地活动。协助患者术后早期下床活动，预防静脉血栓。

练 习 题

一、选择题

（一）A1 型题

1. 阴道脱落细胞的固定液为
   A. 75% 乙醇
   B. 0.5% 碘附
   C. 20% 乳酸
   D. 10% 醋酸
   E. 95% 乙醇

2. 女性生殖器官恶性肿瘤发生率最高的是
   A. 外阴癌
   B. 阴道癌
   C. 子宫颈癌
   D. 子宫内膜癌
   E. 卵巢癌

3. 子宫颈癌的好发部位是
   A. 宫颈阴道部的鳞状上皮
   B. 宫颈管柱状上皮
   C. 宫颈外口鳞–柱状上皮交界处
   D. 宫颈内口与宫颈管交界处
   E. 宫颈管与宫颈外口交界处

4. 关于宫颈活组织检查，下列描述正确的是
   A. 在宫颈外口鳞状上皮与柱状上皮交界处取材
   B. 在可疑病灶（碘着色区）上取材
   C. 怀疑有恶变者，在宫腔内刮取组织
   D. 钳取组织后，用 75% 乙醇进行固定
   E. 宫颈局部有出血时，不需止血

5. 宫颈癌晚期的症状和体征<u>不包括</u>
   A. 阴道流血
   B. 大量脓性或米汤样恶臭白带
   C. 腰骶部或坐骨神经疼痛
   D. 尿路感染
   E. 恶病质

6. 确诊宫颈癌最可靠的方法
   A. 阴道镜检查
   B. 碘试验
   C. 宫颈刮片细胞学检查
   D. 宫颈和宫颈管活组织检查
   E. B 超检查

7. 用于宫颈癌普查的方法是
   A. 碘试验
   B. 阴道镜检查
   C. 宫颈黏液检查
   D. 宫颈管活组织检查
   E. 宫颈刮片细胞学检查

8. 宫颈癌常见的早期症状是
   A. 接触性出血
   B. 阴道大出血
   C. 绝经后出血
   D. 血性白带
   E. 阴道水样排液

9. 关于宫颈癌的早期发现与预防。<u>不正确</u>的措施是
   A. 普及防癌知识
   B. 积极治疗宫颈疾病
   C. 每 3 ~ 5 年普查一次宫颈涂片
   D. 提倡晚婚少育
   E. 重视接触性出血者的进一步追踪

10. 关于宫颈癌患者临床表现的描述中<u>错误</u>的是
    A. 早期宫颈癌患者可无自觉症状
    B. 患者一旦患病，则出现阴道大量出血
    C. 晚期患者可出现大量脓性或米汤样恶臭白带
    D. 宫颈癌的癌前病变称为宫颈上皮内瘤样病变
    E. 多发生于育龄期和老年女性

11. 关于子宫颈癌的健康教育内容，<u>错误</u>的是
    A. 注意性生活卫生，预防病毒感染
    B. 积极治疗阴道或子宫颈的炎症
    C. 定期进行普查，每 1～2 年普查一次
    D. 术后 1 年内第 1 个月进行第 1 次随访，以后每 2～3 个月复查 1 次
    E. 术后 3 个月内禁止性生活

12. 患子宫颈癌且有大量米汤样或恶臭脓样阴道排液者，可用擦洗阴道的溶液是
    A. 1∶2000 高锰酸钾
    B. 苯扎溴铵（新洁尔灭）
    C. 洗必泰（氯己定）
    D. 1∶5000 高锰酸钾
    E. 1∶3000 高锰酸钾

13. 子宫肌瘤临床表现月经过多时，与下述哪项关系特别密切
    A. 肌瘤大小
    B. 肌瘤生长部位
    C. 肌瘤多少
    D. 患者体质
    E. 有无并发症

14. 关于子宫肌瘤的正确说法是
    A. 是妇科最常见恶性肿瘤
    B. 多发生于绝经期妇女
    C. 肌壁间肌瘤少见
    D. 黏膜下肌瘤多
    E. 黏膜下肌瘤易发生月经量多

15. 诊断子宫肌瘤最常用的方法是
    A. 诊断性刮宫
    B. 阴道脱落细胞学检查
    C. B 超
    D. 宫颈活体组织检查
    E. 宫腔镜检查

16. 子宫肌瘤巨大压迫输卵管可导致

    A. 腹痛
    B. 腰痛
    C. 不孕
    D. 继发性贫血
    E. 白带增多

17. 下列关于子宫内膜癌的说法，<u>错误</u>的是
    A. 发生于子宫内膜层，又称子宫体癌
    B. 肥胖、高血压、糖尿病患者发病概率增多
    C. 病变多发生在两侧子宫角
    D. 以鳞癌为主
    E. 未婚、少育、未育或有家族史妇女多见

18. 子宫内膜癌的主要临床表现是
    A. 绝经后阴道流血
    B. 白带增多
    C. 接触性出血
    D. 月经紊乱
    E. 疼痛

19. 诊断子宫内膜癌的常用方法
    A. 宫颈刮片细胞学检查
    B. 分段诊断性刮宫
    C. B 超
    D. 宫颈活体组织检查
    E. 宫腔镜检查

20. 有关防治子宫内膜癌的措施，<u>错误</u>的是
    A. 超过 50 岁的妇女定期盆腔检查
    B. 绝经后的妇女长期口服雌激素
    C. 围绝经期前后的妇女出现异常阴道流血及时就诊
    D. 积极控制肥胖，治疗高血压、糖尿病
    E. 定期妇科检查

21. 卵巢恶性肿瘤的治疗原则是
    A. 随访观察

B. 化学治疗

C. 手术治疗

D. 放射治疗

E. 手术为主，化疗、放疗为辅

22. 哪项不是卵巢肿瘤并发症

A. 破裂

B. 瘤蒂扭转

C. 感染

D. 恶变

E. 红色变性

23. 不属于卵巢恶性肿瘤特点的是

A. 发展缓慢

B. 早期常无症状，一旦出现腹胀疾病可能已至晚期

C. 死亡率居妇科恶性肿瘤之首

D. 肿块表面高低不平，与周围组织粘连

E. 晚期出现消瘦、贫血等恶病质表现

（二）A2 型题

24. 王女士，50 岁，不规则阴道流血、流液半年。检查：宫颈为菜花样组织，子宫体大小正常，活动差，考虑为宫颈癌，应做哪项检查

A. 宫颈刮片细胞学检查

B. 阴道镜检查

C. 分段诊断性刮宫

D. 宫颈和颈管活组织检查

E. 碘试验

25. 患者，女，48 岁，体检时发现子宫肌瘤，非常焦虑，询问发生子宫肌瘤的原因，护士回答，可能的相关因素是

A. 早婚、早育

B. 高血压、肥胖

C. 雌激素持续性刺激

D. 不良饮食习惯

E. 性生活紊乱

26. 患者，女，50 岁，体检时发现子宫肌

壁间肌瘤。患者询问护士该疾病最常见的临床表现是

A. 腹部肿块

B. 不孕

C. 月经量多，经期延长

D. 白带增多

E. 腰酸、下腹坠胀

27. 患者，女，50 岁，阴道不规则流血，阴道分泌物脓性、有臭味 4 个月。妇科检查：阴道内触及鸡蛋大实质肿物，其周围均有宫颈包绕，子宫正常大。最有可能的诊断是

A. 宫颈巨大息肉

B. 宫颈腺囊肿

C. 宫颈癌

D. 子宫内膜癌

E. 子宫黏膜下肌瘤

28. 一妇女近年来月经量多，经期长，白带增多，感头晕，乏力，腰背酸痛，疑为黏膜下肌瘤，最主要的依据应当是

A. 月经改变

B. 贫血

C. 腰背酸痛

D. 窥器检查宫口有瘤体

E. 白带增多

29. 一子宫肌瘤患者行子宫全切术，护士为其进行健康指导，告知患者术后阴道残端肠线吸收可致阴道少量出血，上述现象大约在术后几天出现

A. 1～2 天出现

B. 3～4 天出现

C. 5～7 天出现

D. 7～8 天出现

E. 10～15 天出现

30. 患者，女，45 岁，患子宫肌瘤拟行子宫切除术，术前护士为其留置导尿管，

其主要目的是

A. 防止术后尿潴留

B. 避免影响腹式呼吸

C. 避免术中误伤膀胱

D. 减轻手术切口张力

E. 避免术中出现尿失禁

31. 患者，女，38 岁。患子宫肌瘤，医嘱于明日行子宫全切术。术前准备与普外手术不同的是

A. 皮肤准备

B. 膀胱准备

C. 阴道准备

D. 床单位准备

E. 胃肠道准备

32. 患者，女，50 岁，子宫肌瘤手术后，护士为其做出院指导时告知患者术后按时随访，首次随访时间是

A. 术后 2 个月

B. 术后 1 个月

C. 术后 6 个月

D. 术后 1 年

E. 术后 3 个月

33. 患者，女，45 岁，体检 B 超发现子宫浆膜下肌瘤，询问护士该肌瘤最常见的临床表现，护士告知

A. 下腹部包块

B. 不孕

C. 腰酸

D. 月经量过多

E. 白带增多

34. 一子宫肌瘤患者，行子宫全切术后，护士为其进行术后指导，告知患者术后阴道残端肠线吸收，可致阴道少量出血，在术后

A. 28~29 天出现

B. 21~22 天出现

C. 14~15 天出现

D. 3~4 天出现

E. 7~8 天出现

35. 女性，54 岁，绝经 2 年，阴道不规则少量出血半月余。妇科检查：阴道壁不充血，宫颈光滑。子宫较正常稍大。诊断性刮宫刮出内膜为豆渣样。最大可能为

A. 更年期月经不调

B. 子宫内膜癌

C. 生殖器结核

D. 黏膜下子宫肌瘤

E. 老年性阴道炎

36. 患者，女，44 岁，因月经紊乱，腹围增大。胃肠胀气伴腹痛，来院就诊，医生诊断为：卵巢癌。因肿瘤过大或伴有腹水，患者出现压迫症状，如心悸、气促，护士指导患者应采取的体位是

A. 右侧卧位

B. 仰卧位

C. 左侧卧位

D. 坐位

E. 截石位

37. 患者，女，44 岁，医生诊断为卵巢癌，需手术治疗，护士在为患者联系配血，配血量要达到

A. 200~600ml

B. 300~400ml

C. 600~700ml

D. 800~1000ml

E. 1500~2000ml

38. 一位卵巢癌患者，今日手术，术后需保留尿管，护士正确的护理为

A. 2 天擦洗尿道口及尿管 1 次

B. 每天擦洗尿道口及尿管 3 次

C. 每天擦洗尿道口及尿管 2 次

D. 每天擦洗尿道口及尿管 4 次

E．隔天擦洗尿道口及尿管 1 次

39．一位卵巢癌患者，今日手术，术后需保留尿管，家属询问护士尿管需保留几天，护士的正确回答是
 A．保留尿管 1 天
 B．保留尿管 4～5 天
 C．保留尿管 5～8 天
 D．保留尿管 10～15 天
 E．保留尿管 2～3 天

（三）A3 型题

（40～42 题共用题干）

患者，女，42 岁，近日因宫颈癌，需做广泛性子宫切除和盆腔淋巴结清扫术。

40．术前 1 日应重点准备的是
 A．阴道准备
 B．皮肤准备
 C．灌肠
 D．导尿
 E．镇静

41．护士指导患者会阴坐浴，操作方法错误的是
 A．液体量约为 1000ml
 B．水温为 40℃
 C．浸泡 20～30 分钟
 D．选用药物为 4% 碳酸氢钠
 E．坐浴前需排空膀胱

42．该患者术后保留尿管时间为
 A．1～2 天
 B．3～5 天
 C．6～9 天
 D．7～14 天
 E．2～3 周

（43～44 题共用题干）

子宫肌瘤手术的患者，术后要保持尿管的通畅，勿折、勿压，注意观察尿量及性质。

43．术后尿量至少每小时在

 A．100ml 以上
 B．50ml 以上
 C．30ml 以上
 D．80ml 以上
 E．200ml 以上

44．术后常规拔除尿管的时间是术后
 A．4 天
 B．3 天
 C．2 天
 D．1 天
 E．4 小时

（45～46 题共用题干）

卵巢癌患者，由于肿瘤组织有可能侵犯肠道，术中要剥离癌组织或切除病变部位的部分肠管。

45．手术需清洁灌肠，应该开始的时间是手术前
 A．3 天
 B．2 天
 C．1 天
 D．8 小时
 E．12 小时

46．术后腹部压沙袋
 A．4 小时
 B．6 小时
 C．8 小时
 D．10 小时
 E．12 小时

（三）A4 型题

（47～48 题共用题干）

患者，女，52 岁，绝经 4 年后出现阴道流血近 1 个月。妇科检查：宫颈光滑，子宫略饱满，两侧附件（-）。

47．该患者可能患
 A．宫颈炎
 B．子宫肌瘤
 C．宫颈癌

D. 子宫内膜癌

E. 子宫内膜异位症

48. 为明确诊断可选择下列哪项检查

A. 宫腔镜检查

B. B超

C. 分段诊断性刮宫

D. 阴道涂片细胞学检查

E. 宫颈刮片细胞学检查

二、填空题

49. 根据子宫肌瘤增长过程中与子宫肌壁的关系将其分为：＿＿＿＿＿＿＿、＿＿＿＿＿、＿＿＿＿＿＿。

50. 子宫肌瘤变性包括＿＿＿＿＿、＿＿＿＿＿、＿＿＿＿＿、＿＿＿＿＿和钙化。

51. 子宫颈癌多为＿＿＿＿＿癌，其发生发展经历依次为＿＿＿＿＿、＿＿＿＿＿、＿＿＿＿＿三个阶段。

52. 子宫颈癌的好发部位是＿＿＿＿＿＿＿＿＿＿。

53. 卵巢肿瘤的常见并发症有＿＿＿＿＿、＿＿＿＿＿、＿＿＿＿＿。

54. 子宫内膜癌最可靠的辅助诊断方法是＿＿＿＿＿＿。

三、简答题

55. 说出子宫肌瘤全子宫切除术的阴道准备内容。

四、案例分析题

叶女士，41岁，已婚。近1年来每次行经卫生巾由原来1包增加到3包，经期由5天延长至8天，周期尚规则。经期稍有头晕、乏力，无尿频、排尿困难及便秘。病程中饮食、睡眠可，无进行性消瘦史。体格检查：体温37.2℃，血压102/68mmHg，贫血貌。盆腔检查：阴道少量暗红色血液，宫颈光滑，宫体如孕3个月大，表面凹凸不平，质硬，两侧附件未触及。实验室检查：血红蛋白79g/L，白细胞总数$5×10^9$/L，中性粒细胞0.7，淋巴细胞0.3。拟诊"子宫肌瘤"收住入院行手术治疗。请问：

56. 写出"子宫肌瘤"的诊断依据。

57. 指出该患者手术治疗的依据。

58. 术后护士应重点观察哪些内容？

第十五章　妊娠滋养细胞疾病的护理

学习目的

1. 掌握妊娠滋养细胞疾病妇女的主要护理措施。
2. 熟悉妊娠滋养细胞疾病妇女的临床表现。
3. 了解侵蚀性葡萄胎和绒毛膜癌的鉴别要点。

要点提示

第一节　葡　萄　胎

一、概述

1. 病因　葡萄胎是一种良性滋养细胞病变，目前认为发病原因可能与营养不良、社会经济、年龄、病毒感染、种族因素、卵巢功能失调、细胞遗传异常及免疫功能等因素有关。

2. 病理　可见葡萄样水泡大小不一。分为完全性葡萄胎和部分性葡萄胎。

二、临床表现（2009 年考点）

1. 停经及阴道流血　多数患者于停经 12 周左右，出现不规则阴道流血。

2. 子宫异常增大　大于停经月份，无自觉胎动听不到胎心音，少数患者子宫小于孕周。

3. 卵巢黄素囊肿　滋养细胞增生产生大量绒毛膜促性腺激素（HCG），HCG 刺激卵巢卵泡内膜细胞，使双侧或一侧卵巢发生黄素化而形成大小不等的多发性囊肿，称之为卵巢黄素囊肿。葡萄胎清除后 2～4 个月可自行消退。该囊肿属于卵巢非赘生性囊肿（2008 年前考点）。

4. 妊娠剧吐及妊娠高血压征象。

5. 腹痛　一般发生在阴道流血前。如发生卵巢黄素囊肿急性扭转或破裂，则表现为急性腹痛。

6. 甲状腺功能亢进征象。

三、辅助检查

1. HCG　患者血尿中此含量高于正常妊娠（血 β-HCG 超过 100kU/L）。

2. 超声检查　是诊断葡萄胎的重要检查方法。可见增大的子宫腔内充满弥漫分布的光点和小囊样无回声区，未见胎体。

四、治疗原则

一旦确诊迅速清除子宫腔内容物。40 岁以上患者可直接切除子宫保留卵巢。有恶变倾向者必要时进行预防性化疗：①年龄>40 岁；②葡萄胎排出前 β-HCG 值异常升高；③子宫体明显大于相应孕周；④卵巢黄素囊肿直径>6cm；⑤无条随访者（2008 年前考点）。

五、护理措施（2013 年考点）

1. 心理护理。

2. 严密观察病情　严密观察患者生命体征和腹痛及阴道流血情况，及时发现异常并给予处理。

3. 做好治疗配合　由于葡萄胎子宫大而软，易发生子宫穿孔，一般采取吸宫术。清宫时应注意：①术前做好输液、输血准备，以有效地防治休克状态；②术中充分扩张宫颈，选用大号吸管；③宫口扩大后可使用缩宫素静脉滴注加强宫缩，减少出血；④清宫不易一次吸刮干净，1 周后再行第二次刮宫；⑤每次刮出物送病理检查；⑥术后用抗生素预防感染（2009 年考点）。

4. 健康及随访指导　应包括随访的目的、时间、内容、避孕方法。葡萄胎的恶变率约10%～25%，因此需重视刮宫术后的定期随访。一般是第 1 次葡萄胎刮宫后，每周随访 1 次血、尿 HCG（注意：检查尿 HCG 时应正确留置尿标本——清晨第一次尿），阴性后仍需每周复查 1 次；3 个月内如一直阴性改为每半月检查 1 次，共 3 个月，如连续阴性，改为每月检查 1 次持续半年；第 2 年起每半年 1 次，共随访 2 年。在随访血、尿 hCG 的同时，应注意有无阴道异常流血，咳嗽、咯血及其他转移灶症状，定时作妇科检查、盆腔 B 超及 X 线胸片检查。在 2 年中做好避孕，但避免选用宫内节育器及药物避孕方法（2009 年考点）。

第二节　侵蚀性葡萄胎与绒毛膜癌

一、概述

侵蚀性葡萄胎又称恶性葡萄胎，是指病变侵入子宫肌层或转移至近处或远处器官。

绒毛膜癌简称绒癌，是一种高度恶性的滋养细胞肿瘤。早期就可以通过血液转移至全身各个组织器官，引起出血坏死。最常见的转移部位依次为肺、阴道、脑及肝等。

	侵蚀性葡萄胎	绒毛膜癌
病因	一般发生在葡萄胎清除术后 6 个月以内	50% 发生于葡萄胎之后，一般发生在葡萄胎清除术后 1 年以上；少数继发于流产、足月分娩或异位妊娠后
病理（2008 年前考点）	在子宫肌层及转移灶内可见绒毛结构	无绒毛结构

二、临床表现（2008 年考点）

1. 阴道出血　为最常见的症状。多发生在葡萄胎排除后，阴道不规则出血。合并有阴道转移结节，破溃时可发生反复大出血。

2. 转移灶表现　最常见的转移部位是肺，其次是阴道、宫旁，脑转移较少见。出现肺转移时，患者往往有咯血；阴道和宫旁转移表现为局部紫蓝色结节，破溃后可导致大出血；脑转移是主要的死亡原因。

三、辅助检查

1. 绒毛膜促性腺激素（HCG）测定　产后、流产后、葡萄胎清除后，如 HCG 仍持续高水平，或 HCG 曾一度降至正常水平又迅速升高，在除外胎盘残留、不全流产或残存葡萄胎的情况下，应考虑发生恶性滋养细胞肿瘤。

2. 超声检查　有助于早期确定滋养细胞疾病的性质。

3. 其他影像学检查　X 线摄片检查可发现肺转移病灶；CT 可用于发现脑转移病灶及早期肺转移病灶；MRI 可用于脑转移的诊断。

四、治疗原则

以化疗为主、手术为辅。

五、护理措施（2008 年前考点）

1. 心理护理　提供正确的信息，鼓励患者克服化疗副反应，减轻恐惧和焦虑。利用支持系统帮助患者度过心理危机期。

2. 严密观察病情　监测患者生命体征，观察腹痛、阴道出血情况和转移部位的临床症状，配血备用，做好抢救准备。

3. 有转移灶者，做好相应护理

（1）阴道转移：尽量卧床休息，禁止不必要的阴道检查，一旦发生破溃大出血，立即通知医生并配合抢救，用纱垫或长纱条填塞阴道压迫止血，并输血输液防治休克，填塞的纱条须于 24～48 小时内取出（注意取出时间）。保持外阴清洁预防感染。

（2）肺转移：有呼吸困难者采取半卧位并吸氧；若出现大咯血，立即让患者取头低患侧卧位（目的之一：压迫止血）并保持呼吸道通畅，轻拍背部，排出积血。

（3）脑转移：尽量卧床休息，起床时应有人陪伴，以防瘤栓期的一过性脑缺血症状突然跌倒；观察颅内压增高症状，记录出入水量，严格控制补液总量（每天总入量限制在 2000～3000ml）和速度，以防颅内压增高；遵医嘱给予止血剂、脱水剂、吸氧等，并采取必要的措施预防抽搐（如安排单间、弱化光线、专人护理）及昏迷状态下的坠地损伤、咬伤及吸入性肺炎等。

（4）做好腰穿及脑脊液 HCG 测定等项目的检查配合。

4. 化疗护理

（1）准确测体重：一般在每个疗程的用药前和用药中各测 1 次体重，根据体重计算和调整剂量。测体重时应注意：核对磅秤、清晨、空腹、排空大小便、只穿贴身衣裤、脱鞋，必要时两人核对读数。

（2）正确使用药物：严格执行化疗药物的操作规程，正确溶解和稀释药物，现配现用（常温下一般不超过 1 小时），联合用药时应根据药物的性质排出先后顺序。需要避光的药物要用避光罩或黑布。注意保护静脉，防止药物外渗，如有药物外渗需立即用生理盐水皮下注射加以稀释，并用冰袋冷敷。

（3）药物不良反应及护理：化疗过程中常见的不良反应包括：造血功能障碍、消化道反应、肝和肾功能损害、脱发等。其中造血功能障碍是最常见和最严重的不良反应，应隔日检查白细胞及血小板计数，如白细胞降至 3.0×10^9/L 以下，血小板低于 50×10^9/L，应提醒医生停药，白细胞低于 1.0×10^9/L 要进行保护性隔离，减少感染和出血事件的发生。消化道反应方面应注意食欲不振、恶心、呕吐和口腔溃疡的护理（**2010 年考点**）。

（4）健康指导增加营养，注意休息，调整情绪，预防感染，节制性生活，采取有效避孕措施，并详细告知随访事项（出院后严密随访，前 2 年的随访同葡萄胎患者，以后需每年 1 次，持续 3～5 年，随访内容同葡萄胎）。

练 习 题

一、选择题

（一）A1 型题

1. 在下列症状和体征中，不属于葡萄胎临床表现的是
   - A. 蛋白尿
   - B. 子宫比正常妊娠月份大
   - C. 停经后阴道流血
   - D. 白带增多
   - E. 卵巢黄素囊肿

2. 葡萄胎患者刮宫前，应准备好静脉通路并配血，其理由是
   - A. 防止刮宫时大出血造成休克
   - B. 刮宫中要给药
   - C. 刮宫前需要输血
   - D. 患者要求
   - E. 医师建议

3. 葡萄胎清宫术前备用的物品中哪项不需要
   - A. 配血备用
   - B. 缩宫素
   - C. 雌激素
   - D. 抢救药品及物品

   - E. 大号吸管

4. 葡萄胎清宫术后出院，嘱其随访内容中哪项不对
   - A. 定期测 HCG
   - B. 妇科检查
   - C. X 线胸片检查
   - D. 有无咳嗽、咯血及阴道流血
   - E. 避孕宜用宫内节育器

5. 在葡萄胎处理原则中，哪项不正确
   - A. 吸宫手术前做好输液，输血准备
   - B. 两次刮宫术应间隔 7 天
   - C. 术后须给予抗生素
   - D. 预防性化疗应作为治疗常规
   - E. 每次刮出物送病理检查

6. 关于侵蚀性葡萄胎与绒毛膜癌的鉴别要点，最重要的是
   - A. 尿中 HCG 高者为绒毛膜癌
   - B. 有肺转移者为绒毛膜癌
   - C. 继发足月产者为绒毛膜癌
   - D. 症状严重者为绒毛膜癌
   - E. 镜下见不到绒毛结构者为绒毛膜癌

7. 侵蚀性葡萄胎患者的处理原则为
   - A. 放疗为主
   - B. 同位素治疗
   - C. 子宫切除
   - D. 化疗为主
   - E. 子宫及附件切除

8. 化疗前需要准确测量患者体重的理由是
   - A. 精确计算输入量
   - B. 精确计算药物剂量
   - C. 精确计算患者饮食需要量
   - D. 精确计算补液量
   - E. 确定化疗的疗效

9. 化疗患者，考虑停药的白细胞计数为
   - A. $1.0×10^9/L$
   - B. $2.0×10^9/L$
   - C. $3.0×10^9/L$
   - D. $4.0×10^9/L$
   - E. $5.0×10^9/L$

10. 对妇科化疗患者的护理措施中，不正确的是
    - A. 化疗病室定期消毒，室温在24℃左右
    - B. 化疗患者住院后常规探视
    - C. 化疗前测体重，以后每天测量一次，以便调整用药剂量
    - D. 常温下药物配制到使用，不超过1小时
    - E. 静脉注射若药物漏出，用温水热敷

11. 在手术切除的标本病理检查中，发现子宫肌层及输卵管中有滋养细胞并显著增生成团块状；细胞大小、形态均不一致，有出血及坏死；但绒毛结构完整。最可能的诊断为
    - A. 葡萄胎
    - B. 侵蚀性葡萄胎
    - C. 绒毛膜癌
    - D. 子宫体癌

    - E. 卵巢肿瘤

（二）A2 型题

12. 患者，女，36 岁，葡萄胎刮宫术后 8 个月，血 HCG 明显高于正常，胸部 X 线片显示片状阴影，最可能的诊断是
    - A. 再次葡萄胎
    - B. 绒毛膜癌
    - C. 侵蚀性葡萄胎
    - D. 宫外孕
    - E. 结核

13. 患者，25 岁，停经 59 天，近一周有不规则阴道出血，检查子宫底脐下三指，质软，HCG 阳性。B 超见宫腔内密集雪花样亮点，最可能的诊断是
    - A. 双胎
    - B. 羊水过多
    - C. 葡萄胎
    - D. 妊娠合并肌瘤
    - E. 流产

14. 患者，女，26 岁，停经 12 周，阴道不规则流血 10 余天，量不多暗红色，血中伴有小水泡物。妇科检查：血压 150/90mmHg，子宫前倾，如孕 4 个月大，两侧附件可触到鹅卵大、囊性、活动良好、表面光滑的肿物。双侧附件触及到的肿物可能是
    - A. 皮样囊肿
    - B. 滤泡囊肿
    - C. 黄素囊肿
    - D. 卵巢巧克力囊肿
    - E. 浆液性囊腺瘤

（三）A3 型题

（15 ~ 17 题共用题干）

女性患者，30 岁，有葡萄胎史，今上班时突感双目失明，来院诊治。考虑"绒毛膜癌脑转移可能"收入院。

15. 护士安排其病室时应特别注意
    A. 通风好、空气清新的病房
    B. 离护士站最近的病房
    C. 暗化光线的单人房间
    D. 朝南的明亮的病房
    E. 便于上下床活动的床位

16. 为防止进一步出现脑水肿，责任护士制订了一系列护理措施，护士长检查护理病史时发现<u>不妥</u>的护理措施是
    A. 准确记录出入液量
    B. 每天总入量不超过 3000ml
    C. 选较粗的静脉血管滴注脱水剂
    D. 需快速滴注脱水剂
    E. 尽量控制糖分摄入

17. 第 2 天床边交班时，带教老师提问，如该患者发生脑转移抽搐，应采取哪些专科护理措施，实习生回答<u>不正确</u>的是
    A. 发现抽搐时，按住患者，防坠床
    B. 放置开口器防止自伤唇舌
    C. 安置去枕平卧，头偏向一侧
    D. 定时吸痰保持呼吸道通畅
    E. 为患者取下义齿，以免误吸

（四）A4 型题

（18 ~ 21 题共用题干）

患者，女，35 岁，绒毛膜癌，正在实施化疗治疗。

18. 护士给该患者测体重，<u>错误</u>的做法是

A. 首先核对磅秤
B. 安排餐后测量
C. 必须排空两便
D. 穿内衣，脱鞋测
E. 两人核对读数

19. 护士告诉患者，化疗时应用软毛牙刷刷牙的主要目的是预防
    A. 恶心、呕吐
    B. 牙釉质脱落
    C. 牙齿脱落
    D. 牙髓炎
    E. 口腔溃疡

20. 若患者白细胞 2.0×10^9/L，<u>不正确</u>的护理措施是
    A. 观察口腔、尿路等有无感染征象
    B. 增加高蛋白和高维生素食物
    C. 餐后盐水漱口，保持口腔清洁
    D. 必要时用抗生素和升白细胞药
    E. 立即转入无菌层流室

21. 一个疗程结束，患者即将出院，责任护士向患者及家属进行健康教育，但<u>不包括</u>
    A. 保持充足睡眠，减少消耗
    B. 谢绝亲友探望，以免感染
    C. 继续坚持用餐后漱口
    D. 保持皮肤干燥，常更衣
    E. 进食高营养、易消化的食品

二、填空题

22. 随访葡萄胎患者时必须进行的常用检查方法是_____，随访_____年。

23. 大多数侵蚀性葡萄胎发生在葡萄胎清除后_____个月内。

24. 为监测尿 HCG，应收集_____尿作为尿标本。

25. 有阴道转移的患者应禁作不必要的_____检查。当发生破溃大出血，使用长纱条填塞阴道压迫止血的时间最长不得超过_____小时。

三、简答题

26. 请归纳葡萄胎患者行清宫术后的出院指导内容。

四、案例分析题

患者，女，30 岁，停经 3 个月，因阴道流血就诊。检查发现子宫大小如妊娠 4 个月，血 β-HCG 为 1000kU/L，B 超显示子宫腔未见胚囊，充满弥漫光点和小囊样无回声区。试分析：

27. 该病例的医疗诊断可能是什么？

28. 若拟行清宫术应采取哪些护理措施？

第十六章　月经失调的护理

要点提示

第一节　功能失调性子宫出血

一、概述

由于调节生殖的神经内分泌机制失常引起的异常子宫出血，而全身及内外生殖器官无器质性病变。可分为排卵型功血（多见于生育期女性）和无排卵型功血（占85%，多见于青春期和围绝经期女性）两类。

常见病因：①青春期：由于下丘脑-垂体-卵巢轴的正常功能尚未成熟所致；②围绝经期：因卵巢功能衰退所致；③生育期：因受内外环境刺激所致。

二、临床表现

1. 症状（2008年前考点）

（1）无排卵型功血：月经周期紊乱，经期长短不一，出血量时多时少，无下腹疼痛。

（2）排卵型功血：月经周期尚正常，但黄体功能不足者表现为月经周期缩短，子宫内膜不规则脱落者表现为月经经期延长。

2. 体征　妇科检查无器质性病变。

三、辅助检查

1. 诊断性刮宫　有助于止血及明确诊断。用于判断卵巢有无排卵或黄体功能时，可于经前1天或月经来潮6小时内刮宫；用于确定子宫内膜不规则脱落时，则在月经来潮第5天刮宫；不规则流血者可随时进行刮宫。

2. 基础体温测定　正常基础体温呈双相型。若基础体温呈单相型，提示无排卵；若基础体温呈双相型，但高温相仅持续 9~10 天则为黄体功能不足；高温相下降缓慢则为子宫内膜不规则脱落。

3. 宫颈黏液结晶检查　于月经来潮前检查出现羊齿状结晶提示无排卵。

4. B 超、宫腔镜等。

四、治疗原则

1. 无排卵性功血

（1）药物治疗：青春期以止血、调整周期、促进排卵为原则；围绝经期以止血、调整周期、防止恶变为原则。

（2）手术治疗：刮宫术、子宫内膜切除术、子宫切除术。

2. 排卵性功血

（1）黄体功能不足：促进卵泡发育，刺激黄体功能。

（2）子宫内膜不规则脱落：促使黄体及时萎缩，内膜及时完整脱落。

五、护理措施

1. 防治贫血和出血性休克　注意休息，减少活动；多进食高蛋白和含铁丰富的食物；注意观察生命体征、阴道出血量。

2. 防治感染　保持外阴清洁；观察体温、子宫有无压痛及阴道排出物性状；遵医嘱用抗生素。

3. 心理护理。

4. 指导正确用药

（1）性激素止血：①雌激素，主要用于青春期功血；②孕激素，即"药物性刮宫"，适于体内有一定雌激素水平、尤其流血淋漓不断者；③雄激素，主要用于围绝经期功血患者的辅助治疗；④联合用药，效果优于单一用药。

（2）调整周期：①雌、孕激素序贯法，即人工周期疗法，适用于青春期或育龄期内源性雌激素水平较低者；②雌、孕激素联合法，适用于育龄期及围绝经期内源性雌激素水平较高者。

（3）促排卵：适用于青春期及育龄期功血，尤其不孕患者。

（4）性激素治疗的注意事项：①按时按量服用，不得随意停服和漏服，如有不规则阴道流血，及时就诊；②药物减量必须在血止后开始，每 3 天减量 1 次，每次减量不超过原剂量的 1/3，直至维持量，持续用至血止后 20 天停药；③可能有胃肠道反应，可饭后或睡前服用；④雄激素用量每月不超过 300mg，避免男性化；⑤长期服用需注意肝功能。

第二节　闭　　经

一、概述

闭经可分为原发性闭经以及继发性闭经。女性有正常的第二性征发育，年满 16 岁仍无月经来潮，或年龄超过 14 岁尚无第二性征发育者。原发性闭经：少见，多为遗传原因或先天发育缺陷所致。继发性闭经：正常月经建立后月经停止 6 个月，或按自身原来月经周期计算停经 3 个周期以上者，多见。原因有：①下丘脑性闭经：最常见；②垂体性闭经；③卵巢性闭经；④子宫性闭经（2008 年前考点）。

二、治疗原则

全身治疗；病因治疗；性激素替代治疗；诱发排卵；心理疏导。

三、护理措施

1. 一般护理　加强营养，保证睡眠，增强体质。
2. 对症护理　寻找病因，进行针对性治疗。
3. 用药护理　指导患者正确用药，说明其作用、副作用、注意事项。
4. 心理护理　加强沟通，建立良好的护患关系，解除心理压力。

第三节　痛　　经

一、概述

痛经指在行经前后或月经期出现下腹疼痛、坠胀伴腰酸及其他不适，严重影响生活和工作质量者。分为原发性（生殖器官无器质性病变）与继发性（生殖器官有器质性病变）两类（2008 年前考点）。

常见病因：①内分泌因素：与子宫内膜分泌的前列腺素水平过高有关；②精神、神经因素；③遗传因素；④免疫因素。

二、临床表现

1. 下腹痛　是主要症状。①多在初潮后 1～2 年内发病；②疼痛最早出现在经前 12 小时，第 1 天最重，2～3 天后缓解；③多为下腹部坠胀痛或痉挛性疼痛，可放射至腰骶部、外阴与肛门、大腿内侧。
2. 可伴有恶心、呕吐、腹泻、乏力等伴随症状，严重时面色苍白、四肢厥冷、出冷汗。
3. 妇科检查多无器质病变。

三、治疗原则

解痉、镇痛等对症治疗为主。

四、护理措施（2012 年考点）

1. 对症护理　局部热敷或喝热的饮料；应用药物治疗，如前列腺素合成酶抑制剂，口服避孕药或镇静、镇痛、解痉药等。
2. 心理护理　讲解有关知识，消除恐惧心理。
3. 月经期保健的宣传　注意经期卫生、少吃生冷辛辣饮食，避免剧烈运动。

第四节 围绝经期综合征

一、概述（2008 年前考点）

1. 围绝经期 指绝经过渡期至绝经后 1 年。

2. 围绝经期综合征 指绝经前后由于卵巢功能减退、雌激素水平下降所引起的自主神经功能紊乱伴神经、心理症状的综合征。多发生于 45～55 岁之间。

二、临床表现

主要有：①月经紊乱：多为月经周期缩短、经期延长、经量增加，逐渐至周期延长、经量减少，直至绝经；②潮热、出汗：是围绝经期典型症状；③精神神经症状；④泌尿生殖系统症状；⑤心血管系统变化；⑥骨质疏松。

三、治疗原则

加强围绝经期保健，必要时给予药物治疗。

四、护理措施

1. 一般护理 合理饮食、劳逸结合、注意个人卫生。

2. 对症护理 可遵医嘱应用性激素来调节月经，谷维素调节自主神经功能等。

3. 用药护理 应用激素替代治疗以补充雌激素。

（1）适应证：用于明显的围绝经期综合征的治疗。

（2）禁忌证：原因不明的子宫出血、肝胆疾病、血栓性静脉炎及乳腺癌等。

（3）药物选择：尽量选用天然性激素，剂量个体化，最小有效量。

（4）注意事项：①雌激素剂量过大可引起乳房胀痛、色素沉着、体重增加等，可酌情减量；②用药期间可能发生异常子宫出血，应排除子宫内膜癌；③较长时间的口服用药可能影响肝功能，应定期复查肝功；④单一雌激素长期应用，可使子宫内膜癌危险性增加，雌孕激素联合用药能够降低风险。

4. 心理护理 提供相关知识，解除心理紧张。

练 习 题

一、选择题

（一）A1 型题

1. 关于功能失调性子宫出血的叙述正确的是
   - A. 生育期女性的异常子宫出血
   - B. 仅出现在青春期
   - C. 神经内分泌功能失调引起的异常子宫出血，无器质性病变
   - D. 伴有轻度子宫内膜非特异性炎症
   - E. 伴有子宫增大，活动度降低

2. 无排卵性功血，下列说法正确的是
   - A. 诊刮只是诊断不可以止血
   - B. 基础体温呈双相型
   - C. 对青春期或生育期功血内源性雌激素水平低者适合雌孕激素联合疗法
   - D. 对绝经期妇女首选子宫切除

E. 青春期及生育期无排卵性功血治疗原则以止血、调整周期、促进排卵为主

3. 子宫内膜不规则脱落患者表现为
   A. 月经周期规则，但周期缩短
   B. 月经间隔时间正常，经期长
   C. 停经超过 6 个月
   D. 月经周期不规律
   E. 突然阴道大量出血，伴痛经

4. 关于无排卵型功血，下述哪项是错误的
   A. 多见于青春期及围绝经期
   B. 基础体温呈单相型
   C. 月经周期短，规律且经量多少不定
   D. 经前刮宫，内膜呈增生期或增生过长
   E. 经前取宫颈黏液涂片镜检为羊齿状结晶

5. 青春期功血调整周期首选的治疗方法是
   A. 口服止血药物
   B. 口服避孕药
   C. 口服雄激素
   D. 雌孕激素序贯疗法
   E. 雌孕激素联合用药

6. 围绝经期功血首选的止血方法是
   A. 口服止血药物
   B. 口服雄激素
   C. 口服雌激素
   D. 口服避孕药
   E. 诊断性刮宫

7. 青春期功血的治疗原则是
   A. 止血
   B. 促排卵
   C. 止血，调整周期，促进排卵
   D. 止血，调整周期，减少出血
   E. 止血，促进排卵

8. 关于黄体功能不足，下列哪项是错误的
   A. 月经周期短

B. 基础体温呈双相型，但高温相持续时间短
C. 基础体温呈单相型
D. 经前诊刮子宫内膜呈分泌反应不良
E. 多见于育龄期女性

9. 最常见的闭经类型是
   A. 子宫性闭经
   B. 卵巢性闭经
   C. 垂体性闭经
   D. 下丘脑性闭经
   E. 原发性闭经

10. 下列关于闭经的叙述，正确的是
    A. 年龄大于 14 周岁，女性第二性征已发育仍无月经来潮者为原发性闭经
    B. 年龄大于 16 周岁，女性第二性征已发育仍无月经来潮者为原发性闭经
    C. 曾建立正常月经，以后因某种病理原因而月经停止 3 个月为继发性闭经
    D. 子宫性闭经是最常见的一类闭经
    E. 卵巢性闭经是最常见的一类闭经

11. 闭经患者经孕激素试验和雌孕激素序贯试验后均未出现撤退性出血，可诊断为
    A. 子宫性闭经
    B. 卵巢性闭经
    C. 垂体性闭经
    D. 下丘脑性闭经
    E. 患者仍需进行 B 超监测方能明确诊断

12. 下列有关闭经患者的护理不正确的是
    A. 向患者讲解闭经的原因
    B. 指导患者合理膳食，加强营养，适当运动，增强体质
    C. 指导患者消除精神紧张和焦虑，树

立信心

D. 用性激素替代疗法治疗，应严格遵医嘱用药

E. 使用雌激素治疗若有消化道反应时，可立即停药

13. 原发性痛经的主要机制是
    A. 雌激素升高
    B. 孕激素升高
    C. 雄激素升高
    D. 前列腺素升高
    E. 促性腺激素升高

14. 关于原发性痛经，错误的是
    A. 多见于未婚或未孕妇女
    B. 月经来潮前数小时即出现
    C. 常发生在月经初潮后 6~12 个月
    D. 伴面色苍白出冷汗
    E. 生殖器官多有器质性病变

15. 下列关于痛经说法不正确的是
    A. 原发性痛经生殖器官无器质性病变
    B. 继发性痛经生殖器官有器质性病变
    C. 疼痛多在月经前最严重
    D. 痛经时可进行腹部局部热敷
    E. 经期应避免过度劳累或重体力劳动

16. 原发性痛经的治疗欠妥的是
    A. 避免精神刺激或过度疲劳
    B. 重视心理治疗
    C. 镇痛、镇静、解痉等对症治疗
    D. 口服避孕药物治疗
    E. 必要时行子宫切除

17. 下列有关痛经患者的描述不正确的是
    A. 要求避孕的痛经妇女可口服避孕药缓解病情
    B. 可用镇痛、解痉药物缓解病情
    C. 避免生冷辛辣食物
    D. 经期注意保暖，可腹部局部热敷
    E. 注意经期卫生，经期可用温水坐浴

18. 下列有关围绝经期综合征的描述不正

确的是
    A. 生殖器官逐渐萎缩
    B. 月经尚规律，阴道分泌物增多
    C. 潮热、出汗是围绝经期典型的症状
    D. 可出现焦虑、抑郁、脾气暴躁等精神神经症状
    E. 易伴发骨质疏松、泌尿系统感染等

（二）A2 型题

19. 患者，女，45 岁，生育史：2-0-2-2，因停经 2 个月余随后阴道多量流血 10 天入院。血常规示 RBC 1.2×10^{12}/L，Hb 58g/L。该患者目前首要处理手段是
    A. 止血，调整周期，促进卵巢功能恢复和排卵
    B. 补充血容量，分段诊断性刮宫
    C. 子宫切除
    D. 化疗
    E. 放疗

20. 患者，女，49 岁，月经紊乱 2 年，近期月经周期 30~41 天，经期长短不一，量多，基础体温单相，宫颈黏膜羊齿状结晶呈持续高度影响，此时子宫内膜改变为
    A. 增生期
    B. 分泌期
    C. 增生期+分泌期
    D. 增生过长
    E. 分泌期长

21. 患者，女，30 岁，人工流产后，月经周期 28~30 天，经期 8~12 天，经量不定。根据临床表现首先考虑为
    A. 正常月经
    B. 无排卵型功血
    C. 子宫内膜脱落不全
    D. 黄体发育不全
    E. 子宫内膜慢性炎症

22. 患者，女，48 岁，已婚，月经周期紊乱 5 个月。行经持续 10 天，经量增加 1 倍，妇科检查未见异常。在月经的第 20 天行诊断性刮宫。结果示子宫内膜增生过长。造成此状况的原因是
    A. 子宫肌瘤
    B. 无排卵型功血
    C. 子宫内膜癌
    D. 黄体功能不足
    E. 子宫内膜不规则脱落

23. 王女士婚后 5 年不孕，为其做卵巢功能检查，连续 3 个月每天清晨自测基础体温成一规律水平线，说明其卵巢
    A. 无排卵
    B. 有排卵
    C. 黄体功能不全
    D. 子宫内膜不规则脱落
    E. 卵巢发育不良

24. 18 岁女性，月经周期长，经量多。此次月经持续 10 天未净，量仍多，基础体温呈单相型，采用何种方法止血较合适
    A. 诊断性刮宫
    B. 雌激素
    C. 孕激素
    D. 雄激素
    E. 止血剂

25. 王女士，32 岁，出现月经不调，周期正常，但经期多长达 10 天，疑为子宫内膜萎缩不全，为确诊需在何时行诊断性刮宫
    A. 月经周期第 1 天
    B. 月经周期第 3 天
    C. 月经周期第 5 天
    D. 月经干净后第 3 天
    E. 月经干净后第 5 天

26. 某女，31 岁。月经正常，既往体检未见异常。3 年前生育 1 胎。近 1 年经常转换工作，且工作繁忙，现出现闭经，最可能的原因是
    A. 子宫性闭经
    B. 卵巢性闭经
    C. 垂体性闭经
    D. 下丘脑性闭经
    E. 输卵管异常导致闭经

27. 李女士，53 岁，近 4 个月来月经周期不规律，经期缩短，经量减少，自感阵发性潮热，出汗，查体未见明显异常。护士应向其宣教哪项疾病知识
    A. 子宫肌瘤
    B. 甲亢
    C. 神经衰弱
    D. 围绝经期综合征
    E. 子宫内膜炎

（三）A3 型题
（28～29 题共用题干）
患儿，女，14 岁，月经周期 25～45 天，经期 7～15 天，量多，贫血貌，基础体温呈单相型，无内外生殖器官器质性疾病。

28. 患者目前最好的止血措施是
    A. 诊断性刮宫
    B. 子宫切除
    C. 静脉用止血药
    D. 雌、孕激素序贯疗法
    E. 大剂量孕激素

29. 护理人员进行健康指导时，不妥的说法是
    A. 勤换内裤，保持外阴清洁干燥
    B. 多卧床休息
    C. 进食高蛋白、高维生素、富含铁剂

的食物

　　D. 严格遵医嘱服药，不得擅自停药

　　E. 用药期间出现阴道流血是正常现象，无需处理

（30~31题共用题干）

　　患者，女，48岁，月经紊乱近1年，经量时多时少，周期无规律，此次间隔2个月，月经来潮后，持续出血近1个月，查体：子宫前位，正常大小，质软，初步诊断为无排卵性功血。

30. 该患者首选的止血方法是

　　A. 诊断性刮宫

　　B. 雌激素

　　C. 孕激素

　　D. 雄激素

　　E. 三合激素止血

31. 下列护理措施不正确的是

　　A. 鼓励患者表达内心的感受，缓解焦虑

　　B. 加强营养，补充铁剂、维生素C和蛋白质

　　C. 出血期间禁止性生活和盆浴

　　D. 宣教性激素治疗的注意事项

　　E. 指导服用促排卵药物

二、名词解释

32. 功血

33. 原发性闭经

34. 继发性闭经

35. 围绝经期综合征

三、填空题

36. 功血常分为_____和_____两类。

37. 继发性闭经患者的病因有_____、_____、_____、_____。其中最常见的病因是_____。

38. 痛经可分为_____、_____，其中内生殖器官无器质性病变的是_____。

39. 围绝经期综合征最典型的表现是_____、_____。

四、简答题

40. 功血患者性激素使用的注意事项有哪些？

41. 围绝经期综合征激素替代治疗的注意事项有哪些？

42. 列表鉴别各类型功血。

	无排卵型功血		排卵型功血	
			黄体发育不全	子宫内膜脱落不全
好发年龄				
月经改变				
卵巢功能检查	基础体温			
	宫颈黏液			
	子宫内膜			
诊刮时间				
治疗原则	青春期			
	围绝经期			

五、案例分析题

李某，16岁，因停经3个月，阴道流血半月来就诊。患者自述13岁月经初潮，每2~3个月来潮一次，每次持续约10余天，淋漓不断，无痛经。患者半月前在停经3个月后月经来潮，量较多，伴头晕乏力，曾用止血药未见明显好转。入院查体：体温36.2℃，脉搏100次/分，呼吸24次/分，血压90/60mmHg，皮肤、眼睑苍白，其他未见异常。B超检查盆腔无明显异常。化验：Hb 70g/L，WBC 5.0×10^9/L。请问：

43．该患者考虑什么疾病？

44．目前该患者的治疗原则是什么？

45．根据此患者的实际情况列出护理措施。

第十七章　妇科其他疾病的护理

学习目的

1. 掌握子宫内膜异位症和子宫腺肌病的概念、临床表现及护理措施；不孕症的概念；子宫脱垂的概念、分度及护理措施。

2. 熟悉子宫内膜异位症和子宫腺肌病的治疗原则；子宫脱垂的病因、临床表现、治疗原则。

3. 了解子宫内膜异位症和子宫腺肌病的病因；不孕症的治疗原则、护理措施。

要 点 提 示

第一节　子宫内膜异位症和子宫腺肌病

一、概述

当具有生长功能的子宫内膜组织出现在子宫腔以外部位时称为子宫内膜异位症。当子宫内膜腺体及间质侵入子宫肌层时，称为子宫腺肌病。以侵犯卵巢最多见，可形成巧克力囊肿。

二、临床表现

1. 症状　①继发性痛经，进行性加重是典型症状（**2013 年考点**）。疼痛常于月经前1~2 天开始，表现为下腹部和腰骶部坠痛，常可放射至会阴、肛门或大腿部，经期第 1 天最重。疼痛的程度与病变部位有关；②不孕：不孕率高达40%；③月经异常；④性交痛。

2. 体征　①子宫内膜异位症：子宫多后倾固定，盆腔有触痛性结节；附件处不活动囊性包块，有轻压痛；②子宫腺肌病：子宫增大，有轻压痛。

三、辅助检查

腹腔镜检查是目前诊断的最佳方法。

四、治疗原则

1. 期待治疗　适用于症状轻、有生育要求者。

2. 药物治疗　假孕或假绝经疗法，至少连续用药 6 个月。

3. 手术治疗　首选腹腔镜。

五、护理措施

1. 一般护理　解释痛经的原因，注意休息、保暖。

2. 病情观察　观察疼痛的性质、月经紊乱情况等。

3. 对症护理　依据治疗方式采取不同的护理措施。

4. 用药护理　孕激素是首选药物，告之患者用药的注意事项，加强宣传，防止经血逆流；适龄婚育和药物避孕；定期复诊。

第二节　不　孕　症

一、概述

1. 概念　凡婚后有正常性生活、未避孕、同居 1 年未曾妊娠者，称为不孕症。

2. 病因（2008 年前考点）

（1）女性不孕因素：输卵管因素（最常见）、排卵障碍、子宫因素、宫颈因素。

（2）男方不孕因素：生精障碍和输精障碍。

（3）男女双方因素。

二、治疗原则

一般治疗；病因治疗；辅助生殖技术。

三、护理措施

加强知识教育；提供心理知识；协助检查治疗。

第三节　子　宫　脱　垂

一、概述

1. 概念　子宫从正常位置沿阴道下降，宫颈外口达坐骨棘水平以下，甚至子宫全部脱出于阴道口以外，称为子宫脱垂。

2. 病因　分娩损伤为最常见；产褥期过早体力劳动；长期腹压增加；盆底组织松弛。

3. 分度（2009 年考点）

（1）Ⅰ度：轻型为宫颈外口距离处女膜缘小于 4cm，但未达处女膜缘；重型为宫颈已达处女膜缘，但未超出该缘，检查时在阴道口见到宫颈。

（2）Ⅱ度：轻型为宫颈已脱出阴道口，但宫体仍在阴道内；重型为宫颈或部分宫体已脱出阴道口。

（3）Ⅲ度：子宫颈和子宫体全部脱出至阴道口。

二、临床表现

1. 下坠感及腰背酸痛。

2．阴道脱出肿物。

3．大小便异常。

4．盆腔检查子宫脱出及膀胱、直肠膨出的程度。

三、治疗原则

根据病情选择保守治疗或手术治疗。

四、护理措施

1．一般护理 改善全身状况，保持局部清洁干燥。

2．病情观察 观察脱垂的程度、大小便情况、阴道分泌物情况。

3．子宫托治疗的护理 选择合适的型号，每天清晨放入，睡前取出消毒备用，每3~6个月复查一次。

4．手术患者的护理

（1）手术前准备

1）做好心理护理：帮助患者积极配合治疗。

2）皮肤准备：常在术前1天进行，其范围上至耻骨联合上10cm，下包括外阴部、肛门周围、臀部及大腿内侧上1/3。

3）肠道准备：同腹部手术涉及肠道者。

4）阴道准备：术前3天开始进行阴道准备，一般行阴道冲洗或坐浴，每天2次，常用1：5000高锰酸钾、1：20碘附等溶液。术晨用消毒液行阴道和宫颈消毒。必要时宫颈涂甲紫。

（2）手术后护理

1）体位：以平卧位为宜，禁止半卧位，从而降低外阴、阴道张力，促进切口的愈合。

2）疼痛护理：护士应该正确评估患者的疼痛情况，采取多种措施止痛，如更换体位、应用自控镇痛泵、按医嘱及时给予止痛药物等，并及时、准确地评价止痛效果。

3）切口护理：应观察切口有无渗血、红肿热痛等炎性反应征象；并仔细观察切口周围皮肤的颜色、温度、湿度及有无皮肤或皮下组织坏死等。

4）保持外阴清洁干燥：每天行外阴擦洗2次，观察阴道分泌物的量、性质、颜色及有无异常气味。

5）保持大小便通畅：一般留置尿管5~7天，应注意保持尿管的通畅，并做好保留尿管患者的护理；拔除尿管以后，观察患者自解小便情况。为防止大便对切口的污染及排便时对切口的牵拉，以控制术后5天大便为宜。术后第3天开始可服用液体石蜡30ml，每晚1次，使大便软化，避免排便困难。

6）出院指导：嘱患者避免增加腹压的动作，如蹲、用力大便等，以免增加切口局部的张力，影响切口的愈合；逐渐增加活动量，避免重体力劳动；保持外阴部的清洁，防止感染；出院1个月后到门诊检查术后恢复情况，术后3个月再次到门诊复查，经医生检查确定切口完全愈合后方可恢复性生活；休息过程中，如有切口异常应及时就诊。

练 习 题

一、选择题

（一）A1 型题

1. 子宫内膜异位症最典型的症状是
   A. 不孕
   B. 经期肛门坠胀感
   C. 经量增多
   D. 继发性痛经，进行性加重
   E. 性交不适

2. 子宫内膜异位最常侵犯的部位是
   A. 输卵管
   B. 卵巢
   C. 子宫后壁下段
   D. 宫骶韧带
   E. 直肠子宫陷凹

3. 目前诊断子宫内膜异位症的最佳方法是
   A. 诊断性刮宫
   B. 腹腔镜检查
   C. 子宫输卵管碘油造影
   D. B 超
   E. 妇科检查

4. 有关子宫内膜异位症，下述哪项是错误的
   A. 子宫内膜组织生长在子宫肌层，称子宫内膜异位症
   B. 发病与卵巢的周期性变化有关
   C. 多发生于育龄期的妇女
   D. 绝经后异位内膜可萎缩
   E. 用药物抑制排卵，可缓解疼痛

5. 继发性痛经和不孕并存的患者，多见于以下哪种疾病
   A. 子宫肌瘤
   B. 多囊卵巢综合征
   C. 无排卵性功血
   D. 子宫内膜异位症
   E. 子宫内膜炎

6. 造成女性不孕的最常见的原因是
   A. 不排卵
   B. 输卵管因素
   C. 重度宫颈糜烂
   D. 子宫内膜异位症
   E. 子宫黏膜下肌瘤

7. 了解不孕症妇女有无排卵最简单的方法是
   A. 诊断性刮宫
   B. 阴道侧壁涂片
   C. 子宫颈黏液检查
   D. 激素水平测定
   E. 基础体温测定

8. 导致子宫脱垂的主要原因是
   A. 多产
   B. 先天发育不良
   C. 长期便秘
   D. 慢性咳嗽
   E. 分娩损伤

9. 子宫脱垂Ⅱ度轻是指
   A. 子宫颈外口距处女膜缘<4cm
   B. 子宫颈脱出阴道口，但宫体在阴道内
   C. 子宫颈外口距达到处女膜缘
   D. 子宫颈及部分宫体脱出阴道外
   E. 子宫颈及宫体全部脱出阴道外

10. 使用子宫托的注意事项，错误的是
    A. 子宫托大小要适宜
    B. 每天晨起放入，睡前取出
    C. 放置后以不脱出又无不适感为度
    D. 放托后 3~4 个月随访一次
    E. 可持久放置不取

11. 子宫脱垂患者使用子宫托的目的是
    A. 有利于恢复盆底组织张力

B. 使患者局部清洁

C. 减轻患者痛苦

D. 防止外阴部继发感染

E. 手术治疗前的准备

12. 下列关于子宫脱垂的护理措施，**错误**的是

    A. 即使将脱出物回纳，避免过久的摩擦

    B. 保持外阴部的清洁

    C. 每日用酸性药液冲洗外阴

    D. 冲洗后嘱患者更换干净的棉质紧内裤

    E. 使用纸垫时需选择吸水性、透气性均佳的用品

（二）A2 型题

13. 患者，女，35 岁，婚后 5 年不孕，为其做卵巢功能检查，连续 3 个月每天清晨测得基础体温成一规律水平线，说明其卵巢

    A. 有排卵

    B. 无排卵

    C. 黄体萎缩不全

    D. 卵巢发育不良

    E. 黄体功能不全

14. 社区刘护士，在进行预防子宫内膜异位症的护理宣教，其中注意事项**不包括**

    A. 经期避免性生活及剧烈运动

    B. 宣传计划生育，尽量减少人工流产次数

    C. 输卵管通液试验宜在月经来潮前进行

    D. 纠正过度后倾的子宫

    E. 经期一般不做盆腔检查

（三）A3 型题

（15～16 题共用题干）

患者，女，30 岁，G_2P_1，3 年前分娩后无人照顾，产后 20 天即开始参加劳动，最近半年感腰背酸痛并有下坠感，清洁外阴可触及一肿物。入院后查体：宫颈已脱出阴道口，宫体仍在阴道内。诊断为子宫脱垂。

15. 该产妇子宫脱垂的分度为

    A. Ⅰ度轻型

    B. Ⅰ度重型

    C. Ⅱ度轻型

    D. Ⅱ度重型

    E. Ⅲ度

16. 术后患者适宜取

    A. 半坐位

    B. 截石位

    C. 平卧位

    D. 侧卧位

    E. 俯卧位

（四）A4 型题

（17～18 题共用题干）

患者，女，45 岁，有 1 子。近 3 年痛经并逐渐加重，经量增多，经期延长，需服止痛药。检查：子宫均匀增大如孕 8 周，质硬，有压痛，经期压痛明显。

17. 痛经逐渐加重的原因可能是

    A. 功能性痛经

    B. 子宫腺肌病

    C. 子宫内膜结核

    D. 子宫内膜癌

    E. 子宫黏膜下肌瘤

18. 确诊后的治疗应选择

    A. 非甾体消炎药治疗

    B. 性激素治疗

    C. 化学药物治疗

    D. 手术治疗

    E. 放射治疗

（19～20 题共用题干）

女，37 岁，孕 2 产 0，13 岁来月经，

28~30天一次，每次3天，量中等，无痛经。但自人工流产后出现痛经，且逐渐加重。妇科检查：子宫后倾固定，阴道后穹隆处可见紫褐色结节，触痛明显。

19. 该患者最可能的诊断为
    A. 子宫内膜异位症
    B. 盆腔炎
    C. 原发性痛经
    D. 功能失调性子宫出血
    E. 阴道炎

20. 为确诊最佳的检查方法是
    A. 盆腔检查触及小结节
    B. 盆腔B超检查
    C. 基础体温测定
    D. 腹腔镜检查
    E. 诊断性刮宫

二、名词解释

21. 子宫内膜异位症
22. 不孕症
23. 子宫脱垂

三、填空题

24. 子宫内膜异位症的主要表现是_____，最常侵犯的部位是_____。
25. 子宫脱垂最常见的病因是_____。

四、简答题

26. 子宫内膜异位症应如何预防？
27. 子宫脱垂如何分度？

五、案例分析题

某女，31岁，13岁初潮，月经周期规律，经期正常。20岁开始经期腹痛并进行性加重，24岁结婚，至今未孕。盆腔检查：直肠子宫陷凹有触痛性结节。请问：

28. 该患者考虑什么疾病？为什么？
29. 应首选哪项辅助检查？
30. 应采取哪些护理措施？

第十八章 妇科常用局部护理技术

要 点 提 示

第一节 会阴擦洗（冲洗）

一、目的

常用于：①长期卧床，生活不能自理的患者；②妇科手术后留置导尿管者；③产后1周内及产后会阴有伤口者；④胎膜早破的孕妇；⑤患有急性外阴炎者。

二、注意事项

1. 操作过程中应注意关心患者，避免受凉，注意保护患者隐私。

2. 冲洗液的温度为39~41℃，在冬天进行擦洗的棉球应加温。

3. 阴道内有伤口者，应用干棉球堵塞阴道口，避免消毒液流入阴道。

4. 有尿管者，要将尿道口周围反复擦洗干净，注意观察尿管是否通畅，避免打结或脱落。

5. 注意观察会阴部伤口周围组织有无红肿，观察阴道分泌物的颜色、气味和性状，伤口愈合的情况，如有异常及时记录，并通知医生。

6. 严格无菌技术操作，防止交叉感染。操作前后，护士均应洗手或用快速手消毒液喷手。

第二节　坐　　浴

一、目的

坐浴是妇产科常用的治疗方法，对外阴炎症、阴道炎、尿道炎、子宫脱垂等有一定的辅助治疗效果，也是妇产科外阴阴道手术的术前准备方法之一。

依据水温不同坐浴分为 3 种：①热浴：水温 41～43℃，适用于渗出性病变及急性炎性浸润，如外阴炎、尿道炎、子宫脱垂等。先熏后洗，持续 20 分钟。②温浴：水温 35～37℃，适用于慢性盆腔炎、外阴及阴道手术的术前准备。③冷浴：水温 14～15℃，能刺激肌肉神经，使之张力增加，改善局部血液循环。适用于膀胱阴道松弛、性无能及功能性无月经等。一般坐浴 2～5 分钟。

二、注意事项

1. 坐浴的温度维持在 41～43℃，不能过高或过低，过高容易烫伤患者，过低患者感觉不舒适也起不到治疗作用。

2. 坐浴液的浓度应严格按比例配制，浓度太高容易使黏膜烧伤，过低影响治疗效果。

3. 阴道流血、月经期、妊娠期、产褥期宫颈内口未闭者禁止坐浴。

第三节　会阴湿热敷（2009、2010 年考点）

一、目的

常用于会阴部水肿、血肿的吸收期，会阴伤口硬结及外阴感染的早期患者。

二、注意事项

1. 热敷温度为 41～48℃，每次热敷 15～20 分钟，热敷中应询问患者有无不适，注意勿烫伤。

2. 湿热敷面积应是病损面积的 2 倍。

第四节　阴道灌洗

一、目的

常用于治疗阴道炎和妇科手术前的阴道准备（2009 年考点）。

二、注意事项

1. 冲洗袋（筒）高度不宜超过床沿 70cm，以免压力过大，冲洗液进入阴道过快，在阴道停留时间太短；同时压力过大，容易使阴道分泌物随冲洗液进入子宫腔，引起逆行感染。

2. 灌洗液温度以 41～43℃为宜，温度不能过高或过低。温度过低，患者不舒适，温度过高则可能烫伤患者的阴道黏膜。

3. 产后 10 天或妇产科手术 2 周后的患者，若合并阴道分泌物混浊、有臭味、阴道伤口愈合不良、黏膜感染坏死等，可行低位阴道灌洗，灌洗筒的高度一般不超过床沿 30cm，以避免污物进入宫腔或损伤阴道残端伤口。

4. 未婚妇女可用导尿管进行阴道灌洗，禁用阴道窥器。

5. 有下列情况者禁忌行阴道灌洗，以免引起上行性感染：月经期、妊娠期、产后 10 天内或人工流产术后子宫颈内口未闭或有阴道出血者；宫颈癌患者有活动性出血者，为防止大出血，禁止灌洗。

第五节　阴道或宫颈上药

一、目的

常用于各种阴道炎和急、慢性子宫颈炎或术后阴道残端炎症的治疗。

二、注意事项

1. 月经期、阴道流血时禁止上药。

2. 用药期间禁止性生活。

3. 未婚妇女上药，可用捻紧的长棉签涂擦，以防掉入阴道。

4. 用棉球进行宫颈上药者，放药完毕切记嘱患者 12~24 小时内取出阴道内棉球。

5. 阴道、宫颈局部上药一般每天一次，7~10 次为一个疗程。

练 习 题

一、选择题

（一）A1 型题

1. 关于会阴擦洗的目的，<u>不包括</u>
   - A. 防止泌尿系统感染
   - B. 促进会阴部血液循环
   - C. 促进会阴部伤口愈合
   - D. 防止生殖系统感染
   - E. 保持会阴部清洁

2. 关于会阴擦洗<u>不正确</u>的是
   - A. 棉球由外向内擦洗 1~2 遍
   - B. 勿使擦洗液流入阴道
   - C. 取膀胱截石位暴露外阴
   - D. 如会阴有伤口，应以伤口为中心向外擦洗
   - E. 按阴唇、阴阜、大腿内侧、会阴、肛门的顺序擦洗

3. 有关会阴擦（冲）洗和冷、热敷，<u>错误</u>的是
   - A. 会阴冷敷一般每次 50 分钟
   - B. 热敷用于外阴水肿
   - C. 冷敷用于会阴早期小血肿
   - D. 会阴水肿也可用 95% 乙醇湿敷
   - E. 会阴擦（冲）洗有清洁会阴、预防感染的作用

4. 会阴湿热敷最常用的药液是
   - A. 1% 乳酸
   - B. 75% 乙醇
   - C. 50% 硫酸镁
   - D. 0.9% 氯化钠

E. 4%碳酸氢钠

5. 会阴湿热敷药液的最佳温度是
    A. 30～35℃
    B. 35～40℃
    C. 40～45℃
    D. 41～48℃
    E. 50～60℃

6. 有关会阴湿热敷错误的是
    A. 常用于会阴水肿
    B. 热敷面积即病变范围
    C. 湿热敷时间为20～30分钟
    D. 湿热敷纱布垫上再盖上棉垫
    E. 湿热敷的温度一般为41～48℃

7. 坐浴的禁忌证不包括
    A. 阴道出血
    B. 产后7天内
    C. 宫颈电烙术后1周
    D. 妊娠期
    E. 宫颈息肉

8. 每次坐浴的时间一般为
    A. 5～10分钟
    B. 10～15分钟
    C. 20～30分钟
    D. 40分钟
    E. 60分钟

9. 常用的阴道灌洗液不包括
    A. 1∶5000过氧乙酸
    B. 1∶5000高锰酸钾
    C. 1∶2000苯扎溴铵
    D. 0.5%醋酸
    E. 2%～4%碳酸氢钠

10. 哪段时间可做阴道灌洗
    A. 月经期
    B. 妊娠期
    C. 产后1周内
    D. 排卵期
    E. 阴道流血期

11. 下列哪项不是阴道灌洗的禁忌证
    A. 月经来潮前1周
    B. 阴道流血
    C. 月经期
    D. 妊娠期
    E. 产后7天内

12. 关于阴道灌洗的操作，错误的是
    A. 备灌洗液500～1000ml
    B. 灌洗筒距床沿60～70cm
    C. 灌洗液温度41～43℃
    D. 冲洗液流尽后抽出冲洗头
    E. 患者排空膀胱后，取膀胱截石位

13. 一次阴道灌洗需配制灌洗液
    A. 100～300ml
    B. 300～500ml
    C. 500～1000ml
    D. 1000～1500ml
    E. 2000ml

14. 下列哪个患者不能阴道灌洗
    A. 全子宫切除的子宫肌瘤患者，术前
       准备
    B. 阴道手术前准备
    C. 宫颈糜烂患者
    D. 老年性阴道炎患者
    E. 宫颈癌患者有活动性出血

15. 不是阴道灌洗常用溶液的是
    A. 1∶5000高锰酸钾溶液
    B. 0.2%苯扎溴铵溶液
    C. 1%乳酸液
    D. 0.5%醋酸液
    E. 8%碳酸氢钠溶液

16. 阴道冲洗，不用于
    A. 阴道手术前准备
    B. 子宫切除术前
    C. 滴虫性阴道炎
    D. 慢性宫颈炎
    E. 产后3天内

17. 不宜做阴道冲洗的情况是
    A. 慢性宫颈炎
    B. 阴道炎
    C. 阴道不规则出血
    D. 经腹全子宫切除术前
    E. 阴道手术前

18. 为患者进行阴道冲洗，其液体和浓度正确的是
    A. 1:5000 苯扎溴铵
    B. 1:100 苯扎溴铵
    C. 1:5000 高锰酸钾
    D. 1:500 高锰酸钾
    E. 1:500 苯扎溴铵

19. 阴道灌洗时灌洗筒与床沿的距离不得超过
    A. 30cm
    B. 40cm
    C. 50cm
    D. 60cm
    E. 70cm

20. 阴道灌洗液的最佳温度是
    A. 31~33℃
    B. 36~38℃
    C. 40~41℃
    D. 44~46℃
    E. 45~50℃

21. 下列哪项不是宫颈或阴道上药的适应证
    A. 滴虫性阴道炎
    B. 阴道假丝酵母菌病
    C. 子宫颈癌
    D. 细菌性阴道病
    E. 宫颈糜烂

22. 关于宫颈或阴道上药不正确的是
    A. 用药后应禁止性生活
    B. 给未婚女性上药时，不用窥器
    C. 患者可自行放置栓剂

D. 月经期应继续阴道上药治疗
    E. 应用腐蚀性药物时，应注意保护正常组织

23. 宫颈用棉球上药后，宫颈部棉球取出的时间为
    A. 1~2 小时
    B. 8~10 小时
    C. 12~24 小时
    D. 24~48 小时
    E. 48~72 小时

（二）A2 型题

24. 患者，女，43 岁，近日由于宫颈癌，需做广泛性子宫切除和盆腔淋巴结清扫术。指导患者进行会阴坐浴，操作不正确的是
    A. 液体量约为 1000ml
    B. 水温约为 40℃
    C. 浸泡 20~30 分钟
    D. 选用药物为 4% 碳酸氢钠
    E. 坐浴前需排空膀胱

（三）A3 型题

(25~26 题共用题干)

某孕妇，32 岁，妊娠 38 周后入院待产，分娩时行会阴左侧切开术，产后第 3 天，伤口出现红肿，疼痛。

25. 针对该产妇的护理措施，错误的是
    A. 嘱右侧卧位
    B. 拆线引流
    C. 坐浴
    D. 会阴擦洗
    E. 红外线照射

26. 下列哪种溶液可用于伤口局部湿敷
    A. 25% 乙醇
    B. 50% 乙醇
    C. 75% 乙醇
    D. 25% 硫酸镁
    E. 50% 硫酸镁

二、填空题

27. 阴道灌洗具有＿＿＿＿、＿＿＿＿和＿＿＿＿等作用。灌洗筒与床沿的距离不得超过＿＿＿＿，灌洗液的温度是＿＿＿＿。

28. 会阴湿热敷每次＿＿＿＿分钟，每＿＿＿＿分钟更换 1 次敷料。湿热敷的温度一般为＿＿＿＿。湿热敷的面积为病灶范围的＿＿＿＿。

29. 根据药物剂型的不同，阴道或宫颈上药方法包括＿＿＿＿、＿＿＿＿、＿＿＿＿。

30. 会阴湿热敷常用于＿＿＿＿、＿＿＿＿、＿＿＿＿和＿＿＿＿等患者。

31. 坐浴有治疗和＿＿＿＿作用；坐浴的水温保持在＿＿＿＿。

32. 宫颈或阴道上药时，如为腐蚀性药物，应注意保护＿＿＿＿。

33. 阴道灌洗禁用于＿＿＿＿、＿＿＿＿、＿＿＿＿和＿＿＿＿等患者，以免引起逆行感染。

三、简答题

34. 会阴擦洗的目的是什么？

35. 会阴擦洗的适应证有哪些？

36. 试述阴道灌洗的护理要点？

37. 试述坐浴的护理要点？

第十九章　计 划 生 育

学 习 目 的

1. 掌握常用避孕方法及护理。
2. 熟悉避孕失败补救措施及护理。
3. 了解女性绝育方法及护理。

要 点 提 示

计划生育是采用科学的方法，有计划地生育子女。

计划生育工作的具体内容包括：①晚婚、晚育；②节育；③优生、优育。

第一节　避　孕

避孕是采用药物、器具及妇女的生殖生理自然规律等科学的方法，使妇女暂时不受孕。

一、工具避孕

（一）避孕套

男性使用，通过阻碍精子进入达到避孕目的的；同时可以防止性传播疾病的传播（**2013 年考点**）。

（二）宫内节育器（IUD）

1. 避孕原理　①吞噬细胞作用；②前列腺素作用；③免疫作用；④活性物质作用。IUD 的抗生育作用主要通过上述的局部组织对异物的组织反应，最终达到毒害胚胎、吞噬精子、干扰受精卵着床的目的。

2. 宫内节育器放置术

（1）适应证：凡育龄妇女自愿要求放置且无禁忌证者。

（2）禁忌证：①妊娠或妊娠可疑；②人工流产、分娩或剖宫产术后有妊娠组织物残留或感染可能；③月经紊乱：月经过多过频或不规则出血；④生殖道急、慢性炎症；⑤生殖器官肿瘤，子宫畸形；⑥宫颈内口过松、重度陈旧性宫颈裂伤或子宫脱垂；⑦严重全身性疾病；⑧宫腔 <5.5cm 或 >9.0cm（除外足月分娩后、大月份引产后或放置含铜无支架IUD）；⑨有铜过敏史。

（3）放置时间：①月经干净后 3~7 天；无性交；②产后满 3 个月，剖宫产术后半年；③人工流产术后（出血少、宫腔<10cm）；④哺乳期排除早孕。

（4）主要的副反应：①出血：表现为月经量过多或不规则子宫出血，应遵医嘱用止血剂对症治疗，治疗无效者协助更换节育器型号或改用其他避孕方法；②腰酸腹胀。

（5）并发症：①感染；②嵌顿或断裂；③异位；④脱落或带器妊娠。

（6）术后健康指导

1）术后休息 3 天，1 周内避免重体力劳动，2 周内禁盆浴及性生活；保持外阴清洁、干燥。

2）术后有少量阴道出血及下腹部轻微不适，2~3 天后症状消失。如出现腹痛、发热、出血超过月经量，持续时间超过 7 天，或有异味分泌物等，应随时就诊。

3）术后 3 个月在经期及大便后注意有无节育器脱落。

4）放置术后 1 个月、3 个月、半年、1 年各复查 1 次，以后每年复查 1 次。

3. 宫内节育器取出术

（1）适应证：①因不良反应治疗无效或出现并发症；②改用其他避孕措施或绝育；③计划再生育；④放置期限已满需更换；⑤绝经过渡期停经 1 年内。

（2）取器时间：①月经干净后 3~7 天；②出血多随时取出；③带器妊娠行人工流产同时取出。

（3）术后健康指导：术后休息 1 天，2 周内禁止盆浴和性生活。

二、药物避孕

1. 避孕原理　①抑制排卵；②阻碍受精；③阻碍着床 **(2008、2009 年考点)**。

2. 适应证　育龄健康妇女。

3. 禁忌证　①急、慢性肝炎或肾炎；②严重心血管疾病、血液病或血栓性疾病；③恶性肿瘤、癌前病变、子宫或乳房肿块；④内分泌疾病；⑤月经稀少或年龄>45 岁者；⑥哺乳期、产后未满 6 个月或月经未来潮者；⑦年龄大于 35 岁的吸烟妇女；⑧精神病长期服药。

4. 短效口服避孕药用药方法　从月经周期第 5 天开始服第 1 片，每晚 1 片，连服 22 天，不得间断，若漏服，应在 12 小时内补服 1 片，以免发生突破性出血或避孕失败。一般停药后 2~3 天发生撤药性出血，犹如月经来潮。如停药 7 天尚无月经来潮，则当晚开始服用第 2 周期药。

5. 药物不良反应　①类早孕反应：是由于雌激素刺激胃黏膜而引起；②月经改变：一般服药后月经变规则，经量减少，经期缩短；对月经量过多、痛经患者可起到治疗作用；如出现闭经则应停药，改用其他避孕方法；③体重增加；④色素沉着。

6. 用药指导

（1）为减轻短效口服避孕药的胃肠道反应，可晚饭后服药，且注意按规定服药。

（2）停用长效口服避孕药时，应在月经周期第 5 天开始口服短效避孕药 3 个月，作为过渡期，以免引起月经紊乱。

（3）服药期间禁用利福平、新霉素类抗生素、巴比妥类抗癫痫药、抗抑郁药及抗凝血药物等，以免影响避孕效果。

（4）避孕药要放在阴凉、干燥处，药物潮解影响避孕效果。

（5）如需生育，提前半年停药，改用其他避孕措施。服药期间避孕失败，建议终止妊娠。哺乳期妇女不宜服用避孕药。

（6）对选择避孕药物避孕的妇女，应做好登记随访工作，服药期间定期测量血压、进行乳腺及妇科检查，有异常情况及时解决。

三、紧急避孕

1. 紧急避孕是指在无防护措施性生活后或避孕失败后一定时间内（3～5 天内）采取的防止妊娠的补救避孕法。不作为常规避孕方法。紧急避孕是通过阻止或延迟排卵、干扰受精或阻碍着床来完成的。方法有宫内节育器和避孕药。

2. 健康指导

（1）紧急避孕为临时性的防止妊娠的补救避孕法，应于月经后选择适合个人的经常性的避孕方法。

（2）如紧急避孕失败，应人工终止妊娠。

四、其他避孕方法

安全期避孕法是安全性最低的避孕方法 **（2010 年考点）**。

第二节　避孕失败的补救措施

一、药物流产

1. 适应证　①年龄 40 岁以下、妊娠 7 周内，自愿要求药物流产；②B 超确诊宫内妊娠；③手术流产高危对象或对手术流产有恐惧和顾虑心理。

2. 禁忌证　心、肝、肾疾病；与甾体激素有关的肿瘤；肾上腺疾病、糖尿病、青光眼、过敏体质、带器妊娠等。

3. 不良反应及注意事项

（1）服药后出现轻度恶心、呕吐、下腹痛和乏力等，可对症处理。

（2）药物在空腹或进食 2 小时后用凉开水吞服。服药期间忌用拮抗前列腺素的药物，如吲哚美辛（消炎痛）。服用米索前列醇应到医院，在医生指导下空腹口服，并留院观察。

（2）服药过程中，少数人会出现恶心、呕吐、头晕、乏力等类早孕反应，或用前列腺素后出现腹泻、腹痛或寒战、皮疹等，大多会自然消失，无需特殊处理，严重者及时到医院就诊。

（3）流产后阴道出血一般持续 10～14 天，若出血时间较长（21 天以上）或突然阴道大量出血，需急诊刮宫；注意观察阴道流血量及阴道分泌物，如见组织物应及时送医院检查。

（4）保持外阴清洁，2 周内禁止盆浴和性生活。

（5）指导避孕措施，5 周后随访，了解月经情况。

二、人工流产术

凡在妊娠 14 周以内，采用人工方法终止妊娠的手术称为人工流产术。人工流产手术可分为负压吸宫术（适用于妊娠 10 周以内）和钳刮术（适用于妊娠 10 ~ 14 周）两种方式。

1. 适应证 ①妊娠 14 周以内因避孕失败要求终止妊娠而无禁忌证；②因各种疾病不宜继续妊娠。

2. 禁忌证 ①各种疾病的急性期；②生殖器官急性炎症；③全身情况不佳，不能胜任手术，如心力衰竭、妊娠剧吐酸中毒未纠正；④术前 2 次体温 ≥37.5℃。

3. 并发症

（1）子宫穿孔：最严重并发症之一。

（2）人工流产综合反应：受术者在术中出现心动过缓、心律不齐、血压下降、面色苍白、出汗、胸闷，甚至发生昏厥和抽搐，称人工流产综合反应。常因精神紧张、机械性刺激引起迷走神经兴奋所致。为防止出现这种情况，术者在术中扩张宫颈时应动作轻柔。一旦出现症状，应立即停止手术，给予吸氧，一般能自行恢复。严重者静脉注射阿托品 0.5 ~ 1mg，并稳定患者情绪。

（3）吸宫不全。

（4）漏吸。

（5）术中出血。

（6）术后感染。

（7）羊水栓塞。

4. 术后健康指导

（1）术后留观察室休息 1 ~ 2 小时，注意观察腹痛及阴道流血情况。

（2）保持外阴清洁，1 个月内禁止盆浴及性生活（**2008 年考点**）。

（3）吸宫术后休息 2 周，钳刮术后休息 2 ~ 4 周。术后如有发热、腹痛、阴道出血量较多或持续流血超过 10 天，应及时就诊。术后 1 个月后随访。

（4）指导夫妇双方采用安全可靠的避孕措施。

三、中期妊娠引产术

用人工的方法终止中期妊娠称为中期妊娠引产。适用于 15 ~ 28 周妊娠。

（一）依沙吖啶引产术

1. 适应证 ①中期妊娠要求终止而无禁忌证者；②因患各种疾病不宜继续妊娠者；③孕期接触导致胎儿致畸因素者。

2. 禁忌证 ①各种急性感染性疾病、慢性疾病急性发作期及生殖器官感染尚未治愈者；②急、慢性肝、肾疾病、心脏病、高血压、血液病；③术前当天体温两次超过 37.5℃者；局部皮肤感染者；④对依沙吖啶过敏者；⑤前置胎盘。

3. 术前护理 清洗腹部及外阴部皮肤；指导受术者术前 3 天禁止性生活，水囊引产者术前 3 天冲洗阴道，每天 1 次。

4. 术后护理

（1）术后注意观察生命体征、观察并记录宫缩出现的时间及阴道流水、流血等情况。

一般注药后 12～24 小时开始宫缩，约用药后 48 小时胎儿、胎盘娩出。给药 5 天后仍未临产者即为引产失败，通知医师和家属，协商再次给药或改用其他方法。

（2）产后仔细检查软产道及胎盘胎膜的完整性，通常待组织排出后常规做清宫术。注意观察产后宫缩、阴道流血等情况。

（3）采用退奶措施。

5．健康指导

（1）术后休息 1 个月，1 个月后复诊。如有发热、下腹痛、阴道出血多或阴道分泌物有臭味应及时就诊。

（2）保持外阴清洁，术后 6 周内禁止盆浴及性生活。为产妇提供避孕措施的指导。

（二）水囊引产

1．适应证　同依沙吖啶引产。

2．禁忌证　除同依沙吖啶引产外，还包括子宫瘢痕、宫颈或子宫发育不良者。但患肝、肾疾病能耐受手术者不是水囊引产的禁忌证。

3．术后护理

（1）水囊放置术后尽量卧床休息，防止水囊脱出。

（2）保持外阴清洁，防止上行感染。

（3）严密观察生命体征，如出现发烧、寒战，无宫缩而子宫体有压痛，应怀疑感染，立即取出水囊，给予抗生素抗感染治疗。如出现宫底升高，子宫持续变硬且有压痛，血压、脉搏改变，应考虑胎盘早剥，立即取出水囊，迅速结束分娩。

（4）一般放置水囊 10 小时左右出现宫缩。如出现规律宫缩，即可取出水囊。如 24 小时后仍无规律宫缩，取出水囊，静脉滴注缩宫素加强宫缩。

（5）其余同依沙吖啶引产术。

第三节　输卵管绝育术

绝育是指通过手术或药物，使妇女达到永久性不生育。

一、经腹输卵管结扎术

1．适应证　①自愿接受绝育手术且无禁忌证者；②患有严重的全身性疾病不宜生育者。

2．禁忌证　①各种疾病的急性期；②全身健康状况不佳，如心力衰竭、产后出血等不能胜任手术；③腹部皮肤感染或内外生殖器炎症；④患严重的神经症；⑤24 小时内 2 次体温达 37.5℃或以上。

3．手术时间选择

（1）非孕妇女应选择在月经前期，最好是月经结束后 3～4 天。

（2）人工流产或取环术后。

（3）自然流产正常月经来潮一次后，分娩后 24 小时内，剖宫产、剖宫取胎手术同时。

（4）哺乳期或闭经妇女排除早孕后，再行手术。

4. 手术部位　输卵管峡部。

5. 术前护理

（1）按妇科腹部手术要求准备皮肤。

（2）手术前晚进半流质饮食，术前 4 小时禁食。

6. 术后护理

（1）严密观察生命体征，注意有无腹痛及腹腔内出血情况。

（2）鼓励患者及早排尿，尽早下床活动。

（3）保持切口敷料清洁干燥。

（4）术后休息 3~4 周，1 个月内禁止性生活，1 个月后复查。

二、经腹腔镜输卵管绝育术

1. 适应证　同经腹输卵管结扎术。

2. 禁忌证　多次腹部手术史或腹腔粘连、心肺功能不全、膈疝等，其余同经腹输卵管结扎术。

3. 手术时间　通常选择在月经干净后 3~7 天内；人工流产术后 24 小时内；正常分娩48 小时内；闭经者排除妊娠后。

4. 术后护理

（1）静卧 4~6 小时后可下床活动。

（2）严密观察生命体征，注意有无腹痛、腹腔内出血或脏器损伤的征象。

第四节　计划生育措施的护理指导

一、避孕方法的选择（2011 年考点）

1. 婚后暂时无生育要求者　多见于新婚夫妇。特点是年轻、要求避孕时间短。短效口服避孕药使用方便，避孕效果好，列为首选。男用避孕套也是较理想的避孕方法。必要时选择口服紧急避孕药。由于尚未生育，一般暂不选用宫内节育器。

2. 有一个子女的夫妇　应坚持长期避孕，首选宫内节育器，也可选用口服避孕药或皮下埋植法等其他避孕方法。一般暂不采取绝育措施。

3. 有两个子女的夫妇　最好采取绝育措施，也可应用宫内节育器。

4. 哺乳期妇女　可选用宫内节育器、避孕套。不宜选用药物避孕，因为可影响乳汁分泌和婴儿的生长发育。正常产后 3 个月、剖宫产后半年可放置宫内节育器。

5. 围绝经期妇女　此期妇女仍有排卵的可能，必须坚持避孕。可选用避孕套。原来使用宫内节育器无不良反应者可继续使用，至绝经后半年取出。45 岁以后不宜口服或注射避孕药。围绝经期妇女卵巢功能已逐渐衰退，这时已表现月经紊乱，如口服或注射避孕药物，会加重月经紊乱。

二、健康指导

1. 应与夫妇双方共同讨论，选择其适宜的计划生育措施，并告知其正确的使用方法、常见的不良反应及一般的应对措施等。

2. 增强妇女的自我保护意识，告知计划生育措施应以避孕为主，人工流产术等是避孕失败的补救措施，决不能作为常规的节育手段。

3. 介绍各种计划生育措施失败的补救措施，并根据其自身情况选择适当的方法。同时，还应强调各种补救措施都会对身体造成伤害，应避免经常使用。

练 习 题

一、选择题

（一）A1 型题

1. 采用阴茎套避孕的原理是
   - A. 阻止精子进入阴道
   - B. 改变宫腔内环境
   - C. 抑制排卵
   - D. 杀死精子
   - E. 子宫内膜分泌不良

2. 关于避孕套，以下说法正确的是
   - A. 每次使用前应高压消毒
   - B. 每次使用前吹气检查是否漏气
   - C. 用双层避孕套可增加保险度
   - D. 使用避孕套可预防阴道炎
   - E. 使用后洗净晾干可再用，以免浪费

3. 应用宫内节育器的适应证有
   - A. 已婚健康妇女
   - B. 不规则阴道流血
   - C. 重度贫血
   - D. 滴虫性阴道炎
   - E. 子宫脱垂

4. 不是放置节育环的禁忌证是
   - A. 轻度贫血
   - B. 急性盆腔炎
   - C. 月经过频
   - D. 生殖道肿瘤
   - E. 宫颈口过松

5. 放置宫内节育器的合适时间是
   - A. 月经前 3~7 天
   - B. 月经干净后 3~7 天
   - C. 月经周期中的任一时期
   - D. 排卵前
   - E. 排卵后

6. 宫内节育器的避孕原理是
   - A. 抑制排卵过程
   - B. 杀死精子
   - C. 抑制受精卵着床
   - D. 改变卵子的运行方向
   - E. 抑制性激素的分泌

7. 放置宫内节育器的副作用是
   - A. 感染
   - B. 节育器粘连
   - C. 节育器异位
   - D. 出血
   - E. 白带增多

8. 放置宫内节育器后，应嘱咐患者休息
   - A. 2~3 天
   - B. 4~5 天
   - C. 6~7 天
   - D. 8~9 天
   - E. 15 天

9. 放置宫内节育器后的正确复查时间是
   - A. 术后 3 个月、6 个月、1 年各复查 1 次，以后每 2 年复查 1 次
   - B. 术后 1 个月、3 个月、6 个月、1 年各复查 1 次，以后每年复查 1 次
   - C. 术后半年复查 1 次，以后每年复查 1 次
   - D. 术后每半年复查 1 次
   - E. 术后每 1 年复查 1 次

10. 下列哪项不是放置宫内节育器的并发症
    A. 感染
    B. 节育器异位
    C. 节育器脱落
    D. 带器妊娠
    E. 血肿

11. 宫内节育器放置术术后护理<u>不正确</u>的是
    A. 术后可能有少量阴道出血及腹部轻微不适，2～3 天后症状可消失，如阴道出血较多事腹痛明显或有异味分泌物等应随时就诊
    B. 放置术后休息 3 天，1 周内避免重体力劳动，1 周内禁止性生活及盆浴，3 个月内月经期、排便时注意有无节育器脱落
    C. 放置术后 1 个月、3 个月、半年、1 年各复查 1 次，以后每年复查 1 次
    D. 保持外阴清洁、干燥
    E. 放置节育器达到规定期限，应到医院取出或更换

12. 宫内节育器放置术后<u>不正确</u>的健康指导内容是
    A. 术后保持外阴清洁
    B. 术后出现腹痛、发热是正常现象，无需处理
    C. 术后 1 周内避免重体力劳动
    D. 术后 2 周内禁止性生活
    E. 术后 3 个月内行经期或大便时注意有无节育器脱落

13. 口服避孕药的作用是
    A. 非细菌性异物反应
    B. 使宫颈黏液变稀薄
    C. 减少子宫内膜前列腺素的形成
    D. 抑制排卵
    E. 抑制输卵管蠕动

14. 关于口服短效避孕药的用药方法，下列叙述哪项正确
    A. 自月经干净后 5 天开始每晚服 1 片，连服 22 天
    B. 自月经第 5 天开始每晚服 1 片，连服 20 天，不可中断
    C. 自月经第 5 天开始每晚服 1 片，连服 22 天，不可中断
    D. 自月经干净日开始每晚服 1 片，直至下次月经来潮
    E. 自月经第 1 天开始每晚服 1 片，连服 22 天

15. 口服避孕药后，少数妇女出现恶心、呕吐、食欲不振等症状的原因应是
    A. 由于体内激素水平改变所致植物神经功能紊乱
    B. 由雌激素刺激胃黏膜引起
    C. 避孕失败，早孕反应
    D. 机体对药物的排斥反应
    E. 感冒所致

16. 服用口服避孕药的妇女，应该停药的情况是
    A. 阴道出现点滴样流血
    B. 体重增加
    C. 出现闭经
    D. 经量减少
    E. 恶心呕吐

17. 关于女用短效口服避孕药的副反应，正确的说法是
    A. 类早孕反应系孕激素刺激胃黏膜所致
    B. 服药期间的阴道流血，多因漏服药引起
    C. 不适用于经量多的妇女
    D. 体重增加是孕激素引起水钠潴留所致
    E. 服药后妇女额面部皮肤出现的色素

沉着，是因药物变质所致

18. 服用长效避孕药后，因雌激素刺激胃黏膜可出现类早孕反应，在什么时候服药可减轻不适感
    A. 午饭前半小时左右
    B. 午饭后半小时左右
    C. 晚饭前半小时左右
    D. 早饭前半小时左右
    E. 晚饭后 2 小时

19. 若漏服短效避孕药，补服的时间为
    A. 8 小时内
    B. 10 小时内
    C. 12 小时内
    D. 14 小时内
    E. 16 小时内

20. 不是避孕药物不良反应的是
    A. 类早孕反应
    B. 痛经
    C. 月经量减少
    D. 服药期出血
    E. 色素沉着

21. 有关使用避孕药的注意事项，错误的是
    A. 乳房有肿块者忌服
    B. 针剂应深部肌内注射
    C. 肾炎患者忌服
    D. 防止避孕药片潮解，影响效果
    E. 哺乳期妇女适宜服避孕药

22. 妇女不宜服用避孕药的情况是
    A. 月经过多
    B. 阴道炎
    C. 血栓性静脉炎
    D. 附件炎
    E. 探亲事由

23. 药物流产适合的时间是妊娠
    A. 4 周内
    B. 6 周内

C. 7 周内
D. 10 周内
E. 12 周内

24. 人工流产吸宫术，适用于妊娠
    A. 6 周内
    B. 8 周内
    C. 10 周内
    D. 12 周内
    E. 14 周内

25. 人工流产负压吸宫术术前准备正确的顺序是
    A. 常规消毒外阴、阴道；铺消毒洞巾；双合诊检查；更换手套；暴露宫颈并消毒
    B. 常规消毒外阴、阴道；双合诊检查；铺消毒洞巾；更换手套；暴露宫颈并消毒
    C. 常规消毒外阴、阴道；铺消毒洞巾；更换手套；双合诊检查；暴露宫颈并消毒
    D. 铺消毒洞巾；常规消毒外阴、阴道；双合诊检查；暴露宫颈并消毒；更换手套
    E. 双合诊检查；常规消毒外阴、阴道；铺消毒洞巾；暴露宫颈并消毒；更换手套

26. 在人工流产术中，一旦出现人工流产综合反应，首先应
    A. 阿托品静脉注射
    B. 加速手术速度，迅速腾空子宫
    C. 输血、补液
    D. 苯巴比妥钠肌内注射
    E. 间羟胺（阿拉明）静脉滴注

27. 关于人工流产术，下列哪项是错误的
    A. 吸宫术适用于妊娠 10 周以内
    B. 钳刮术适用于妊娠 10 ~ 14 周
    C. 人工流产术后，必须检查吸出物有

无胎儿组织及绒毛

D. 妊娠子宫过软者，术中一旦出现了"无底感"，应考虑子宫穿孔

E. 吸宫时，所用的负压与妊娠周数成正比

28. 人工流产术后 12 天仍有较多量阴道流血，应首先考虑是

A. 子宫穿孔

B. 子宫复旧不良

C. 吸宫不全

D. 子宫内膜炎

E. 宫腔粘连

29. 人工流产综合反应的发生原因主要是

A. 精神过度紧张

B. 迷走神经反射

C. 疼痛刺激

D. 吸宫时负压过大

E. 操作用力过大

30. 关于人工流产术，正确的做法是

A. 妊娠 10 周以内行钳刮术

B. 妊娠 14 周以内行吸宫术

C. 子宫过软者，术前应肌注麦角新碱

D. 术后应检查吸出物中有无妊娠物，并注意数量是否与妊娠周数相符

E. 吸宫过程出血多时，应及时增大负压迅速吸刮

31. 关于人工流产的并发症，错误的陈述是

A. 术后阴道流血延续 10 天以上，经用抗生素及宫缩剂治疗无效，应考虑吸宫不全

B. 子宫穿孔多发生于哺乳期妇女

C. 术中出血停止操作

D. 术中出现人工流产综合反应时，可用阿托品治疗

E. 流产后感染多为子宫内膜炎

32. 钳刮术一般适用于妊娠

A. 10 周以内

B. 8～10 周

C. 10～12 周

D. 11～14 周

E. 14～20 周

33. 依沙吖啶（利凡诺）引产的禁忌证不包括

A. 孕期接触胎儿致畸因素

B. 血液病

C. 滴虫阴道炎

D. 慢性肝炎

E. 前置胎盘

34. 关于终止妊娠方法的正确叙述是

A. 孕 10～14 周行吸宫术

B. 孕 9 周内行钳刮术

C. 孕 9 周内行药物流产

D. 带器妊娠者需取器后 1 周再行人流术

E. 术后检查吸出物有无绒毛

35. 有关节育的原理，错误的是

A. 阴茎套——防止精卵相遇

B. 宫内节育器——抑制排卵

C. 口服避孕药——抑制排卵、阻碍受精及受精卵着床

D. 输卵管结扎术——阻断精卵相遇

E. 避孕药膜——杀死精子

36. 可以立即行输卵管结扎术的情况是

A. 月经干净后 5～10 天

B. 人工流产后

C. 正常产后 48～72 小时

D. 哺乳期未转经者

E. 分娩后 2 周

37. 输卵管结扎最常选择的部位是

A. 间质部

B. 峡部

C. 壶腹部

D. 伞部

E. 角部

38. 经腹输卵管结扎术的实施应选在
    A. 月经干净前 3~4 天
    B. 月经干净后 3~4 天
    C. 排卵前
    D. 排卵后
    E. 月经周期中任一时期

39. 关于紧急避孕的正确叙述是
    A. 可作为常规避孕方法
    B. 宫内节育器不能作为紧急避孕措施
    C. 激素类紧急避孕药主要成分为孕激素
    D. 米非司酮为激素类紧急避孕药的代表
    E. 米非司酮应于无保护性措施性生活后 7 天内使用

40. 避孕方法中失败率最高的是
    A. 安全期避孕
    B. 宫内节育器
    C. 口服避孕药
    D. 阴茎套
    E. 皮下埋植剂

41. 我国控制人口增长主要措施是
    A. 人工流产
    B. 节育
    C. 绝育
    D. 综合避孕
    E. 引产

42. 避孕失败后最常见的补救措施是
    A. 服用避孕药
    B. 放置宫内节育器
    C. 人工流产术
    D. 引产术
    E. 绝育术

（二）A2 型题

43. 产后 2 个月的哺乳期妇女，其避孕方法应首选

    A. 宫内节育器
    B. 短效口服避孕药
    C. 阴茎套
    D. 安全期避孕
    E. 皮下埋植剂

44. 新婚夫妇欲半年后怀孕，最适宜的避孕方法是
    A. 安全期避孕
    B. 阴茎套
    C. 口服避孕药
    D. 宫内节育期
    E. 皮下埋植剂

45. 26 岁妇女，婚后一直服用短效口服避孕药，如果她想妊娠，应指导其停药后多长时间受孕
    A. 随时
    B. 1 个月
    C. 2 个月
    D. 5 个月
    E. 6 个月

46. 28 岁新婚妇女，患急性病毒性肝炎，避孕方法最好选择
    A. 安全期避孕
    B. 使用阴茎套
    C. 放置宫内节育器
    D. 口服短效避孕药
    E. 使用长效避孕针

47. 29 岁经产妇，身体健康，月经周期正常，经量中等。妇科检查：重度颗粒型宫颈糜烂，宫颈口松，子宫前位，正常大，双侧附件未见异常。本患者最合适的避孕方法是
    A. 安全期避孕
    B. 阴茎套避孕
    C. 紧急避孕
    D. 宫内节育器
    E. 口服短效避孕药

48. 产后 3 个月，哺乳，未转经，要求避孕。妇检：宫颈光滑，子宫正常大小，无压痛，两侧附件阴性，<u>不宜</u>选用的方法是
    A. 宫内节育器
    B. 口服避孕药
    C. 阴茎套
    D. 安全期避孕
    E. 避孕药膏

49. 何女士，46 岁，近来月经紊乱，咨询避孕措施，应指导其选用
    A. 口服避孕药
    B. 注射避孕针
    C. 安全期避孕
    D. 阴茎套
    E. 宫内节育器

50. 28 岁妇女，剖宫产后半年，尚在哺乳中，月经已恢复正常，来院咨询避孕方法，首选的避孕方法是
    A. 口服避孕药
    B. 阴茎套
    C. 皮下埋植剂
    D. 宫内节育器
    E. 安全期避孕

51. 某妇女停经近 8 周，妊娠试验（＋），拟终止妊娠，采用下列哪项方法为好
    A. 钳刮术
    B. 吸宫术
    C. 钳刮术结合吸宫术
    D. 水囊引产
    E. 依沙吖啶引产

52. 张某，女，29 岁，G_1P_0，两年前停经 43 天行药物流产，此后工具避孕加安全期避孕。内外科检查无异常。妇科检查：外阴、阴道正常，宫颈表面糜烂面积占宫颈面积的 2/3 以上，表面呈颗粒状，子宫前位，正常大小。实验室检查：血 Hb 75g/L。患者主诉："因暂时不想生育，而每次经期较长（8～10 天），不易掌握安全期；同时，觉得使用避孕套有所不便。不知应如何更好地避孕。"张某应采取何种避孕方法
    A. 口服短效避孕药
    B. 口服长效避孕药
    C. 放置宫内节育器
    D. 输卵管结扎术
    E. 使用长效避孕针

53. 李某，妊娠 6 周，行吸宫术终止妊娠，为预防感染患者何时才能恢复性生活
    A. 7 天后
    B. 2 周后
    C. 3 周后
    D. 1 个月后
    E. 2 个月后

54. 经产妇妊娠 60 天时终止妊娠，最常用的方法是
    A. 负压吸宫术
    B. 钳刮术
    C. 水囊引产
    D. 依沙吖啶羊膜腔内注射法
    E. 药物流产

55. 杨女士，28 岁，已育一子，现停经 52 天，医生诊断为"早孕"，准备进行"人工流产加置宫内节育器"术。<u>不属于</u>手术巡回护士配合工作的是
    A. 做好心理护理，以安定情绪
    B. 检查心、肺、肝功能
    C. 供应手术者需要的物品
    D. 将吸管接于负压吸引器上
    E. 观察受术者情况

（三）A3 型题

（56～57 题共用题干）

某女，26 岁，妊娠 49 天服用米非司酮

及米索前列醇行药物流产，流产后 13 天仍有多量阴道流血，考虑为不全流产。

56. 下列哪种表现与此<u>不符合</u>
    A. 贫血
    B. 尿 HCG 阳性
    C. 子宫颈口闭合，子宫正常大小
    D. 腹痛
    E. B 超示宫腔线不连续

57. 急诊应首先做哪些检查
    A. 血常规+出凝血时间
    B. B 超
    C. 腹部 X 线检查
    D. 诊断性刮宫
    E. 纠正贫血行诊断性刮宫

（四）A4 型题

（58~61 题共用题干）

患者，女，25 岁。停经 9 周确诊为早孕，本人要求终止妊娠。行负压吸宫术时，患者诉恶心，继而出汗、面色苍白，血压 80/60mmHg，心率 52 次/分，子宫无异常情况。

58. 患者最可能发生了
    A. 低血糖
    B. 直立性低血压
    C. 脱水
    D. 创伤性休克
    E. 人工流产综合反应

59. 发生机制是
    A. 受术者未吃早饭
    B. 受术者精神太紧张
    C. 术中出血过多
    D. 手术引起迷走神经反射
    E. 治疗对心脏的刺激

60. 最适宜的处理是
    A. 给予止吐剂
    B. 给予镇静剂
    C. 给予阿托品
    D. 给予输血
    E. 给予心理安慰

61. 为防止出现这种情况，手术者应
    A. 术中扩张宫颈时动作轻柔
    B. 从 7 号扩张器开始逐渐加大号数
    C. 吸宫时负压为 600mmHg
    D. 进出宫颈时同时吸引宫颈黏膜
    E. 为吸净宫腔应多次反复吸刮宫壁

二、名词解释

62. 计划生育

63. 避孕

64. 绝育

65. 人工流产综合反应

三、填空题

66. 避孕方法有_____、_____和其他避孕方法。

67. 药物避孕的原理有_____、_____、_____和_____。

68. 短效避孕药一般服药后月经变_____，经量_____，经期_____，痛经_____。

69. 药物流产适用于妊娠_____之内的妊娠；妊娠_____以内者采用人工流产负压吸宫术；妊娠_____以内者采用人工流产钳刮术；中期妊娠引产术适用于妊娠_____。

70. 人工流产并发症有_____、_____、_____和_____。

71. 在无防护性性生活或者避孕失败后_____小时内，可口服紧急避孕药。

72. 经腹输卵管结扎术并发症：_____、_____、_____、_____。

四、简答题

73. 简述短效口服避孕药的避孕原理、适应证、服用方法。

74. 简述人工流产综合征的防治措施。

75. 对采取药物避孕的妇女如何护理？

76. 对放置宫内节育器的妇女如何进行健康指导？

77. 宫内节育器有哪些并发症？

78. 简述宫内节育器放置时间。

79. 放置宫内节育器术后健康指导内容有哪些？

五、案例分析题

某女士，28岁，正常产后7个月，哺乳期停经，近1周出现早孕反应，验尿HCG阳性，妇科检查子宫妊娠8周大小。请问：

80. 该患应采取什么方式终止妊娠？

81. 如何进行术后健康指导？

第二十章　妇女保健

要点提示

一、妇女保健工作的目的

妇女保健工作的目的在于通过积极的普查、预防保健及监护和治疗措施，降低孕产妇及围生儿死亡率，减少患病率和伤残率，控制某些疾病发生及性传播疾病的传播，从而促进妇女身心健康。

二、妇女保健工作内容

（一）妇女各期保健

1. 青春期保健　青春期是指从月经初潮至生殖器官发育成熟的时期。青春期保健措施的目的是保护其正常发育。青春期保健分为三级，以一级预防为重点。

2. 围婚期保健　指围绕结婚前后，为保障婚配双方及其后代健康所进行的一系列保健服务措施，包括婚前医学检查、围婚期健康教育及婚前卫生咨询。

3. 生育期保健　此期妇女生殖功能旺盛，保健的主要目的是维护正常的生殖功能。通过加强孕产期保健，及时诊治高危孕产妇，降低孕产妇死亡率和围生儿死亡率；给予计划生育指导，避免妇女在生育期内因孕育或节育引发各种疾病；根据妇女的生理、心理及社会特征，加强疾病普查及卫生宣传，以便早期发现疾病，早期治疗，确保妇女身心健康。

4. 围生期保健　是指从妊娠前开始历经妊娠期、分娩期、产褥期、哺乳期、新生儿期，持续为孕产妇和胎、婴儿提供高质量、全方位的健康保健措施，努力提高产科工作质量，降低围生儿及孕产妇死亡率。其中，分娩期保健是保证母儿安全的关键，以"五防、一加强"为保健要点。"五防"是指防出血、防感染、防滞产、防产伤、防窒息；"一加强"是指加强产时监护和产程处理，帮助产妇消除恐惧和焦虑，促使产程顺利进展。

5. 围绝经期保健　围绝经期是指妇女从接近绝经时出现的与绝经有关的内分泌、生物学和临床特征至绝经后 1 年内的时期。围绝经期保健的主要目的是提高自我保健意识和生活质量。指导妇女每 1~2 年定期进行 1 次妇科常见疾病及肿瘤的筛查；进行缩肛运动锻炼；积极防治围绝经期综合征和骨质疏松；并指导避孕至停经 1 年以上，宫内节育器于绝经 1 年后取出。

6. 老年期保健　国际老年学会规定 65 岁以上为老年期。老年人的生理发生巨大改变，容易产生各种心理障碍，从而可能患各种疾病。应指导老年人定期体检，适度参加社会活动和从事力所能及的工作，保持生活规律，注意劳逸结合，防治老年期常见病和多发病。

（二）妇女常见病的普查普治

1. 妇女常见病普查普治的意义　妇女常见病普查普治是贯彻预防为主、保护妇女生殖健康的一项公共卫生行动，是保证妇科常见病、多发病早发现、早诊断、早治疗的人群干预措施。

2. 普查　普查对象一般以 30 岁以上已婚妇女为主。中老年妇女以防癌为重点，育龄妇女以生殖道炎症、妇科肿瘤、计划生育等为重点。普查内容有妇科检查、宫颈刮片细胞学检查、阴道分泌物检查、超声检查等，同时包括乳房检查。一旦普查有异常，应进一步行阴道镜检查、宫颈活检等。40 岁以上的妇女每年检查 1 次，40 岁以下的妇女每 2 年检查 1 次。

3. 普治　普治工作可采取查治结合和先查后治两种方式进行，对简单的疾病如外阴炎、阴道炎、宫颈炎等可边查边治，对某些疾病还需进一步检查，或因条件所限不能立即治疗者，可在普查后再治疗。查与治要求在 3 个月内完成，需转诊确诊者，应尽早到医院检查治疗。

（三）妇女劳动保护

1. 月经期　不得安排其从事高空、低温、冷水和国家规定的第三级体力劳动强度的劳动。

2. 妊娠期　不得在正常劳动日以外延长劳动时间；怀孕 7 个月以上（含 7 个月）的女职工，一般不得安排其从事夜班劳动；在劳动时间内应当安排一定的休息时间。怀孕的女职工，在劳动时间内进行产前检查，应当算作劳动时间。

3. 产褥期　产假为 98 天，其中产前休假 15 天。难产者，产假增加 15 天。多胞胎生育者，每多生育 1 个婴儿，增加产假 15 天。

4. 哺乳期　哺乳时间为 1 年，每班劳动时间内要有 2 次哺乳时间，每次 30 分钟（单胎）。不得安排夜班劳动和不得延长其劳动时间。

5. 围绝经期　围绝经期女性因卵巢功能衰退，易出现一系列躯体、精神、心理症状，应该得到社会广泛的体谅和关怀；一旦经医疗保健机构诊断为围绝经期综合征、且经治疗效果不佳者，已明显不能适应现任工作时，应暂时调换到其他适宜的工作。

6. 其他　妇女应遵守国家计划生育法规。规定女职工的劳动负荷：一般单人负重不可超过 25kg，双人抬运总重量不可超过 50kg。各单位不得以妊娠、产假及哺乳等情况而降低女职工工资，且应对妇女定期进行以防癌为主的普查、普治等。

练 习 题

一、选择题

（一）A1 型题

1. 我国的围生期是指
   - A. 从胚胎形成至产后 1 周之内
   - B. 妊娠满 20 周至产后 2 周内
   - C. 妊娠满 20 周至产后 4 周内
   - D. 妊娠满 28 周至产后 1 周之内
   - E. 妊娠满 28 周至产后 4 周

2. 不是围生期保健的内容
   - A. 加强孕前保健指导
   - B. 定期产前检查
   - C. 筛选高危妊娠
   - D. 减少分娩期并发症
   - E. 加强新生儿监护

3. 分娩期保健的内容，不包括
   - A. 加强胎儿监护
   - B. 加强产程处理
   - C. 提高接产技术
   - D. 减少分娩期并发症
   - E. 提高母乳喂养率

4. 孕产妇死亡的主要原因，不包括
   - A. 产后出血
   - B. 妊娠期高血压疾病
   - C. 流产
   - D. 产褥感染
   - E. 妊娠合并心脏病

5. 产褥期保健的内容，不包括
   - A. 计划生育指导
   - B. 指导母乳喂养
   - C. 产褥期健康教育
   - D. 筛选高危妊娠
   - E. 按时预防接种

6. 分娩期的"五防"不包括
   - A. 防早产
   - B. 防窒息
   - C. 防产伤
   - D. 防出血
   - E. 防感染

7. 女性青春期是指
   - A. 子宫、卵巢等性器官发育
   - B. 月经来潮及第二性征发育
   - C. 体内性激素水平增高至有生育功能
   - D. 生殖器官及其功能开始发育至成熟
   - E. 生殖器官发育伴有心理变化

8. 妇科防癌普查最常用的方法是
   - A. 双合诊
   - B. 阴道分泌物悬滴检查
   - C. B 超
   - D. 阴道镜检查
   - E. 宫颈刮片检查

9. 为预防子宫颈癌的发生，40 岁以上的妇女每年应普查
   - A. 1~2 次
   - B. 2~3 次
   - C. 3~4 次
   - D. 4~5 次
   - E. 5~6 次

10. 目前我国女职工正常产假为
    - A. 30 天
    - B. 42 天
    - C. 60 天
    - D. 98 天
    - E. 120 天

11. 社区妇女保健的定义阐述不正确的是
    - A. 以预防为主
    - B. 以保健为中心
    - C. 以维护妇女身心健康为目标
    - D. 以家庭为对象
    - E. 以群体为对象

12. 老年期妇女生理上最突出表现是
    A. 衰老、老化
    B. 孤独、寂寞
    C. 绝经
    D. 痴呆症
    E. 阴道炎
13. 对妇女围生期保健的指导，正确的是
    A. 长期药物避孕者停药 3 个月再受孕
    B. 孕早期开始定期产前检查
    C. 分娩期加强"五防"护理
    D. 指导产妇于产后 1 个月回院接受全身检查

    E. 产后 4 个月即使哺乳者也可用药物避孕

（二）A2 型题

14. 组织护理专业毕业实习学生到附近小学，给高年级女学生讲授饮食营养知识，属妇女保健工作中的哪项
    A. 妇女各期保健
    B. 计划生育
    C. 卫生宣教
    D. 常见病普查
    E. 资料积累

二、名词解释

15. 围绝经期

三、填空题

16. 分娩期保健的重点为"五防、一加强"，"五防"是指_____、_____、_____、_____、_____；"一加强"是指_____。

17. 40 岁以上的妇女每年检查_____次，40 岁以下的妇女每_____年检查_____次。

四、简答题

18. 如何做好围绝经期保健？
19. 妇女保健工作的任务有哪些？
20. 妇女保健工作的目的有哪些？

参 考 答 案

第一章　女性生殖系统解剖及生理

1. E　　2. B　　3. A　　4. E　　5. E　　6. C　　7. B　　8. D　　9. C　　10. D

11. D　　12. B　　13. E　　14. C　　15. B　　16. B　　17. C　　18. E　　19. E　　20. D

21. A　　22. C　　23. D　　24. E　　25. B　　26. C　　27. E　　28. D　　29. B　　30. B

31. A　　32. D　　33. E　　34. B　　35. A

36. 月经：随着卵巢的周期性变化，子宫内膜周期性脱落及出血，称为月经。

37. 骨盆轴：连接骨盆各个假象平面中点的曲线。

38. 骨盆倾斜度：指妇女直立时，骨盆入口平面与地平面所形成的角度。

39. 骶骨　　尾骨　　髋骨

40. 阴道　　子宫　　输卵管　　卵巢

41. 增生期　　分泌期　　月经期

42. 膀胱　　尿道　　直肠　　输尿管　　阑尾

43. 卵泡的发育与成熟　　排卵　　黄体的形成与退化

44. 下丘脑-垂体-卵巢轴

45. 骨盆各平面的特点及其径线

（1）入口平面：为真假骨盆的交界面，呈横椭圆形。

1）入口前后径：也称真结合径，平均值约11cm。

2）入口横径：平均值约为13cm。

3）入口斜径：平均值约12.75cm。

（2）中骨盆平面：为骨盆最小平面，呈纵椭圆形。

1）中骨盆前后径：平均值约为11.5cm。

2）中骨盆横径：也称坐骨棘间径，平均值10cm。

（3）出口平面：由两个不在同一平面的三角形组成。

1）出口前后径：耻骨联合下缘至骶尾关节间的距离，平均值11.5cm。

2）出口横径：即坐骨结节间径。平均值约9cm。

3）出口前矢状径：平均值6cm。

4）出口后矢状径：平均值8.5cm。若出口横径较短，而出口后矢状径较长，两径之和
>15cm时，一般大小的胎头可通过后三角区经阴道娩出。

46. 会阴是指阴道口与肛门之间的软组织，厚 3～4cm，由外向内逐渐变窄呈楔状，表面为皮肤及皮下脂肪，内层为会阴中心腱。妊娠期会阴组织变软，有很大的伸展性；分娩时变成薄膜状，有利于分娩。分娩时要注意保护此区，以免发生会阴撕裂伤。

47. 维持子宫正常位置的有 4 对韧带
（1）圆韧带主要维持子宫前倾位。
（2）子宫骶骨韧带间接维持子宫前倾位。
（3）阔韧带维持子宫正中位。
（4）主韧带固定子宫颈的位置。

48. 月经是指伴随卵巢周期性变化而出现的子宫内膜周期性脱落及出血。有规律的月经是生殖功能成熟的重要标志。经血为暗红色，碱性、黏稠而不凝固，除血液成分外，还含有子宫内膜碎片、宫颈黏液及脱落的阴道上皮细胞等。

49. 雌激素、孕激素生理功能

部位	雌激素	孕激素
子宫	促进子宫发育，提高子宫肌对缩宫素的敏感性 促进内膜增生 使宫颈黏液分泌增多，质变稀薄	使子宫肌松弛，降低子宫肌对缩宫素的敏感性 使内膜变为分泌期 使宫颈黏液减少、变稠
输卵管	促进输卵管发育增强其蠕动，利于孕卵输送	抑制输卵管蠕动
卵巢	促进卵泡发育	
阴道	使阴道上皮增生、角化、糖原合成增加，阴道酸度增加	使阴道上皮脱落加快
乳腺	促进乳腺腺管增生 大剂量雌激素可抑制泌乳	促进乳腺腺泡增生
其他	促进钠水潴留、钙盐沉积 对下丘脑和垂体产生正负反馈调节 促进女性第二性征发育	促进水钠排出 对下丘脑和垂体有负反馈调节作用 使排卵后基础体温升高 0.3～0.5℃

50. 骨盆
（1）骶岬
（2）髂前上棘
（3）髂嵴
（4）坐骨棘
（5）坐骨结节
（6）耻骨弓

第二章 正常妊娠期孕妇的护理

1．B   2．B   3．B   4．A   5．E   6．B   7．D   8．D   9．E   10．D

11．C   12．D   13．A   14．C   15．B   16．B   17．B   18．E   19．D   20．B

21．D   22．D   23．E   24．B   25．B   26．C   27．B   28．C   29．A   30．D

31．D   32．E   33．B   34．B   35．B   36．B   37．B   38．B   39．C   40．A

41．D

42．妊娠：胚胎和胎儿在母体内发育成熟的过程。卵子受精是妊娠的开始，胎儿及其附属物自母体排出是妊娠的终止。

43．孕妇循环血容量于6周起开始增加，其中血浆增加多于红细胞增加，出现生理性贫血。

44．仰卧位低血压综合征：孕妇如长时间仰卧位，增大的子宫可压迫下腔静脉，使回心血量和心搏量减少而导致血压下降等，称为仰卧位低血压综合征。

45．胎产式：胎体纵轴与母体纵轴的关系称胎产式。

46．胎先露：最先进入母体骨盆入口的胎儿部分称胎先露。

47．胎方位：胎儿先露部的指示点与母体骨盆的关系。

48．胎盘   胎膜   脐带   羊水

49．气体交换   供应营养   排泄废物   免疫功能   合成功能

50．2   1

51．800～1000ml

52．子宫下段   7～10cm

53．32～34周

54．仰卧位低血压综合征

55．12

56．18～20周   3～5次   10

57．120～160次/分

58．0.5kg

59．23～26cm   25～28cm   18～20cm   8.5～9.5cm   90°

60．枕左前   枕右前

61．羊水的功能

（1）保护胎儿在羊水中自由活动，防止胎体畸形及胎肢粘连；保持羊膜腔内恒温；在第一产程初期，羊水直接受宫缩压力能使压力均匀分布，避免胎儿局部受压。

（2）保护母体：临产后，前羊水囊扩张子宫颈口及阴道；破膜后羊水冲洗阴道可减少

感染发生的机会。

62．胎盘的功能：①气体交换；②供给营养；③排泄废物；④防御功能；⑤合成功能。

63．枕先露有六种胎方位，分别为：枕左前、枕右前、枕左后、枕右后、枕左横、枕右横。其中枕左前和枕右前位为正常胎位。

64．早孕时，子宫增大变软，子宫峡部极软，双合诊检查感觉宫体与宫颈似不相连，称黑加征，是早孕的典型体征。

65．腹部四步触诊

第一步：目的：了解子宫外形并摸清子宫底高度。方法：检查者两手置于子宫底部，然后以两手指腹相对轻推，判断子宫底部的胎儿部分，若为胎头则硬而圆且有浮球感，若为胎臀则软而宽，且形状略不规则。

第二步：目的：分辨胎背及胎儿四肢的位置。方法：检查者两手分别置于孕妇腹部两侧，一手固定，另一手轻轻深按检查，两手交替，分辨胎背及胎儿四肢的位置。

第三步：目的：了解胎先露是否衔接。方法：检查者右手拇指与其余4指分开，置于耻骨联合上方握住胎先露部，进一步查清是胎头或胎臀，左右推动确定是否衔接。

第四步：目的：再次核对胎先露是否衔接及衔接的程度。方法：检查者两手分别置于胎先露部的两侧，向骨盆入口方向深按。

66．综合以上资料，还应询问患者饮食摄入情况，尤其是热量摄入，了解患者文化背景、社会家庭情况，以及患者对妊娠的认识程度。

还需进一步完善下列检查：①尿妊娠试验；②腹部B超。

67．据上述资料和进一步完善检查，可诊断为早期妊娠。依据：①以往月经规律，现有明确的停经史；②停经40开始出现乏力、嗜睡、恶心、呕吐、食欲不振，均为早孕常见症状；③妇科检查子宫颈软，呈紫蓝色，黑切征阳性，宫体增大如鸭蛋大小、软、附件未触及，均为早孕特征的表现；④尿妊娠试验和B超结果可进一步确诊。

68．护理措施

（1）纠正营养失调：①向孕妇解释晨吐是早期妊娠常见症状，一般于12周左右消失。②避免空腹或过饱；③少食多餐以保证热量摄入，多食清淡易消化食物，避免油腻及甜食；④生活规律，保证充足睡眠，心情舒畅，有利于减轻呕吐；⑤指导孕妇如剧烈呕吐不能进食需住院纠正电解质紊乱。

（2）对孕妇进行孕期保健指导：①注意孕期卫生、保持外阴清洁，着棉质衣物；②避免到人群密集的公共场所，以免交叉感染；③不滥用药物，如因疾病需要，必须在医师指导下选择对胚胎、胎儿无害的药物；④避免接触烟、酒、放射线、化学毒物等对胎儿有害物质；⑤孕3个月内避免性交，以免因刺激致流产。

（3）孕期检查指导：孕妇于20周到产科进行系列孕期检查。

第三章　正常分娩期产妇的护理

1. D　2. E　3. B　4. D　5. A　6. A　7. D　8. C　9. D　10. D

11. B　12. C　13. C　14. C　15. A　16. A　17. D　18. C　19. D　20. A

21. B　22. E　23. E　24. A　25. B　26. B　27. C　28. D　29. C　30. C

31. A　32. D　33. D　34. B　35. C　36. B　37. A　38. C　39. E　40. E

41. E　42. C　43. D　44. D　45. A　46. A　47. D　48. C　49. C　50. C

51. D　52. E　53. B　54. A　55. C　56. B　57. A　58. E　59. C　60. B

61. B　62. B　63. C　64. B　65. B　66. D　67. C　68. C

69. 分娩：是指妊娠满28周及以后，胎儿及其附属物由母体全部娩出的过程。

70. 分娩机制：是指胎儿先露部在通过产道时，为适应骨盆各平面的形态特点，被动地进行一系列转动，以其最小径线通过产道的全过程。

71. 衔接：胎头双顶径进入骨盆入口平面，胎头颅骨最低点接近或达到坐骨棘水平。

72. 胎头拨露：是指宫缩时胎头露出于阴道口，在间歇期胎头又缩回阴道内。

73. 胎头着冠：是指胎头双顶径越过骨盆出口后，间歇期胎头也不再回缩。

74. 潜伏期：是指从规律宫缩开始至宫口扩张3cm，约需8小时，最大时限为16小时。

75. 活跃期：是指从宫口扩张3cm至宫口开全，约需4小时，最大时限为8小时。

76. 足月产：指妊娠满37周至不满42足周间的分娩。

77. 早产：指妊娠满28周至不满37足周的分娩。

78. 过期产：指妊娠满42周及以后的分娩。

79. 胎盘滞留：第三产程若超过30分钟胎盘仍未娩出。

80. 骨产道　软产道

81. 宫口扩张程度　先露下降程度

82. 产力　产道　胎儿　精神心理因素

83. 节律性　对称性　极性　缩复作用

84. 枕额径　右斜径　左前方

85. 规律宫缩　宫颈扩张　先露下降

86. 心率　呼吸　肌张力　喉反射　皮肤颜色

87. 8~10　4~7　0~3

88. 2~4

89. 1~2小时　15~30分钟　5~10分钟　1　宫缩间歇

90. 听胎心　破膜时间

91. 子宫下段　子宫颈　阴道　骨盆底软组织

92．肛查　　阴道检查

93．衔接　　下降　　俯屈　　内旋转　　仰伸　　复位及外旋转　　胎儿娩出

94．子宫收缩力的作用及特点

（1）子宫收缩力是分娩的主要力量，贯穿于分娩的始终。临产后的子宫收缩力能迫使宫颈管短缩直至消失、宫口扩张、胎先露下降和胎儿及其附属物娩出．

（2）子宫收缩具有节律性、对称性、极性和缩复作用的特点。

95．第三产程处理措施

（1）胎盘未娩出前切忌揉挤子宫或牵拉脐带，以免引起胎盘部分剥离或脐带拉断，甚至造成子宫内翻。

（2）确认胎盘已完全剥离后，方可协助胎盘娩出。

（3）检查胎盘胎膜。

（4）检查软产道：如有裂伤立即缝合。

（5）留产房观察2小时：观察血压脉搏、子宫收缩、宫底高度、阴道流血量、会阴及阴道血肿、膀胱充盈等情况。

96．胎盘剥离的征象

（1）宫底上升，子宫收缩呈球形。

（2）阴道口外露的脐带自行下降延长。

（3）阴道少量流血。

（4）用手掌尺侧在产妇耻骨联合上方轻压子宫下段时，宫体上升而外露的脐带不再回缩。

97．产后2小时护理观察的内容

（1）观察血压、脉搏。

（2）如产妇主诉有肛门坠胀感注意阴道后壁有无血肿。

（3）观察子宫收缩：注意子宫底的高度、子宫轮廓和软硬度。

（4）观察膀胱是否充盈：如膀胱充盈，将妨碍子宫有效收缩。

（5）观察阴道流血的量。

98．新生儿 Apgar 评分

体征	应得分数		
	0分	1分	2分
每分钟心率	0	少于100次	100次及以上
呼吸	0	浅慢且不规则	佳
肌张力	松弛	四肢稍屈	四肢活动
喉反射	无反射	有些动作	咳嗽、恶心
皮肤颜色	口唇青紫、全身苍白	躯干红，四肢青紫	全身红润

99．孕妇已临产，属第一产程。

100．护理措施

（1）健康宣教：讲解目前产妇处于第一产程，产程将如何进展状况，讲解分娩时产妇的需配合注意事项，告知宫缩痛的规律，使产妇能主动配合护士顺利完成产程。

（2）陪伴产妇，向产妇解释疼痛的原因，给予精神鼓励，帮助产妇取舒适自由的体位，指导产妇宫缩时深呼吸，按摩腹部。

（3）鼓励产妇多进食易消化、高热量的流质或半流质饮食。

（4）鼓励适当活动，保证睡眠；指导产妇2~4小时排尿一次。

（5）预防感染：外阴部清洁、备皮；肥皂水灌肠；观察体温、脉搏、呼吸及血压变化。

（6）观察产程：注意宫缩强度、频率、产程进展及胎儿情况。

第四章 正常产褥期产妇的护理

1. C　　2. B　　3. E　　4. E　　5. E　　6. B　　7. A　　8. C　　9. C　　10. B

11. C　12. A　13. D　14. B　15. E　16. E　17. C　18. E　19. E　20. B

21. A　22. C　23. B　24. C　25. C　26. B　27. D　28. C　29. E　30. E

31. B　32. C　33. A　34. E　35. D　36. A　37. D　38. D　39. D　40. A

41. C　42. C　43. D　44. A　45. B　46. E　47. D　48. E　49. D　50. C

51. A　52. E　53. C　54. E　55. D　56. D　57. D　58. C

59. 产褥期：产妇全身各器官除乳腺外从胎盘娩出至恢复或接近正常未孕状态所需的一段时期，称为产褥期，一般为 6 周。

60. 产后宫缩痛：产褥早期因宫缩引起的下腹部阵发性疼痛，称产后宫缩痛。

61. 子宫复旧：胎盘娩出后的子宫逐渐恢复至未孕状态的过程称为子宫复旧。

62. 恶露：随着子宫的恢复，由阴道排出的含有血液，坏死蜕膜组织及宫颈黏液等的液体，称为恶露。

63. 95% 乙醇　　50% 硫酸镁

64. 4

65. 7~10

66. 脐下一指　　脐平　　1~2cm　　10

67. 血性恶露　　浆液性恶露　　白色恶露

68. 半小时　　母婴　　纯母乳

69. 6

70. 子宫复旧不良　　胎盘、胎膜残留或感染

71. 健侧卧

72. 4~6

73. 肥皂水　　酒精

74. 产后排尿困难的护理措施

（1）解除产妇对排尿疼痛的顾虑。

（2）鼓励产妇坐起排尿，用温开水冲洗尿道外口周围诱导排尿。

（3）下腹正中放置热水袋，刺激膀胱收缩。

（4）肌注甲硫酸新斯的明 1mg 或加兰他敏注射液 2.5mg，兴奋膀胱逼尿肌促其排尿。

（5）上述方法无效应予导尿。

75. 产褥期产妇的健康指导内容

（1）指导产妇保证充分休息和睡眠，进食高营养、高热量、多汤汁食物，适当添加蔬菜、水果类食物，鼓励产妇早日下床活动。

（2）正确母乳喂养。

（3）产后 24 小时即开始做产妇体操。

（4）产褥期严禁性交，产后 6 周采取避孕措施，不哺乳者可用药物避孕，哺乳者工具避孕。

（5）嘱产妇产后 42 天携带婴儿一起去产科、儿科分别做健康检查。

76. 乳胀的预防及治疗措施

（1）产后早开奶。

（2）哺乳前热敷、按摩乳房。

（3）两次哺乳间冷敷乳房，减少局部充血。

（4）婴儿吸吮力不足时，增加哺乳次数。

（5）乳汁过多不能吸尽者，应将余乳挤出。

（6）中药芒硝或黄金散外敷，以起到散结通乳的作用。

77. 恶露的特点

（1）血性恶露：色鲜红，含大量血液，量多，有时有小血块。有少量胎膜及坏死蜕膜组织。

（2）浆液恶露：色淡红，含少量血液。有较多的坏死蜕膜组织、子宫颈黏液、阴道排液并含有细菌。

（3）白色恶露：色较白，黏稠，含大量白细胞、坏死蜕膜组织、表皮细胞及细菌等。

78. 影响母乳喂养的因素

（1）生理因素：①妊娠合并心脏病心功能 Ⅲ 级以上、子痫；②产后出血；③失眠或睡眠欠佳；④乳头凹陷；⑤使用某些药物如麦角新碱、可待因、地西泮等。

（2）心理因素：①分娩及产后疲劳；②会阴或腹部切口的疼痛；③缺乏信心；④焦虑。

（3）社会因素：①得不到支持；②知识缺乏（营养知识、喂养知识）；③母婴分离。

79. 母乳喂养的优点

（1）母乳所含蛋白质、脂肪、乳糖、无机盐、维生素和液体等主要成分的比例，最适合婴儿机体的需要，有利于消化吸收。

（2）母乳有免疫作用。

（3）母乳温度适宜，不污染，喂哺方便，经济。

（4）母亲通过喂哺促进泌乳和子宫收缩，避孕和预防产后出血。

（5）通过喂哺，增进母子感情。

80. 产妇下腹疼痛可能的原因为正常的产后宫缩痛。将在产后 2~3 天消失。

81. 护理措施

（1）解释宫缩痛的原因，使产妇理解。如影响休息或睡眠时需给适量的止痛剂。

（2）观察体温变化，若超过 37.5℃，应每 4 小时测体温一次，直至正常。

（3）每天检查子宫底的高度和子宫复旧情况。

（4）每天观察恶露量、颜色及气味，发现异常及时通知医生。

（5）会阴擦洗，每天 2 次；勤换消毒会阴垫；健侧卧位；产后 7~10 天，用 1∶5000 高锰酸钾溶液坐浴，每天 2 次。

（6）加强营养，增加抵抗力。

（7）发现异常腹痛遵医嘱给予抗生素。

第五章 异常妊娠孕妇的护理

1. E   2. A   3. E   4. C   5. D   6. E   7. B   8. E   9. E   10. B

11. E   12. A   13. B   14. A   15. D   16. B   17. D   18. D   19. E   20. A

21. C   22. C   23. B   24. D   25. D   26. C   27. D   28. B   29. D   30. A

31. B   32. B   33. D   34. B   35. D   36. B   37. D   38. C   39. A   40. E

41. D   42. B   43. A   44. A   45. D   46. D   47. A   48. D   49. D   50. C

51. A   52. C   53. D   54. E   55. D   56. D   57. D   58. B

59. 流产：妊娠不足 28 周、胎儿体重不足 1000g 而终止者，称为流产。

60. 异位妊娠：受精卵在子宫体腔以外着床时称为异位妊娠。

61. 前置胎盘：正常胎盘位于子宫体的前壁、后壁或侧壁。孕 28 周后若胎盘附着于子宫下段，甚至其下缘达到或覆盖宫颈内口，位置低于胎儿的先露部者，称为前置胎盘。

62. 胎盘早剥：妊娠 20 周后或分娩期，正常位置的胎盘在胎儿娩出前，部分或全部从子宫壁剥离，称为胎盘早期剥离，简称胎盘早剥。

63. 早产：妊娠满 28 周至不足 37 周分娩者。

64. 过期产：平素月经规则，妊娠达到或超过 42 周而未临产者。

65. 12   12   28

66. 腹痛   阴道出血   先兆流产   难免流产   不全流产   完全流产   稽留流产   习惯性流产   流产合并感染

67. 防治休克，立即清宫

68. 输卵管   慢性输卵管炎

69. 停经   腹痛   阴道出血   晕厥与休克

70. 前置胎盘   胎盘早剥

71. 中央性前置胎盘   部分性前置胎盘   边缘性前置胎盘

72. 孕晚期无诱因无痛性阴道出血

73. B 超   肛查

74. 显性出血   隐性出血   混合性出血

75. 显性出血   隐性出血

76. 全身小动脉痉挛

77. 高血压   水肿   蛋白尿   水肿程度

78. 解痉   镇静   降压   利尿   合理扩容

79. 28   37

80. 糖皮质激素

81. 单卵双胎　　双卵双胎　　4000g
82. 胎头交锁　　缩宫素　　出血　　休克
83. 800～1000ml　　2000ml　　300ml
84. 神经管畸形　　消化道畸形
85. 500ml　　1500ml
86. 不同类型流产的临床表现、治疗原则

类型	病史	症状		体征 （妇科检查）		辅助检查		处理原则
	组织排出	阴道流血	下腹痛	宫口	子宫大小	妊娠试验	B超	
先兆流产	无	少	轻坠/无	未开	符合孕周	+	正常胎囊胎心	保胎
难免流产	无	增多	加剧	已扩张	相符/略小	±	胎囊塌陷移位	尽快排出
不全流产	部分	少持续/多致休克或感染	减轻	已扩张组织堵塞	小于孕周	±	不定形块状物	清除
完全流产	全部	少→无	消失	闭	接近正常	－	空虚	不需特殊处理
稽留流产	无	少或无反复	轻/无	未开	小于孕周	－	无胎心	尽早排空，防DIC
习惯性流产	3次或以上，临床表现与一般流产相同							对因治疗，重在预防
流产感染	流产过程中引起宫腔感染							控制感染

87. **异位妊娠非手术治疗的护理要点**

（1）一般护理：嘱患者绝对卧床休息，协助其日常生活护理；给予高营养、高维生素饮食，保持大便通畅，避免因腹压增加而诱发胚胎破裂。

（2）病情观察：密切观察患者的生命体征、病情变化。当出现血压下降、脉搏细弱、腹痛加剧、阴道出血增多等情况时立即报告医生。

（3）遵医嘱正确给药：化学药物常用甲氨蝶呤，中药以活血化淤为原则，用药过程中注意观察药物的副反应及病情的变化。

（4）正确留取标本，以监测治疗效果：血β-HCG的变化能较好地反映病情的变化，护士需遵医嘱正确留取并送检标本。

（5）若有阴道排出物，须送病理检查。

88. 前置胎盘、胎盘早剥比较

	前置胎盘	胎盘早剥
常见病因	子宫内膜受损	血管因素、外伤
病理		胎盘后血肿
症状	无诱因、无痛性阴道出血	腹痛、阴道出血
体征	腹软、无压痛、胎头高浮	轻者子宫局部有压痛，重者子宫硬如板状，腹痛拒按
辅助检查	B超发现胎盘边缘距离宫颈内口不足7cm	B超发现胎盘后血肿
治疗原则	根据患者一般情况及孕周，采取期待疗法或终止妊娠	已经发现立即终止妊娠

89. 解痉治疗

（1）解痉治疗首选硫酸镁。

（2）注意事项：用药前及用药中都因观察：①膝反射是否存在；②呼吸不少于16次/分；③尿量不少于600ml/24h 或 25ml/h；④解救药物：一旦硫酸镁中毒，须立即停用，同时予10%葡萄糖酸钙10ml 静脉注射。

90. 护理措施

（1）一般护理：患者取平卧位或中凹卧位，立即吸氧、保暖、测量生命体征。

（2）建立静脉通路，遵医嘱补液、输血、补充血容量。

（3）如需手术，积极术前准备。

（4）定时观察腹痛、阴道出血、血压、脉搏、呼吸、心率、神志、面色、尿量等病情变化及休克体征变化。

91. 处理原则：保胎治疗。

92. 护理要点：嘱其绝对卧床休息，避免各种刺激及大便秘结，禁止抬举重物等动作，禁止性生活，以防发展为难免流产；密切观察患者阴道出血量及腹痛情况；遵医嘱给予保胎药物。

93. 异位妊娠破裂：阴道后穹隆穿刺、B超检查。

94. 主要护理问题：有效循环血量灌注不足。

95. 护理措施

（1）严密监测并记录患者血压、脉搏、呼吸、心率、神志、面色、尿量等以及腹痛和阴道出血情况，及时汇报医生。

（2）积极纠正休克：予患者平卧位、保暖、吸氧、迅速开放静脉通路，遵医嘱大量、快速输血补液，并给予升压、止血等药物，以维持血容量。

（3）迅速做好术前准备：如交叉配血、备皮、留置导尿、药物过敏试验、术前用药等。

96. 前置胎盘。

97. B 超。

98. 期待疗法，护理措施包括：绝对卧床休息，避免各种刺激，禁止肛查，遵医嘱予镇静、止血及宫缩抑制剂；预防感染，保持外阴清洁；检测胎心，预防胎儿宫内窘迫。

99. 胎盘早剥，依据：①孕 35 周，腹部外伤史；②腹痛，阴道流血；③查体血压 80/50mmHg，子宫硬如板状，有压痛，大于孕周；④B 超显示胎盘后血肿。

100. 护理措施

（1）一般护理：患者取平卧位或中凹卧位，立即吸氧、保暖、测量生命体征。

（2）建立静脉通路，遵医嘱补液、输血、补充血容量。

（3）积极术前准备，备皮、留置导尿管。

（4）定时观察胎心、腹痛、阴道出血、血压、脉搏、呼吸、心率、神志、面色、尿量等病情变化及休克体征变化，并记录。

101. 见重点提示中表格。

102. 子痫患者的护理

（1）控制抽搐：首选硫酸镁静脉注射及静脉滴注，必要时加用强有力的镇静剂。

（2）防止受伤：首先保持患者呼吸道通畅，并立即给氧。昏迷患者禁食禁水，取头低侧卧位，及时清除口腔分泌物及呕吐物，以防误吸。加用床档，防止坠地。在上下臼齿间放入开口器或压舌板，用舌钳固定舌头，以防唇舌咬伤或舌后坠。

（3）严密监护：专人特护，严密监测血压、脉搏、呼吸及尿量，记录 24 小时出入量。及早发现胎盘早剥、肺水肿、脑出血、DIC、急性肾功能衰竭等并发症。

（4）做好终止妊娠的准备。

103. 先兆早产阶段，依据：孕 34 周，不规律宫缩伴阴道少量血性分泌物，未破水，子宫颈管未消失，宫口未扩张。

104. 先兆早产的护理

（1）嘱孕妇绝对卧床，左侧卧位；禁性生活，禁抬举重物等动作，勿刺激乳头；慎做肛查和阴道检查，以免诱发宫缩。

（2）遵医嘱给予抑制宫缩的药物，如利托君、沙丁胺醇、硫酸镁等。

（3）密切观察病情变化。

（4）遵医嘱予糖皮质激素如地塞米松、倍他米松，以促进胎儿肺成熟，预防新生儿呼吸窘迫综合征。

105. 保胎失败后的护理

（1）临产后慎用镇静剂，以避免发生新生儿呼吸抑制。

（2）产程中予孕妇吸氧，以提高胎儿的血氧供应。

（3）宫口开全后常规行会阴侧切，缩短第二产程，胎儿娩出后立即断脐。

（4）做好新生儿抢救的准备工作。

第六章　妊娠合并症孕妇的护理

1．D　　2．C　　3．C　　4．D　　5．C　　6．E　　7．B　　8．C　　9．D　　10．A

11．B　12．D　13．D　14．B　15．D　16．D　17．E　18．C　19．A　20．C

21．D　22．E　23．观　24．A　25．D　26．C　27．D　28．D　29．D　30．C

31．A　32．C　33．A　34．D　35．D　36．D　37．D　38．D　39．E　40．B

41．D　42．B　43．D　44．D　45．D　46．D　47．D　48．C　49．D　50．C

51．A　52．B　53．D　54．D　55．E　56．D　57．C　58．B　59．E　60．D

61．A　62．C　63．B　64．D　65．D　66．D　67．A　68．A　69．A　70．B

71．C　72．C　73．D　74．D　75．D　76．D　77．C　78．D　79．D　80．A

81．E　82．E　83．D　84．D　85．B　86．A

87．妊娠32～34周　　分娩期　　产后3天

88．麦角新碱

89．口服降糖药　　胰岛素

90．缺铁性贫血

91．雌激素　　避孕药

92．早期心力衰竭的临床表现

（1）轻微活动后即出现胸闷、心悸、气短。

（2）休息时心率＞110次/分，呼吸频率＞20次/分。

（3）夜间常因胸闷而坐起呼吸，或需到窗口呼吸新鲜空气。

（4）肺底部出现少量持续性湿啰音，咳嗽后不消失。

93．乙型肝炎母婴传播的途径

（1）垂直传播：病毒通过胎盘引起宫内传播。

（2）产时传播：胎儿通过产道时接触母血、羊水、阴道分泌物等传播，是主要传播途径。

（3）产后传播：产后接触母亲唾液及母乳喂养传播。

94．根据该患者的症状，考虑该患者心功能为Ⅱ级。

95．建议患者采取阴道分娩。

96．分娩各期护理中需注意

（1）第一产程严密观察，宜取半卧位，使用抗生素，必要时使用镇静剂。

（2）第二产程避免屏气用力，可行阴道助产术。

（3）第三产程胎儿一娩出即在产妇腹部放置沙袋，予缩宫素预防产后出血（禁用麦角

新碱）。

97. 健康指导

（1）产后 3 天内尤其 24 小时内需绝对卧床休息，密切监测，预防心衰。

（2）心功能Ⅲ级以上者不宜哺乳，应及时回乳。

（3）抗生素用至产后 1 周，无感染征象时停药。

（4）不宜再妊娠者建议产后 1 周行绝育术。

第七章　异常分娩产妇的护理

1．B　　2．D　　3．C　　4．C　　5．D　　6．D　　7．D　　8．B　　9．E　　10．A

11．A　　12．B　　13．D　　14．E　　15．B　　16．E　　17．E　　18．E　　19．B　　20．C

21．E　　22．E　　23．C　　24．C　　25．A　　26．D　　27．D　　28．E　　29．C　　30．E

31．B　　32．C　　33．D　　34．A　　35．D　　36．E　　37．D　　38．C　　39．C　　40．B

41．E　　42．C

43．潜伏期延长：从临产规律宫缩开始至宫口开大 3cm 为潜伏期，超过 16 小时为潜伏期延长。

44．活跃期延长：从宫口开大 3cm 开始至宫口开全为活跃期，超过 8 小时为活跃期延长。

45．滞产：总产程超过 24 小时称为滞产。

46．漏斗骨盆：是指骨盆入口平面各径线正常，两侧骨盆壁向内倾斜，状似漏斗。

47．急产：总产程不足 3 小时称为急产。

48．过强　过频　缺氧　胎儿窘迫　胎头　颅内出血

49．1~2　灌肠　新生儿窒息

50．衔接　胎位异常　继发性　内旋转　枕横　枕后

51．继发性　软产道　产后出血

52．臀先露

53．缩宫素静滴

（1）适应证：适用于协调性宫缩乏力，胎心良好，胎位正常、头盆相称。

（2）用法：用 5% 的葡萄糖液 500ml 静滴，滴速 8~10 滴/分，然后加入缩宫素 2.5U，根据宫缩调整滴速，每 15 分钟增加 4 滴，最多不宜超过 40 滴/分，使子宫收缩维持在 40~60 秒，间歇 2~3 分钟。

（3）监护：必须专人监护，观察胎心、血压、宫缩、宫口扩张及先露下降情况。如出现宫缩过强，胎心异常或血压升高，应立即停止滴注，并报告医生。

54．妊娠期臀位纠正为正常胎位的方法

①胸膝卧位；②激光照射或艾灸至阴穴；③外倒转术。

55．急产的护理

（1）有急产史者，嘱提前 1~2 周住院。

（2）出现产兆立即卧床，左侧卧位，给予吸氧，禁忌灌肠。

（3）密切观察产程进展和胎心，做好外阴消毒、接生准备及抢救新生儿准备。

（4）指导产妇宫缩时张口哈气，解除腹压，减缓分娩速度。

（5）产后检查软产道，有裂伤及时缝合。

（6）检查新生儿有无产伤，肌注维生素 K_1，预防颅内出血。

（7）如未消毒分娩者，重新处理脐带，遵医嘱给抗生素，必要时给破伤风抗毒素。

56. 狭窄骨盆分类

（1）骨盆入口平面狭窄，常见于扁平骨盆。

（2）中骨盆及出口平面狭窄，常见有漏斗骨盆及横径狭窄骨盆。

（3）骨盆三个平面狭窄，亦称均小骨盆。

（4）畸形骨盆，多见于骨软化症骨盆和偏斜骨盆两种。

57. 协调性宫缩乏力。

58. 护理措施

（1）改善全身状况：鼓励产妇多进食易消化高热量食物，多饮水；遵医嘱用镇静剂，保证休息。

（2）加强宫缩：若膀胱充盈，可导尿；肥皂水灌肠；必要时人工破膜，静脉滴注缩宫素并有专人守护。

（3）心理护理：讲解宫缩乏力与饮食、休息的关系，给予心理支持，缓解紧张情绪。

第八章　分娩期并发症产妇的护理

1. E　　2. B　　3. B　　4. A　　5. E　　6. E　　7. B　　8. C　　9. B　　10. E

11. E　　12. E　　13. C　　14. A　　15. B　　16. B　　17. D　　18. C　　19. C　　20. E

21. D　　22. B　　23. A　　24. C　　25. D　　26. D　　27. C　　28. E　　29. B　　30. C

31. A　　32. A　　33. A　　34. D　　35. C　　36. E　　37. D　　38. C　　39. B　　40. B

41. D

42. 胎膜早破：在临产前胎膜破裂，称为胎膜早破。

43. 产后出血：胎儿娩出后24小时内失血量超过500ml者，称为产后出血。

44. 子宫破裂：子宫体部或子宫下段在妊娠期或分娩期发生破裂称为子宫破裂。

45. 病理缩复环：先兆子宫破裂腹部检查时，子宫上下段交界处可见环状凹陷，此凹陷会逐渐上升并达到脐平或脐部以上而形成病理缩复环。

46. 羊水栓塞：是指在分娩过程中羊水进入母体血循环引起肺栓塞、休克和弥散性血管内凝血（DIC）、肾功能衰竭等一系列严重症状的综合征。

47. ≥6.5　　羊齿状结晶

48. 未衔接者　　脐带脱垂

49. 12　　地塞米松

50. 子宫收缩乏力

51. 加强宫缩　　按摩子宫　　麦角新碱

52. 休克期　　出血期

53. 专人守候　　宫缩过强　　子宫收缩

54. 主要护理措施

（1）密切观察定时观察并记录羊水性状、颜色、气味等；注意胎心率的变化，监测胎动及胎儿宫内安危；严密观察产妇的生命体征，白细胞计数，了解感染的征象。

（2）外阴护理保持外阴清洁，放置吸水性好的消毒会阴垫于外阴，勤换会阴垫，保持清洁干燥；每天会阴擦洗2次。

（3）遵医嘱给予抗生素预防感染；地塞米松促胎肺成熟。

（4）心理护理：帮助孕妇分析目前状况，讲解胎膜早破的影响，使孕妇积极参与护理。

55. 引起出血的最可能的原因是：子宫收缩乏力。

56. 护理措施：立即按摩子宫，同时注射宫缩剂。若按摩止血效果不理想，及时配合医师做好结扎髂内动脉、子宫动脉，必要时做好子宫次全切除术的术前准备。指导产妇注意加强营养和活动，继续观察子宫复旧及恶露情况。

第九章　异常胎儿及新生儿的护理

1．D　2．B　3．A　4．A　5．A　6．A　7．C　8．C　9．D　10．C

11．E　12．A　13．A　14．B　15．D　16．D　17．E　18．C　19．D　20．B

21．B　22．C　23．E　24．D　25．C　26．D　27．C　28．B　29．C　30．A

31．B　32．D　33．C

34．胎儿窘迫：是指胎儿在宫内有缺氧现象，危及胎儿健康和生命者。

35．新生儿窒息：指胎儿娩出后 1 分钟，仅有心跳而无呼吸或未建立规律呼吸的缺氧状态。

36．胎动异常

37．浅绿　黄绿　棕黄

38．轻度窒息和重度窒息的临床特点

	轻度（青紫）窒息	重度（苍白）窒息
皮肤颜色	面部和全身皮肤青紫色	皮肤苍白，口唇青紫
呼吸	表浅或不规则	无或仅喘息样呼吸
心率	心跳规则，强而有力，心率慢，80～100 次/分	心跳不规则，心率<80 次/分且弱
喉反射	存在	消失
肌张力	好	松弛
对刺激的反应	有	无
Apgar 评分	4～7 分	0～3 分
预后	若未及时治疗可转变为重度窒息	若不及时抢救可致新生儿死亡

39．3 分，属于重度窒息。

40．按 A（清理呼吸道）、B（建立呼吸，增加通气）、C（维持正常循环）、D（药物治疗）、E（评价）步骤进行复苏，其中清理呼吸道是首选措施。

41．护理措施

（1）继续保暖。

（2）保持呼吸道通畅。

（3）继续给氧至皮肤红润、呼吸平稳为止。

（4）严密观察新生儿面色、呼吸、心率、体温、液体出入量等。

（5）预防感染及颅内出血。

（6）延迟哺乳及沐浴，避免惊扰新生儿。

第十章　异常产褥产妇的护理

1．C　　2．C　　3．B　　4．C　　5．D　　6．E　　7．D　　8．B　　9．B　　10．D

11．B　　12．A　　13．D　　14．D　　15．C　　16．B　　17．E　　18．C　　19．B

20．产褥感染：是指产妇在分娩期及产褥期生殖道受病原体侵袭，引起局部或全身的感染。

21．产褥病率：是指分娩24小时以后的10天内，用口表每天测量产妇体温4次，有连续2次大于38℃。

22．晚期产后出血是指分娩24小时以后，在产褥期内发生的子宫大量出血。

23．产褥感染　　内源性感染　　外源性感染　　厌氧菌

24．2周

25．1～2周

26．胎盘、胎膜残留　　10　　2～3周

27．产后感染的护理措施

（1）休息采取半卧位，促进恶露引流，使炎症局限，防止扩散。做好会阴护理，及时更换会阴垫。

（2）观察与记录病情。

（3）嘱产妇充足休息和睡眠；给予高蛋白、高热量、高维生素饮食。

（4）遵医嘱使用广谱抗生素。

（5）高热、疼痛、呕吐症状较重时要对症处理。

28．产后抑郁症的诊断标准

（1）在产后2周内出现下列5条或5条以上的症状，必须具备①②两条：①情绪抑郁。②对全部或多数活动明显缺乏兴趣或愉悦。③体重显著下降或增加。④失眠或睡眠过度。⑤精神运动性兴奋或阻滞。⑥疲劳或乏力。⑦遇事皆感毫无意义或自罪感。⑧思维能力减退或注意力溃散。⑨反复出现自杀企图。

（2）在产后4周内发病。

29．晚期产后出血的病因

（1）胎盘、胎膜残留。

（2）蜕膜残留。

（3）子宫胎盘附着面感染或者复旧不全。

（4）产褥感染因素。

（5）剖宫产术后子宫切口裂开。

（6）其他：产后滋养细胞肿瘤及子宫黏膜下肌瘤等疾病可致晚期产后出血。

第十一章　产科手术患者的护理

1．C　　2．B　　3．D　　4．A　　5．A　　6．A　　7．B　　8．D　　9．E　　10．C

11．A　　12．A　　13．B　　14．C　　15．E　　16．A　　17．B　　18．C　　19．E　　20．C

21．C　　22．D　　23．D　　24．C　　25．C　　26．D

27．胎头吸引术：是将胎头吸引器置于胎头，形成一定负压后吸住胎头，通过牵引协助胎儿娩出的一种助产手术。

28．产钳术：是用产钳牵拉胎头以娩出胎儿的手术。

29．宫缩　　45°　　60°

30．会阴侧斜切开　　会阴正中切开

31．2　　20

32．会阴切开术的术后护理措施

（1）术后嘱产妇健侧卧位，保持外阴清洁、干燥，及时更换会阴垫。

（2）每天擦洗外阴2次，排便后及时清洗会阴。

（3）会阴切口肿胀伴疼痛时，用50%的硫酸镁湿热敷或95%的乙醇湿敷。

（4）注意观察会阴切口有无渗血、红肿、硬结及脓性分泌物，发现异常及时报告医生。

（5）会阴侧斜切开术后3~5天拆线，会阴正中切开术后3天拆线。

33．剖宫产术前准备

（1）评估产妇的一般情况，测量生命体征，了解产程进展和胎儿情况。观察子宫收缩、听胎心音，进行产科检查，了解先露和宫口扩张情况，注意检查有无阴道流血等情况。

（2）按要求备皮和做药物过敏试验。

（3）常规留置导尿管，做好输血准备。

（4）按医嘱给术前用药，听胎心音并记录，配合手术室护士送产妇进手术室。

第十二章 妇科病史采集及检查配合

1. C 2. C 3. B 4. A 5. B 6. D 7. A 8. D 9. E 10. D

11. E 12. C 13. D 14. A 15. B 16. C 17. E 18. E

19. 双合诊：为检查者一手示指和中指涂擦润滑剂后伸入阴道内，另一手放在腹部配合检查。

20. 三合诊：一手示指在阴道内，中指在直肠内，另一手在腹部配合检查。

21. 直肠-腹部诊：即一手示指伸入直肠，另一手在腹部配合检查称为直肠-腹部诊，一般适用于未婚、阴道闭锁或经期不宜做阴道检查患者。

22. 外阴检查 阴道窥器检查 双合诊 三合诊 直肠-腹部诊

23. 上 1/3

24. 鳞-柱状上皮交界

25. 3 ~ 7 天

26. 卵泡刺激素 黄体生成素 催乳激素 胎盘生乳素 雌激素 孕激素 雄激素

27. 妇科检查的注意事项

（1）月经期应避免检查，若异常出血必须检查，应先消毒外阴，使用无菌手套及器械，以免感染。

（2）未婚妇女一般仅做直肠-腹部诊，禁止作双合诊和阴道窥器检查。如必须检查时，应在本人及家属同意后方可用示指放入阴道检查。

（3）男性医护人员对病人进行检查时，需有其他女医护人员在场，以减轻患者紧张心理和避免发生不必要的误会。

（4）如患者高度紧张不合作、腹壁肥厚或未婚，而又怀疑有盆腔内病变，可在肌内注射哌替啶后，甚至在骶管麻醉下进行盆腔检查，以正确判断。

（5）要热情接待患者，做到态度和蔼，语言亲切，关心体贴，使其尽量放松。耐心向患者解释检查方法、目的及注意事项。消除患者紧张、羞怯心理，做好屏风遮挡，注意保护患者的隐私，取得患者的信任和配合。

（6）准备好光源、消毒器械及用物，保证检查室温度适宜。

（7）嘱咐患者检查前排空膀胱，必要时先行导尿。大便充盈者应在排便或灌肠后进行。协助患者脱右侧裤腿，躺在检查床上，取膀胱截石位（尿瘘患者有时需取膝胸位）接受妇科检查，危重患者不能上检查台者可协助医生在病床上检查。

（8）每检查一人，及时更换置于臀下垫单（或塑料布、纸单）、无菌手套和检查器械，以防交叉感染。对于检查使用过物品及时消毒处理。

28. 可以判断卵巢功能的检查

（1）阴道脱落细胞学检查。

（2）宫颈黏液检查。

（3）基础体温测定。

（4）诊断性刮宫。

（5）激素测定（卵泡刺激素、黄体生成素、催乳激素、胎盘生乳素、雌激素、孕激素、雄激素）。

第十三章　女性生殖系统炎症的护理

1. B　　2. B　　3. C　　4. C　　5. C　　6. C　　7. C　　8. E　　9. D　　10. A
11. A　　12. B　　13. E　　14. D　　15. E　　16. B　　17. A　　18. C　　19. A　　20. D
21. B　　22. A　　23. B　　24. C　　25. C　　26. E　　27. A　　28. C　　29. A　　30. A
31. D　　32. E　　33. C　　34. C　　35. C　　36. C　　37. C　　38. D　　39. C　　40. A
41. D　　42. B　　43. C　　44. B　　45. D　　46. C　　47. B　　48. C　　49. A　　50. E
51. E　　52. D　　53. E　　53. A　　55. B　　56. E　　57. A　　58. E　　59. D　　60. B
61. D

62. 腺管开口阻塞　　潴留
63. 大量泡沫状白带　　阴道分泌物悬滴法　　甲硝唑　　妊娠期
64. 白色稠厚呈凝乳状或豆渣样　　弱碱性　　雌激素　　酸性
65. 宫颈糜烂　　宫颈息肉　　宫颈腺囊肿　　宫颈肥大
66. 宫颈癌　　宫颈刮片或宫颈活检　　物理疗法
67. 呈后位　　活动受限或粘连固定　　综合性
68. 输卵管　　子宫内膜　　子宫颈　　量多　　稀少或闭经
69. 阴道上皮在卵巢分泌的雌激素影响下增生，储备丰富糖原，在阴道杆菌的作用下，分解为乳酸，维持阴道正常的酸性环境（pH在4~5之间），使适用于弱碱性环境中繁殖的病原体受到抑制，称为阴道自净作用。
70. 女性内生殖器及其周围的结缔组织、盆腔腹膜发生炎症时称为盆腔炎。
71. 女性生殖器的自然防御功能包括：两侧大阴唇自然合拢；阴道口闭合及阴道前、后壁紧贴；阴道自净作用；宫颈阴道部表面覆以复层鳞状上皮，具有较强的抗感染能力；子宫颈管"黏液栓"，堵塞子宫颈管；子宫内膜周期性剥脱；输卵管黏膜上皮细胞的纤毛向子宫腔方向摆动以及输卵管的蠕动，均有利于阻止病原体的侵入。
72. 女性生殖器官炎症的感染途径有：①沿生殖器黏膜上行蔓延；②经血液循环蔓延；③经淋巴系统蔓延；④直接蔓延。
73. 慢性宫颈炎接受物理治疗患者的对症护理和健康指导：①协助患者在月经干净后3~7天内进行物理治疗；②告知患者术后阴道有大量黄水流出，术后1~2周因脱痂可有少量出血，要勤更换会阴垫，每天清洗外阴2次，保持局部清洁干燥；③2个月内禁盆浴、性生活及阴道灌洗。2个月后到医院复查。
74. 盆腔炎的预防措施有：①做好经期、孕期、产褥期的卫生宣教；②注意性生活卫生，减少性传播疾病，经期禁止性交；③严格掌握妇科、产科手术指征，作好术前准备；术中注意无菌操作，包括人工流产、放置宫内节育器、诊断性刮宫等常用手术；术后做好护理，预防感染；④治疗急性炎症时，应做到及时、彻底治愈，防止转为慢性盆腔炎。

75．护理措施：①减少活动，避免摩擦外阴，教会患者配制 0.5% 醋酸溶液或 1% 乳酸溶液；②协助患者坐浴，水温在 35～37℃，每天 1 次；③指导患者穿棉织品内裤，使用浴盆、毛巾、被单等物品，经常进行暴晒、煮沸或消毒，以防交叉感染；观察白带的量、色、性质；④遵医嘱给甲硝唑，并教会患者口服的剂量和方法、阴道放置的剂量和方法；⑤告诉患者要夫妻同治，治疗期间避免性生活；⑥用通俗易懂的语言与患者沟通，讲解疾病传染的途径、发展过程及治疗知识，增强治愈的信心，使患者了解阴道炎和预防方法和白带特点，懂得妇女疾病普查的重要性、定期检查。

76．随诊指导：随访检查护理人员应向患者解释随访观察的重要性，滴虫阴道炎常于月经后复发，故临床症状消失滴虫检测阴性后，仍应于下次月经后继续治疗一疗程，以巩固疗效。并于每次月经干净后复查白带，连续 3 次检查均阴性方为治愈。

第十四章　女性生殖系统肿瘤的护理

1. E　　2. C　　3. C　　4. A　　5. C　　6. D　　7. E　　8. A　　9. C　　10. B

11. E　　12. D　　13. B　　14. E　　15. C　　16. C　　17. D　　18. A　　19. B　　20. B

21. E　　22. E　　23. A　　24. D　　25. C　　26. C　　27. E　　28. D　　29. D　　30. D

31. C　　32. B　　33. D　　34. E　　35. B　　36. D　　37. D　　38. C　　39. E　　40. A

41. A　　42. D　　43. B　　44. D　　45. C　　46. B　　47. D　　48. C

49. 肌壁间肌瘤　　浆膜下肌瘤　　黏膜下肌瘤

50. 玻璃样变　　囊性变　　红色变性　　肉瘤样变

51. 鳞状上皮　　不典型增生　　原位癌　　浸润癌

52. 宫颈外口鳞-柱状上皮交接部

53. 蒂扭转　　破裂　　感染　　恶变

54. 分段诊刮

55. 子宫肌瘤全子宫切除术阴道准备：术前 3 天用 1∶1000 苯扎溴铵或 0.02% 碘附液冲洗阴道，每天 1 次，术日晨常规冲洗阴道后擦干，再用 2% 甲紫涂宫颈及阴道穹隆，并用大棉球拭干。

56. 子宫肌瘤的诊断依据

（1）近 1 年来每次行经卫生巾由原来 1 包增加到 3 包，经期由 5 天延长至 8 天。

（2）盆腔检查：阴道少量暗红色血液，宫颈光滑，宫体如孕 3 个月大，表面凹凸不平，质硬。

57. 手术治疗的依据

（1）经量多，经期长，经期稍有头晕、乏力。体检：贫血貌。实验室检查：血红蛋白 79g/L。

（2）盆腔检查：宫体如孕 3 个月大，表面凹凸不平，质硬。

58. 术后护士应重点观察生命体征是否平稳；切口情况；各种留置管是否通畅，尤其是尿管，注意患者尿量、尿色，以判断有无输尿管及膀胱损伤；全子宫切除时注意阴道残端有无流血及流血量；注意患者腹胀程度及肛门排气时间，以了解肠道功能恢复情况等。

第十五章　妊娠滋养细胞疾病的护理

1．D　　2．A　　3．C　　4．E　　5．D　　6．E　　7．D　　8．B　　9．C　　10．E

11．B　　12．B　　13．C　　14．C　　15．C　　16．E　　17．A　　18．B　　19．E　　20．E

21．B

22．HCG　　2

23．6

24．清晨第一次

25．阴道检查　　12

26．出院指导：葡萄胎的恶变率10%～25%，因此需重视刮宫术后的定期随访。葡萄胎刮宫后每周随访一次血、尿HCG，阴性后仍每周复查1次。3个月内如一直阴性改为每半月复查1次，共3个月。如一直阴性，改为每月1次，持续半年，第2年起每半年1次，共随访2年。在随访血、尿HCG的同时，应注意有无阴道异常流血、咳嗽、咯血及其他转移灶症状，定时作妇科检查，盆腔B超及X线胸片检查。在2年中做好避孕，但避免选用宫内节育器及药物避孕方法。

27．该病例的医疗诊断可能是葡萄胎。

28．护理措施

（1）心理护理。

（2）严密观察病情：严密观察患者生命体征和腹痛及阴道流血情况，及时发现异常并给予处理。

（3）做好治疗配合：由于葡萄胎子宫大而软，易发生子宫穿孔，一般采取吸宫术。清宫时应注意：①术前做好输液、输血准备，以有效地防治休克状态；②术中充分扩张宫颈，选用大号吸管；③宫口扩大后可使用缩宫素静脉滴注加强宫缩，减少出血；④清宫不易一次吸刮干净，1周后再行第二次刮宫；⑤每次刮出物送病理检查；⑥术后用抗生素预防感染。

（4）健康及随访指导：应包括随访的目的、时间、内容、避孕方法。葡萄胎的恶变率10%～25%，因此需重视刮宫术后的定期随访。一般是第一次葡萄胎刮宫后，每周随访一次血、尿HCG（注意：检查尿HCG时应正确留置尿标本——清晨第一次尿），阴性后仍需每周复查1次；3个月内如一直阴性改为每半月检查1次，共3个月，如连续阴性，改为每月检查一次持续半年；第2年起每半年1次，共随访2年。在随访血、尿HCG的同时，应注意有无阴道异常流血、咳嗽、咯血及其他转移灶症状，定时作妇科检查、盆腔B超及X线胸片检查。在2年中做好避孕，但避免选用宫内节育器及药物避孕方法。

第十六章 月经失调的护理

1. C　2. E　3. B　4. C　5. D　6. E　7. C　8. C　9. D　10. B

11. A　12. E　13. D　14. E　15. C　16. E　17. E　18. B　19. B　20. D

21. C　22. B　23. A　24. B　25. C　26. D　27. D　28. D　29. E　30. A

31. E

32. 功血：由于调节生殖的神经内分泌机制失常引起的异常子宫出血，而全身及内外生殖器官无器质性病变。

33. 原发性闭经：女性有正常的第二性征发育，年满 16 岁仍无月经来潮，或年龄超过 14 岁尚无第二性征发育者。

34. 继发性闭经：正常月经建立后月经停止 6 个月，或按自身原来月经周期计算停经 3 个周期以上者。

35. 围绝经期综合征：由于卵巢功能减退、性激素水平下降所导致的以自主神经功能紊乱为主、伴有神经心理症状的一组征候群。

36. 排卵型功血　　无排卵型功血

37. 下丘脑性闭经　　垂体性闭经　　卵巢性闭经　　子宫性闭经　　下丘脑性闭经

38. 原发性痛经　　继发性痛经　　原发性痛经

39. 潮热　　出汗

40. 性激素治疗的注意事项

(1) 按时按量服用，不得随意停服和漏服，如有不规则阴道流血，及时就诊。

(2) 药物减量必须在血止后开始，每 3 天减量 1 次，每次减量不超过原剂量的 1/3，直至维持量，持续用至血止后 20 天停药。

(3) 可能有胃肠道反应，可饭后或睡前服用。

(4) 雄激素用量每月不超过 300mg，避免男性化。

(5) 长期服用需注意肝功能。

41. 围绝经期综合征激素替代治疗的注意事项：雌激素剂量过大可引起乳房胀痛、色素沉着、体重增加等，可酌情减量；用药期间可能发生异常子宫出血，应排除子宫内膜癌；较长时间的口服用药可能影响肝功能，应定期复查肝功；单一雌激素长期应用，可使子宫内膜癌危险性增加，雌孕激素联合用药能够降低风险。

42. 各型功血的鉴别

	无排卵型功血	排卵型功血	
		黄体发育不全	子宫内膜脱落不全
好发年龄	青春期或更年期	育龄期	育龄期
月经改变	不规则阴道出血	周期缩短	经期延长
卵巢功能检查	基础体温单项	双相但高温相短	双相但高温相下降缓慢
	宫颈黏液羊齿状结晶	椭圆体	椭圆体
	子宫内膜增生期改变	分泌反应不良	增生与分泌期内膜共存
诊刮时间	月经来潮12小时内	同前或经前1~2天	月经周期第5天
治疗原则	青春期：止血、调周期、促排卵	促进卵泡发育，刺激黄体功能	促使黄体及时萎缩，内膜及时完整脱落
	围绝经期：止血、调周期、防恶变		

43. 该患者考虑为无排卵型功血。

44. 目前该患者的治疗原则是止血、调整周期、促进排卵。

45. 护理措施

（1）纠正贫血。

（2）防治感染。

（3）心理护理。

（4）指导正确用药。

第十七章　妇科其他疾病的护理

1. D　　2. B　　3. B　　4. A　　5. D　　6. B　　7. E　　8. E　　9. B　　10. E

11. A　　12. C　　13. B　　14. C　　15. C　　16. C　　17. B　　18. D　　19. A　　20. D

21. 子宫内膜异位症：当具有生长功能的子宫内膜组织出现在子宫腔以外部位时称为子宫内膜异位症。

22. 不孕症：凡婚后有正常性生活、未避孕、同居1年未曾妊娠者，称为不孕症。

23. 子宫脱垂：子宫从正常位置沿阴道下降，宫颈外口达坐骨棘水平以下，甚至子宫全部脱出于阴道口以外，称为子宫脱垂。

24. 继发性痛经，渐进性加重　　　卵巢

25. 分娩损伤

26. 预防子宫内膜异位症应

（1）有严重子宫后倾、阴道闭锁、宫颈狭窄的患者及时手术治疗，以免经血逆流入盆腔，引起子宫内膜的异位种植。

（2）经前期禁止进行输卵管通畅检查，经期避免剧烈运动、性生活及盆腔检查。

（3）鼓励产妇及早开始产后体操锻炼，防止子宫后倾。

27. 子宫脱垂分度

（1）Ⅰ度：轻型为宫颈外口距离处女膜缘小于4cm，但未达处女膜缘；重型为宫颈已达处女膜缘，但未超出该缘，检查时在阴道口见到宫颈。

（2）Ⅱ度：轻型为宫颈已脱出阴道口，但宫体仍在阴道内；重型为宫颈或部分宫体已脱出阴道口。

（3）Ⅲ度：子宫颈和子宫体全部脱出至阴道口。

28. 该患者考虑子宫内膜异位症。诊断依据：①20岁开始经期腹痛并进行性加重；②结婚多年未孕；③盆腔检查：直肠子宫陷凹有触痛性结节。

29. 应首选辅助检查是腹腔镜检查。

30. 护理措施

（1）一般护理：解释痛经的原因，注意休息、保暖。

（2）病情观察：观察疼痛的性质、月经紊乱情况等。

（3）对症护理：依据治疗方式采取不同的护理措施。

（4）用药护理：孕激素是首选药物，告知患者用药的注意事项。

（5）健康指导：加强宣传，防止经血逆流；适龄婚育和药物避孕；定期复诊。

第十八章　妇科常用局部护理技术

1．B　　2．A　　3．A　　4．C　　5．D　　6．B　　7．E　　8．C　　9．A　　10．D

11．A　　12．D　　13．C　　14．E　　15．E　　16．E　　17．C　　18．C　　19．E　　20．C

21．C　　22．D　　23．C　　24．A　　25．C　　26．E

27．清洁　　收敛　　热疗　　70cm　　41～43℃

28．15～30　　3～5　　41～48℃　　2倍

29．涂搽　　喷洒　　纳入

30．会阴水肿　　会阴血肿的吸收期　　会阴伤口硬结　　会阴部早期感染

31．清洁　　41～43℃

32．正常组织

33．月经期　　妊娠期　　产后10天内　　阴道流血

34．会阴擦洗的目的

（1）保持患者会阴及肛门部清洁。

（2）促进患者的舒适和会阴伤口的愈合。

（3）预防感染。

35．会阴擦洗的适应证

（1）常用于妇产科手术后留置导尿管。

（2）阴道手术前后。

（3）会阴有伤口、切口者。

（4）产后。

（5）急性外阴炎。

（6）长期阴道流血的患者。

36．阴道灌洗的护理要点

（1）灌洗筒距床面不得超过70cm，以免压力过大，药液流速太快，局部停留时间太短而达不到治疗效果，同时液体或污物进入宫腔引起感染。

（2）灌洗液温度41～43℃，以免温度高烫伤患者，温度过低产生不适。

（3）灌洗过程中动作轻柔，勿损伤阴道壁和宫颈组织。

（4）未婚妇女可用导尿管冲洗，不能使用阴道窥器。

（5）月经期、妊娠期、产后10天及阴道流血者禁止阴道灌洗。

37．坐浴的护理要点

（1）月经期、妊娠期、阴道流血、产后10天内、盆腔急性炎症禁止坐浴，以免引起宫腔感染。

（2）水温保持在41～43℃。

（3）严格按比例配制药液。

（4）坐浴前先将外阴和肛门清洗干净。

（5）坐浴时，必须将臀部及外阴全部浸在药液中。

（6）一般浸泡20~30分钟，随时调节水温。

第十九章　计划生育

1．A　　2．B　　3．A　　4．A　　5．B　　6．C　　7．D　　8．A　　9．B　　10．E

11．B　　12．B　　13．D　　14．C　　15．B　　16．C　　17．B　　18．E　　19．C　　20．B

21．E　　22．C　　23．C　　24．C　　25．A　　26．A　　27．E　　28．C　　29．B　　30．D

31．C　　32．D　　33．A　　34．E　　35．B　　36．B　　37．B　　38．B　　39．C　　40．A

41．B　　42．C　　43．C　　44．B　　45．E　　46．B　　47．E　　48．B　　49．D　　50．D

51．B　　52．A　　53．D　　54．A　　55．B　　56．C　　57．B　　58．E　　59．D　　60．C

61．A

62．计划生育：采用科学的方法，有计划的生育子女。

63．避孕：用科学方法，在不影响正常性生活和心理健康的条件下，使妇女暂时不受孕。

64．绝育：用手术或药物的方法，达到永久性不孕的目的。

65．人工流产综合反应：由于受术者恐惧，精神紧张和手术刺激子宫、子宫颈局部而引起迷走神经兴奋，出现面色苍白，出冷汗、头晕、胸闷、呕吐、心动过速、血压下降等临床症状。

66．工具避孕　　药物避孕

67．抑制排卵　　改变宫颈黏液性状　　改变子宫内膜形态与功能　　改变输卵管功能

68．规则　　减少　　缩短　　减轻或消失

69．49 天　　10 周　　10~14 周　　15~28 周

70．子宫穿孔　　人工流产综合征　　吸宫不全　　感染

71．72

72．出血或血肿　　感染　　脏器损伤　　绝育失败

73．短效口服避孕药

（1）避孕原理：①抑制排卵；②改变宫颈黏液；③改变子宫内膜；④改变输卵管的功能。

（2）适应证：适应于长期同居的夫妻。

（3）服用方法：自月经周期第 5 天开始，每晚 1 片，连服 22 天，漏服者 12 小时内必须补服 1 片。

74．人工流产综合征的防治措施

（1）心理安慰，避免精神紧张。

（2）手术操作轻柔，缓慢扩张宫颈，减少刺激。

（3）一旦出现人工流产综合征，首先应肌内注射阿托品 0.5mg。

75．采取药物避孕的妇女的护理措施

（1）避孕药存放在阴凉干燥处，以免药物受潮影响避孕效果。

（2）药物放在儿童不易够到的地方，防止发生误服。

（3）注射长效针剂避孕药时要深部肌内注射，抽吸及注射剂量准确。

（4）注射后观察 15 分钟后方可离开。

（5）欲停药时，应嘱患者在停药后口服 3 个月短效避孕药，以免月经紊乱。

76．放置宫内节育器的妇女的健康指导

（1）术后保持外阴清洁，如出现严重腹痛、发热、出血等症状随时就诊。

（2）术后休息 3 天。

（3）1 周内避免重体力劳动，2 周内禁止性生活及盆浴。

（4）术后 3 个月内排便时、月经期应注意有无节育器脱落。

（5）放置术后 1 个月、3 个月、半年及 1 年各复查一次，以后每年复查一次，复查时间一般安排在月经干净后。

（6）为防止影响避孕效果，按不同类型宫内节育器的规定时间，到期即取出或更换。

77．宫内节育器的并发症有：①节育器异位；②节育器嵌顿或断裂；③节育器下移或脱落；④带器妊娠。

78．宫内节育器放置时间

月经干净后 3 ~ 7 天；产后满 3 个月，剖宫产术后半年；人工流产术后（出血少，宫腔 <10cm）；哺乳期排除早孕。

79．放置宫内节育器术后健康指导

（1）术后休息 3 天，1 周内避免重体力劳动，2 周内禁盆浴及性生活。

（2）放置术后 1 个月、3 个月、半年、一年各复查一次，以后每年复查一次。

80．吸宫术。

81．术后健康指导

（1）休息 2 周。

（2）保持外阴清洁，1 个月内禁止盆浴和性交。

（3）加强营养。

（4）如阴道流血时间超过 10 天，量多，或有发热、腹痛，立即就诊。

（5）手术 1 个月后复诊。

第二十章　妇女保健

1．D　　2．A　　3．E　　4．C　　5．D　　6．A　　7．B　　8．E　　9．A　　10．D

11．D　　12．C　　13．C　　14．C

15．围绝经期：是指妇女从接近绝经时出现的与绝经有关的内分泌、生物学和临床特征至绝经后 1 年内的时期。

16．防感染　　防滞产　　防产伤　　防出血　　防窒息　　加强对高危妊娠的产时监护和产程处理

17．1　　2　　1

18．围绝经期保健的内容

（1）合理安排生活，重视蛋白质、维生素及微量元素的摄入，保持心情舒畅，注意锻炼身体。

（2）保持外阴部清洁，预防萎缩的生殖器发生感染。

（3）防治绝经前期月经失调，重视绝经后出血。

（4）进行肛提肌锻炼，加强盆底组织的支持力，预防子宫脱垂及张力性尿失禁。

（5）定期体检，接受妇女病及肿瘤普查。

（6）采用激素替代、补充钙剂等综合措施防治围绝经期综合征及骨质疏松的发生。

（7）仍应避孕至月经停止 12 个月以上。

（8）绝经一年后取出宫内节育器。

19．妇女保健工作的任务

（1）提高产科质量。

（2）定期进行妇女常见病多发病的普查、普治；做好妇女劳动保护。

（3）开展妇女保健咨询工作及做好妇女各期保健。

20．妇女保健工作的目的

（1）在于通过积极的预防、普查、监护和保健措施。

（2）做好妇女各期保健，以降低患病率、消灭和控制某些疾病及遗传病的发生。

（3）控制性传播疾病的传播。

（4）降低孕产妇和围生儿死亡率，从而促进妇女身心健康。

附：护士执业资格考试

考试大纲（2013）

（试 行）

目　　录

编 写 说 明

  根据《护士执业资格考试办法》规定，卫生部人才交流服务中心组织专家编写了《护士执业资格考试大纲（试行）》，并由全国护士执业资格考试专家委员会审定通过。

  根据《护士执业资格考试办法》规定，卫生部负责组织实施护士执业资格考试，以评价申请护士执业资格者是否具备执业所必须的护理专业知识与工作能力。护士执业资格考试实行全国统一考试大纲、统一命题、统一合格标准。合格标准由考试委员会确定并公布。护士执业资格考试包括专业实务和实践能力两个科目。一次考试通过两个科目为考试成绩合格。考试成绩合格者方可申请护士执业注册。《护士执业资格考试大纲（试行）》是护士执业资格考试的国家标准，是考试命题的依据，其内容和范围体现了执业护士运用所学专业知识，完成护理工作的基本能力。

  根据护理工作新法律法规的颁布、新技术的发展和护理临床实践工作的实际需要，将适时地修订和完善《护士执业资格考试大纲（试行）》。

一、考试方法

（一）题型与题量

  护士执业资格考试试题全部采用选择题。试题题型采用包含临床背景的题型，主要使用 A2、A3/A4 型题（题型示例见附件），逐步增加案例分析、多媒体试题，辅以少量考查概念的 A1 型题。

  考试分专业实务和实践能力两个科目，每个科目题量为 120～160 题。

（二）评分与分数报告

  采用计算机阅卷评分。对考试成绩合格考生，提供考生成绩单和护士执业资格考试成绩合格证明。

二、考核内容

（一）试卷内容结构

  护士执业资格考试的试卷内容结构包括三个方面。它们分别是：

1. 主要的护理任务
2. 完成任务所需要运用的护理知识
3. 各类常见疾病

  每道试题可以包括以上三个方面，即以常见疾病为背景，运用所学知识完成某一特定的护理任务。

  例如：患者，男，78 岁，患原发性高血压 26 年，并发心力衰竭入院。医嘱口服地高辛。护士给患者应用地高辛前，首先应评估的内容是：

A. 心率、心律

B. 24 小时尿量

C. 呼吸频率

D. 血压

E. 水肿程度

本题主要考查针对高血压合并心力衰竭患者（疾病背景），护士应在执行用药前运用所学的护理学知识（药理学知识）对患者进行评估（任务）。

（二）考试涉及的主要护理任务

主要护理任务是指在临床工作初期（0~3 年）的护士，在执业活动中常见的护理工作任务。考试所涉及的护理任务共有 7 类，分别是：

表1　护士执业资格考试执业任务分类表

任　务
1. 照护患者，满足患者基本需求： 　　执行患者日常护理活动以及护理特有的操作（如日常生活照护、测量生命体征、移动患者、保持患者体位；执行护理特定操作如伤口护理、置入导尿管、进行静脉输液等）
2. 与协助治疗相关的任务： 　　进行安全的用药、协助治疗的活动（包括：检查配伍禁忌、按正确程序给药、按照不同方法/途径给药、观察药物效果/不良反应等）
3. 沟通、协调活动： 　　与患者进行沟通，满足患者心理需求（包括：评估患者/家庭支持系统、应对和维护等）以及在一个医疗团队中进行有效的沟通交流
4. 评估/评价活动： 　　执行对患者的评估/评价（如评估生理状况、采集各类标本、评价实验室检查结果、观察治疗效果、进行重复评估的程序等）
5. 保证患者安全： 　　向患者提供安全而有效的治疗和康复环境（如保护患者不受各种伤害的威胁、提供安全的护理环境、评估患者护理工具的安全有效性等）
6. 健康指导： 　　向患者和家庭提供教育支持（评估知识水平、解释目前患者情况、提供健康知识和护理信息等）
7. 伦理/法律活动： 　　执行与护理工作中伦理法律方面有关的活动（如：保护患者隐私、按规定报告特定事件等）

（三）考试涉及的知识模块

有关的知识模块是指护士在完成上述护理任务时，所体现的相关知识的要求，主要包括与护理工作紧密相关的医学基础知识、护理专业知识和技能以及与护理工作有关的社会医学、人文知识。

考试涉及的知识包括：

1. 护理工作需要的医学基础知识：现代医学的基础知识，包括：人体生命过程；解剖、生理、病理与病理生理、药理、心理、免疫、医学微生物和寄生虫、营养、预防医学等知识。

2. 护理专业知识和技能：护理工作中所需要的临床知识和技能，是考试的主要部分。包括：基础护理技能，疾病的临床表现、治疗原则，健康评估，护理程序及护理专业技术，健康教育以及适量的中医护理基础知识和技能。

3. 护理相关的社会人文知识，包括：法律法规与护理管理、护理伦理、人际沟通知识。

上述知识模块中，基础护理、法律法规与护理管理、护理伦理、人际沟通四个模块的考查内容见（五），其他与临床疾病高度相关的知识模块将以各类常见疾病为背景进行考查。例如，结合"心律失常"，考查考生运用相关医学基础知识、疾病临床表现、治疗原则、健康评估、护理程序及护理专业技术、健康教育等知识和技能来完成临床任务的能力。

（四）考试涉及的各类常见疾病

是指在临床工作初期的护士，护理的患者疾病的种类。其主要分类依据是国际疾病分类第十版（ICD-10）。这些类型的疾病在试卷中出现的频率与临床实际工作中各类疾病的发病率有关。在考查医学基础知识、护理专业知识和技能时，这些疾病将作为试题的重要信息出现。

以下所列为可能在考查中出现的疾病。

1. 循环系统疾病，包括：心功能不全、心律失常、先天性心脏病、高血压病、冠状动脉粥样硬化性心脏病、心脏瓣膜病、感染性心内膜炎、心肌疾病、心包疾病、周围血管疾病、下肢静脉曲张、血栓闭塞性脉管炎、心脏骤停。

2. 消化系统疾病，包括：口炎、慢性胃炎、消化性溃疡、溃疡性结肠炎、小儿腹泻、肠梗阻（含肠套叠、肠扭转、肠粘连等）、急性阑尾炎、腹外疝、痔、肛瘘、直肠肛管周围脓肿、肝硬化（含门静脉高压）、肝脓肿、肝性脑病、胆道感染、胆道蛔虫病、胆石症、急性胰腺炎、消化道出血、慢性便秘、急腹症。

3. 呼吸系统疾病，包括：急性上呼吸道感染（含急性感染性喉炎）、急性支气管炎、肺炎（含成人、小儿，包括毛细支气管炎）、支气管扩张、慢性阻塞性肺疾病、支气管哮喘、慢性肺源性心脏病、血气胸（含自发性气胸）、呼吸衰竭（含急、慢性）、急性呼吸窘迫综合征。

4. 传染性疾病，包括：麻疹、水痘、流行性腮腺炎、病毒性肝炎、艾滋病、流行性乙型脑炎、猩红热、细菌性痢疾、流行性脑脊髓膜炎、结核病（含肺、骨、肾、肠结核、结核性脑膜炎）。

5. 皮肤和皮下组织疾病，包括：疖、痈、急性蜂窝织炎、手部急性化脓性感染、急性淋巴管炎和淋巴结炎。

6. 妊娠、分娩和产褥期疾病，包括：正常分娩、正常产褥、自然流产、早产、过期妊娠、妊娠期高血压疾病、异位妊娠、胎盘早剥、前置胎盘、羊水量异常、多胎和巨大胎儿、胎儿窘迫、胎膜早破、妊娠合并疾病、产力异常、产道异常、胎位异常、产后出血、羊水栓塞、子宫破裂、产褥感染、晚期产后出血。

7. 起源于围生期的疾病和状态，新生儿与新生儿疾病，包括：正常新生儿、早产儿、新生儿窒息、新生儿缺氧缺血性脑病、新生儿颅内出血、新生儿黄疸、新生儿寒冷损伤综合征、新生儿脐炎、新生儿低血糖、新生儿低钙血症。

8. 泌尿生殖系统疾病，包括：肾小球肾炎（含急性、慢性）、肾病综合征、肾衰竭（含急性、慢性）、尿石症（含肾、输尿管、膀胱结石）、泌尿系损伤（含肾、膀胱、尿道损伤）、尿路感染（肾盂肾炎、膀胱炎）、良性前列腺增生、外阴炎、阴道炎、宫颈炎、盆腔炎、功能失调性子宫出血、痛经、围绝经期综合征、子宫内膜异位症、子宫脱垂、急性乳腺炎。

9. 精神障碍，包括：精神分裂症、抑郁症、焦虑症、强迫症、癔症、睡眠障碍、阿茨海默症。

10. 损伤、中毒，包括：创伤、烧伤（含化学烧伤）、中暑、淹溺、小儿气管异物、肋骨骨折、四肢骨折、骨盆骨折、颅骨骨折、破伤风、咬伤（含毒蛇、犬）、腹部损伤、食物中毒、一氧化碳中毒、有机磷中毒、镇静催眠药中毒、酒精中毒。

11. 肌肉骨骼系统和结缔组织疾病，包括：腰腿痛和颈肩痛、骨和关节化脓性感染、脊柱与脊髓损伤、关节脱位、风湿热、类风湿关节炎、系统性红斑狼疮、骨质疏松症。

12. 肿瘤，包括：原发性支气管肺癌、食管癌、胃癌、原发性肝癌、胰腺癌、大肠癌、肾癌、膀胱癌、乳腺癌、子宫肌瘤、宫颈癌、子宫内膜癌、卵巢癌、绒毛膜癌、葡萄胎及侵蚀性葡萄胎、白血病、骨肉瘤、颅内肿瘤。

13. 血液、造血器官及免疫疾病，包括：缺铁性贫血、巨幼细胞贫血、再生障碍性贫血、血友病、特发性血小板减少性紫癜、过敏性紫癜、弥散性血管内凝血（DIC）。

14. 内分泌、营养及代谢疾病，包括：单纯性甲状腺肿、甲状腺功能亢进症、甲状腺功能减退症、库欣综合征、糖尿病（含成人、儿童）、痛风、营养不良/蛋白质热量摄入不足、维生素 D 缺乏性佝偻病、维生素 D 缺乏性手足搐搦症。

15. 神经系统疾病，包括：颅内压增高、急性脑疝、头皮损伤、脑损伤、脑栓塞、脑梗塞、脑出血、蛛网膜下腔出血、短暂性脑缺血（TIA）、三叉神经痛、急性脱髓鞘性多发性神经炎、帕金森病、癫痫、化脓性脑膜炎、病毒性脑膜脑炎、小儿惊厥。

16. 影响健康状态和保健机构接触因素，生命发展保健，包括：计划生育、孕期保健、生长发育、小儿保健、青春期保健、妇女保健、老年保健。

（五）其他知识模块

基础护理、人际沟通、法律法规与护理管理以及伦理的考查内容如下：

大纲一级	大纲二级	内容
基础护理和技能	护士的素质和行为规范	
	护理程序	
	医院和住院环境	
	医院感染的预防和控制	
	入院和出院患者的护理	
	卧位和安全的护理	
	患者的清洁护理	
	生命体征的评估	
	患者饮食的护理	
	冷热疗法	
	排泄护理	
	药物疗法和过敏试验	
	静脉输液和输血	
	标本采集	
	病情观察和危重患者的抢救	
	临终患者的护理	
	医疗和护理文件的书写与处理	
法律法规与护理管理	与护士执业相关的法律法规：护士条例、护士注册管理办法、传染病防治法、侵权责任法、医疗事故处理条例、献血法和医疗机构从业人员行为规范等	
	医院护理管理的组织原则	
	临床护理工作组织结构	
	医院常用的护理质量标准	
	医院护理质量缺陷及管理	
护理伦理	护士执业中的伦理和行为准则	
	护士的权利和义务	
	患者的权利：隐私权、知情权、公平权	
人际沟通	人际沟通的基本理论与技术	
	护理工作的人际关系沟通	
	护理实践工作的沟通方法	

三、科目划分

护士执业资格考试包括专业实务和实践能力两个科目。

专业实务科目考查内容：运用与护理工作相关的知识，有效而安全地完成护理工作的能力。考试内容涉及与健康和疾病相关的医学知识，基础护理和技能，以及与护理相关的社会人文知识的临床运用能力等。

实践能力科目考查内容：运用护理专业知识和技能完成护理任务的能力。考试内容涉及疾病的临床表现、治疗原则、健康评估、护理程序及护理专业技术、健康教育等知识的临床运用等。

四、题型说明及样例

护士执业资格考试全部采用选择题。所有试题均由一个题干和五个选项组成，五个选项中只有一个为正确答案，其余均为干扰答案。干扰答案可以部分正确或完全不正确，考生在回答本题型时需对选项进行比较，找出最佳的或最恰当的选项。考试采用 A1、A2、A3/A4 型试题，各类试题题型说明与样例如下：

（一）A1 型题（单句型最佳选择题）

A1 型题以简明扼要的提出问题为特点，考查考生对单个知识点的掌握情况。

A1 型试题样题：

1. 腰椎穿刺后，患者应去枕平卧的时间为：

A. 1~2 小时

B. 3~4 小时

C. 4~6 小时

D. 10~12 小时

E. 24 小时

（二）A2 型题（病历摘要型最佳选择题）

A2 型题以叙述一段简要病历为特点，考查考生的分析判断能力。

A2 型试题样题：

2. 患者，男，30 岁。30 分钟前因汽车撞伤头部发生颅前窝骨折入院，采取保守治疗。对此患者的护理措施不正确的是：

A. 床头抬高 15°~20°

B. 抗生素溶液冲洗鼻腔

C. 禁忌堵塞鼻腔

D. 禁止腰椎穿刺

E. 保持外耳道、口腔、鼻腔的清洁

（三）A3 型题（病历组型最佳选择题）

A3 型题以叙述一个以患者为中心的临床情景，针对相关情景提出测试要点不同的、2~3 个相互独立的问题。

A3 型试题样题：

（3～5题共用题干）

患者，男，40岁。饱餐后出现上腹部剧痛3小时，伴恶心、呕吐就诊。初步体格检查：神智清楚，腹部平，全腹明显压痛，呈板样强直，肠鸣音消失。

3. 分诊护士应首先判断该患者最可能为：

A. 急腹症，怀疑胰腺炎

B. 癔症

C. 消化道感染，怀疑伤寒

D. 中枢神经疾病，怀疑脑疝

E. 外伤，怀疑盆腔骨折

4. 分诊护士最恰当的处理是：

A. 优先普通外科急诊

B. 优先神经外科急诊

C. 急诊按序就诊

D. 回家继续观察

E. 进一步询问病史

5. 肠鸣音消失的原因最可能是：

A. 肠穿孔

B. 肠血运障碍

C. 机械性肠梗阻

D. 剧痛而不敢腹式呼吸

E. 炎症刺激而致肠麻痹

（四）A4型题（病历串型最佳选择题）

A4型题以叙述一个以单一患者或家庭为中心的临床情景，拟出4～6个相互独立的问题，问题可随病情的发展逐步增加部分新信息，以考查临床综合能力。

A4型试题样题：

（6～9题共用题干）

患者，男，63岁。确诊慢性阻塞性肺病近10年，因呼吸困难一直需要家人护理和照顾起居。今晨起大便时突然气急显著加重，伴胸痛，送来急诊。

6. 采集病史时应特别注意询问：

A. 胸痛部位、性质和伴随症状

B. 冠心病、心绞痛病史

C. 吸烟史

D. 近期胸部X线检查情况

E. 近期服药史如支气管舒张剂、抗生素等

7. 体检重点应是：

A. 肺下界位置及肺下界移动度

B. 肺部啰音

C．病理性支气管呼吸音

D．胸部叩诊音及呼吸音的双侧比较

E．颈动脉充盈

8．确诊最有价值的辅助检查是：

A．B 型超声显像

B．心电图

C．X 线透视或摄片

D．MRI

E．核素肺扫描

9．［假设信息］经检查确诊肺气肿并发左侧自发性气胸，其治疗拟选择胸腔插管水封瓶引流。护士应向患者解释，引流的主要目的是：

A．维护已经严重受损的肺功能，防止呼吸衰竭

B．缩短住院时间

C．防止形成慢性气胸

D．防止胸腔继发感染

E．防止循环系统受扰和引起并发症